国家卫生健康委员会"十三五"规划教材

全国中医药高职高专教育教材

供护理专业用

U0292765

社 区 护 理

第 3 版

主　　编　张先庚

副 主 编　庄　红　杨支兰　高占玲

编　　委　（按姓氏笔画排序）

王　磊（黑龙江中医药大学佳木斯学院）

王红艳（四川护理职业学院）

毛羽佳（乐山职业技术学院）

宁　静（大庆医学高等专科学校）

任丽敏（南阳医学高等专科学校）

庄　红（四川国际标榜职业学院）

刘　琴（成都中医药大学）

刘春燕（黑龙江护理高等专科学校）

李　兰（江西中医药高等专科学校）

杨支兰（山西中医药大学）

张先庚（四川护理职业学院）

张良娣（安徽中医药高等专科学校）

高占玲（山东中医药高等专科学校）

学术秘书　王红艳（兼）

人民卫生出版社

图书在版编目（CIP）数据

社区护理 / 张先庚主编. —3 版. —北京：人民卫生出版社，
2018

ISBN 978-7-117-26181-4

Ⅰ. ①社… Ⅱ. ①张… Ⅲ. ①社区－护理学－高等职业
教育－教材 Ⅳ. ①R473.2

中国版本图书馆 CIP 数据核字（2018）第 065248 号

人卫智网	www.ipmph.com	医学教育、学术、考试、健康，购书智慧智能综合服务平台
人卫官网	www.pmph.com	人卫官方资讯发布平台

社 区 护 理

第 3 版

主　　编：张先庚

出版发行：人民卫生出版社（中继线 010-59780011）

地　　址：北京市朝阳区潘家园南里 19 号

邮　　编：100021

E - mail：pmph @ pmph.com

购书热线：010-59787592　010-59787584　010-65264830

印　　刷：保定市中画美凯印刷有限公司

经　　销：新华书店

开　　本：787×1092　1/16　印张：14

字　　数：323 千字

版　　次：2010 年 6 月第 1 版　2018 年 6 月第 3 版
　　　　　2022 年 1 月第 3 版第 4 次印刷（总第10次印刷）

标准书号：ISBN 978-7-117-26181-4/R·26182

定　　价：39.00 元

打击盗版举报电话：010-59787491　E-mail：WQ @ pmph.com

（凡属印装质量问题请与本社市场营销中心联系退换）

《社区护理》数字增值服务编委会

修 订 说 明

为了更好地推进中医药职业教育教材建设,适应当前我国中医药职业教育教学改革发展的形势与中医药健康服务技术技能人才的要求,贯彻落实《国家中长期教育改革和发展规划纲要(2010—2020年)》《医药卫生中长期人才发展规划(2011—2020年)》《中医药发展战略规划纲要(2016—2030年)》精神,做好新一轮中医药职业教育教材建设工作,人民卫生出版社在教育部、国家卫生健康委员会、国家中医药管理局的领导下,组织和规划了第四轮全国中医药高职高专教育、国家卫生健康委员会"十三五"规划教材的编写和修订工作。

本轮教材修订之时,正值《中华人民共和国中医药法》正式实施之际,中医药职业教育迎来发展大好的际遇。为做好新一轮教材出版工作,我们成立了第四届中医药高职高专教育教材建设指导委员会和各专业教材评审委员会,以指导和组织教材的编写和评审工作;按照公开、公平、公正的原则,在全国1400余位专家和学者申报的基础上,经中医药高职高专教育教材建设指导委员会审定批准,聘任了教材主编、副主编和编委;启动了全国中医药高职高专教育第四轮规划第一批教材,中医学、中药学、针灸推拿、护理4个专业63门教材,确立了本轮教材的指导思想和编写要求。

第四轮全国中医药高职高专教育教材具有以下特色:

1. **定位准确,目标明确** 教材的深度和广度符合各专业培养目标的要求和特定学制、特定对象、特定层次的培养目标,力求体现"专科特色、技能特点、时代特征",既体现职业性,又体现其高等教育性,注意与本科教材、中专教材的区别,适应中医药职业人才培养要求和市场需求。

2. **谨守大纲,注重三基** 人卫版中医药高职高专教材始终坚持"以教学计划为基本依据"的原则,强调各教材编写大纲一定要符合高职高专相关专业的培养目标与要求,以培养目标为导向、职业岗位能力需求为前提、综合职业能力培养为根本,同时注重基本理论、基本知识和基本技能的培养和全面素质的提高。

3. **重点考点,突出体现** 教材紧扣中医药职业教育教学活动和知识结构,以解决目前各高职高专院校教材使用中的突出问题为出发点和落脚点,体现职业教育对人才的要求,突出教学重点和执业考点。

4. **规划科学,详略得当** 全套教材严格界定职业教育教材与本科教材、毕业后教育教材的知识范畴,严格把握教材内容的深度、广度和侧重点,突出应用型、技能型教育内容。基础课教材内容服务于专业课教材,以"必须、够用"为度,强调基本技能的培养;专业课教材紧密围绕专业培养目标的需要进行选材。

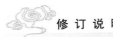

5. 体例设计，服务学生 本套教材的结构设置、编写风格等坚持创新，体现以学生为中心的编写理念，以实现和满足学生的发展为需求。根据上一版教材体例设计在教学中的反馈意见，将"学习要点""知识链接""复习思考题"作为必设模块，"知识拓展""病案分析（案例分析）""课堂讨论""操作要点"作为选设模块，以明确学生学习的目的性和主动性，增强教材的可读性，提高学生分析问题、解决问题的能力。

6. 强调实用，避免脱节 贯彻现代职业教育理念。体现"以就业为导向，以能力为本位，以发展技能为核心"的职业教育理念。突出技能培养，提倡"做中学、学中做"的"理实一体化"思想，突出应用型、技能型教育内容。避免理论与实际脱节、教育与实践脱节、人才培养与社会需求脱节的倾向。

7. 针对岗位，学考结合 本套教材编写按照职业教育培养目标，将国家职业技能的相关标准和要求融入教材中。充分考虑学生考取相关职业资格证书、岗位证书的需要，与职业岗位证书相关的教材，其内容和实训项目的选取涵盖相关的考试内容，做到学考结合，体现了职业教育的特点。

8. 纸数融合，坚持创新 新版教材最大的亮点就是建设纸质教材和数字增值服务融合的教材服务体系。书中设有自主学习二维码，通过扫码，学生可对本套教材的数字增值服务内容进行自主学习，实现与教学要求匹配、与岗位需求对接、与执业考试接轨，打造优质、生动、立体的学习内容。教材编写充分体现与时代融合、与现代科技融合、与现代医学融合的特色和理念，适度增加新进展、新技术、新方法，充分培养学生的探索精神、创新精神；同时，将移动互联、网络增值、慕课、翻转课堂等新的教学理念和教学技术、学习方式融入教材建设之中，开发多媒体教材、数字教材等新媒体形式教材。

人民卫生出版社医药卫生规划教材经过长时间的实践与积累，其中的优良传统在本轮修订中得到了很好的传承。在中医药高职高专教育教材建设指导委员会和各专业教材评审委员会指导下，经过调研会议、论证会议、主编人会议、各专业编写会议、审定稿会议，确保了教材的科学性、先进性和实用性。参编本套教材的800余位专家，来自全国40余所院校，从事高职高专教育工作多年，业务精纯，见解独到。谨此，向有关单位和个人表示衷心的感谢！希望各院校在教材使用中，在改革的进程中，及时提出宝贵意见或建议，以便不断修订和完善，为下一轮教材的修订工作奠定坚实的基础。

人民卫生出版社有限公司

2018 年 4 月

全国中医药高职高专院校第四轮第一批规划教材书目

教材序号	教材名称	主编	适用专业
1	大学语文(第4版)	孙 洁	中医学、针灸推拿、中医骨伤、护理等专业
2	中医诊断学(第4版)	马维平	中医学、针灸推拿、中医骨伤、中医美容等专业
3	中医基础理论(第4版)*	陈 刚 徐宜兵	中医学、针灸推拿、中医骨伤、护理等专业
4	生理学(第4版)*	郭争鸣 唐晓伟	中医学、中医骨伤、针灸推拿、护理等专业
5	病理学(第4版)	苑光军 张宏泉	中医学、护理、针灸推拿、康复治疗技术等专业
6	人体解剖学(第4版)	陈晓杰 孟繁伟	中医学、针灸推拿、中医骨伤、护理等专业
7	免疫学与病原生物学(第4版)	刘文辉 田维珍	中医学、针灸推拿、中医骨伤、护理等专业
8	诊断学基础(第4版)	李广元 周艳丽	中医学、针灸推拿、中医骨伤、护理等专业
9	药理学(第4版)	侯 晞	中医学、针灸推拿、中医骨伤、护理等专业
10	中医内科学(第4版)*	陈建章	中医学、针灸推拿、中医骨伤、护理等专业
11	中医外科学(第4版)*	尹跃兵	中医学、针灸推拿、中医骨伤、护理等专业
12	中医妇科学(第4版)	盛 红	中医学、针灸推拿、中医骨伤、护理等专业
13	中医儿科学(第4版)*	聂绍通	中医学、针灸推拿、中医骨伤、护理等专业
14	中医伤科学(第4版)	方家选	中医学、针灸推拿、中医骨伤、护理、康复治疗技术专业
15	中药学(第4版)	杨德全	中医学、中药学、针灸推拿、中医骨伤、康复治疗技术等专业
16	方剂学(第4版)*	王义祁	中医学、针灸推拿、中医骨伤、康复治疗技术、护理等专业

续表

教材序号	教材名称	主编	适用专业
17	针灸学(第4版)	汪安宁　易志龙	中医学、针灸推拿、中医骨伤、康复治疗技术等专业
18	推拿学(第4版)	郭　翔	中医学、针灸推拿、中医骨伤、护理等专业
19	医学心理学(第4版)	孙　萍　朱　玲	中医学、针灸推拿、中医骨伤、护理等专业
20	西医内科学(第4版)*	许幼晖	中医学、针灸推拿、中医骨伤、护理等专业
21	西医外科学(第4版)	朱云根　陈京来	中医学、针灸推拿、中医骨伤、护理等专业
22	西医妇产科学(第4版)	冯　玲　黄会霞	中医学、针灸推拿、中医骨伤、护理等专业
23	西医儿科学(第4版)	王龙梅	中医学、针灸推拿、中医骨伤、护理等专业
24	传染病学(第3版)	陈艳成	中医学、针灸推拿、中医骨伤、护理等专业
25	预防医学(第2版)	吴　娟　张立祥	中医学、针灸推拿、中医骨伤、护理等专业
1	中医学基础概要(第4版)	范俊德　徐迎涛	中药学、中药制药技术、医学美容技术、康复治疗技术、中医养生保健等专业
2	中药药理与应用(第4版)	冯彬彬	中药学、中药制药技术等专业
3	中药药剂学(第4版)	胡志方　易生富	中药学、中药制药技术等专业
4	中药炮制技术(第4版)	刘　波	中药学、中药制药技术等专业
5	中药鉴定技术(第4版)	张钦德	中药学、中药制药技术、中药生产与加工、药学等专业
6	中药化学技术(第4版)	吕华瑛　王　英	中药学、中药制药技术等专业
7	中药方剂学(第4版)	马　波　黄敬文	中药学、中药制药技术等专业
8	有机化学(第4版)*	王志江　陈东林	中药学、中药制药技术、药学等专业
9	药用植物栽培技术(第3版)*	宋丽艳　汪荣斌	中药学、中药制药技术、中药生产与加工等专业
10	药用植物学(第4版)*	郑小吉　金　虹	中药学、中药制药技术、中药生产与加工等专业
11	药事管理与法规(第3版)	周铁文	中药学、中药制药技术、药学等专业
12	无机化学(第4版)	冯务群	中药学、中药制药技术、药学等专业
13	人体解剖生理学(第4版)	刘　斌	中药学、中药制药技术、药学等专业
14	分析化学(第4版)	陈哲洪　鲍　羽	中药学、中药制药技术、药学等专业
15	中药储存与养护技术(第2版)	沈　力	中药学、中药制药技术等专业

续表

教材序号	教材名称	主编	适用专业
1	中医护理(第3版)*	王　文	护理专业
2	内科护理(第3版)	刘　杰　吕云玲	护理专业
3	外科护理(第3版)	江跃华	护理、助产类专业
4	妇产科护理(第3版)	林　萍	护理、助产类专业
5	儿科护理(第3版)	艾学云	护理、助产类专业
6	社区护理(第3版)	张先庚	护理专业
7	急救护理(第3版)	李延玲	护理专业
8	老年护理(第3版)	唐凤平　郝　刚	护理专业
9	精神科护理(第3版)	井霖源	护理、助产专业
10	健康评估(第3版)	刘惠莲　滕艺萍	护理、助产专业
11	眼耳鼻咽喉口腔科护理(第3版)	范　真	护理专业
12	基础护理技术(第3版)	张少羽	护理、助产专业
13	护士人文修养(第3版)	胡爱明	护理专业
14	护理药理学(第3版)*	姜国贤	护理专业
15	护理学导论(第3版)	陈香娟　曾晓英	护理、助产专业
16	传染病护理(第3版)	王美芝	护理专业
17	康复护理(第2版)*	黄学英	护理专业
1	针灸治疗(第4版)	刘宝林	针灸推拿专业
2	针法灸法(第4版)*	刘　茜	针灸推拿专业
3	小儿推拿(第4版)	刘世红	针灸推拿专业
4	推拿治疗(第4版)	梅利民	针灸推拿专业
5	推拿手法(第4版)	那继文	针灸推拿专业
6	经络与腧穴(第4版)*	王德敬	针灸推拿专业

*为"十二五"职业教育国家规划教材

第四届全国中医药高职高专教育教材建设指导委员会

第四届全国中医药高职高专护理类专业教材评审委员会

前　言

- - - - - - - - -

　　社区护理是由护理学和公共卫生学结合而成的新兴学科，是护理专业中一门非常重要的应用型课程。随着人们生活水平的不断提高和人口老龄化趋势的加快，社区护理成为社区卫生服务的重要组成部分，已经成为促进和维护人类健康的重要学科，社区护理是现代护理学的重要课程。社区护士是承担初级卫生保健、社区常见慢性疾病的防护措施、流行病学调研、传染病监控、健康宣传教育等工作的主体。为培养适应社会需求与未来发展的能力型和实用型社区护理高职人才，更好地为社区人民健康服务，提升人们健康水平，特此编写该教材。

　　本教材以社会需求为导向，以培养适应社区发展需求的高等护理人才为目标，以促进和维护社区人群的健康为服务宗旨，以社区中的家庭、团体和个人的健康护理为主线，以社区常见的健康问题为核心，理论联系实践，分别介绍了社区护理的基本原则、基本知识、技术和技巧等，内容涵盖了社区护理模式、社区健康教育、社区常用中医护理原则及方法、社区常见慢性病护理、传染病的防护知识、社区重点人群的保健与护理和社区救护等，共十章。该教材具有知识结构完整，内容贴近社区人群，编写体例与内容具有较强的实用性、创新性和可读性等特点。本教材主要适合护理专科和相关学科如医学专业、康复专业、公共卫生专业等专科学生学习，以及从事社区人群健康相关工作和关心社区人群健康的爱好者使用。本教材编写总体规划和负责人是主编张先庚教授，具体编写分工为：第一章绪论为张先庚，第二章社区护理模式及程序为刘春燕，第三章家庭访视与居家护理为李兰，第四章社区健康教育与健康档案为宁静，第五章社区常用中医护理原则及方法为王红艳，第六章社区常见慢性病护理为任丽敏，第七章社区传染病护理为王磊，第八章社区重点人群保健与护理为毛羽佳，第九章社区残疾人和精神障碍者的康复护理为刘琴，第十章社区救护为张良娣；张先庚负责全面审核，其中庄红主审第一、二、四、六章，杨支兰主审第三、五、九章，高占玲主审第七、八、十章。

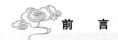

本书在编写过程中得到了四川护理职业学院、山西中医药大学和成都中医药大学的大力支持和帮助,特此感谢。

由于编者水平有限,如有不妥之处,恳请广大读者、专家斧正。

《社区护理》编委会

2018 年 4 月

目　录

第一章

绪 论

课件
01章PPT

扫一扫
知重点

 学习要点

社区、社区卫生服务、社区护理的概念。

随着医学模式的转变、疾病谱的改变和医疗费用的上涨，我国医疗卫生服务需求发生了翻天覆地的改变。"大力发展社区卫生服务"是新时期我国卫生事业的发展战略。社区护理是护理学和公共卫生学相结合的新兴学科，是社区卫生服务的重要组成部分，是社区护士为居民提供预防、保健和护理的综合性服务。

第一节 社区与社区卫生服务

一、社区

（一）概念

社区（community），一词来源于拉丁语，意为具有某些共性的群体。社区是由许多家庭、机关和团体组成，是构成社会的基本单位，是与人们生活和健康息息相关的场所，也是社区护士进行社区护理工作的场所。社区构成了一个小社会。

不同国家和地区对社区的解释各有差异，世界卫生组织认为：一个代表性的社区，其人口数在 10 万～30 万之间，面积在 5000～50 000km² 之间。德国学者汤尼斯（F.Tonnies）认为：社区是以家庭为基础的历史共同体，是血缘共同体和地缘共同体的结合。

我国社会学家费孝通将社区定义为"社区是若干社会群体（家族、氏族）或社会组织（机关、团体）聚集在某一个地域里所形成的在生活上相互关联的大集体"。

我国城市的社区是按街道办事处管辖范围设置，人口一般在 3 万～10 万之间；农村按乡镇和村划分。

（二）构成社区的基本要素

构成社区的基本要素包括：人口要素、地域性、同质性和结构要素。

1. 人口要素 社区的存在必须以人群为基础，这是构成社区的第一要素。包括人口的数量、构成和分布。社区人群居住在一起,有相似的风俗习惯与生活方式。

2. 地域性　社区是地域性的社会,就是说,社区具有一定的边界。从广义的角度看,这种地域性并不完全局限于地理空间,同时也包含一种人文空间,是社会空间与地理空间的有机组合。在同一地理空间中可以同时存在许多社区,如一个城市中可能同时并存着工业区、文化区等。社区范围大小不定,可按行政区域来划分界限或按其地理范围来划分。人和地域是构成社区的基本要素。

3. 同质性　社区居民具有某些共同利益,面临着某些共同问题,具有某些共同需要。这些共同性将社区居民组织起来,产生共同的社会意识、行为规范、生活方式、文化传统、民俗、社区归属感等,形成社区文化及传统的维系动力。

4. 结构要素　社区的结构要素是指社区内各种社会群体和组织相互之间的关系。社区的核心内容是社区居民的各种社会活动及其互动关系,社区居民在政治、经济、文化、精神及日常生活中相互联系、相互影响,形成了各种关系,并由此而聚居在一起,形成了不同形态的社区。社区有其特有的组织结构、行为规范、管理条文及道德规范等。我国社区的基层组织为居委会与派出所,二者联合管理户籍登记、治安、计划生育、生活福利等。

（三）分类

1. 依地理位置划分　很多社区是按地理界限划分的。一个城市、小镇、村均可成为一个社区。每个社区中有各种单位和各种服务机构,如政府及有关机构、家庭、学校、医院、卫生所、商店、工厂等,形成了复杂的网络。

2. 依共同问题划分　在实施社区健康措施时,某一健康问题影响了一组人群,这组人群形成了一个社区,这些社区面积大小、人口多少各异。

3. 依人群兴趣或目标划分　有些社区是由有共同的目标或兴趣的人组成的,这些社区的人原来分散居住,但由于职业的联系、兴趣的相同而逐渐移居一处成为社区,如以某个企业或大学为中心,因共同职业需要所聘员工家属迁移过来成为社区,形成一个团体组织,共同分享其功能或利益。有时,为了发展的需要,原来分散居住,后又集中居住。

有关专家提出我国的社区可分为三个基本类型,即城市社区(通常以街道和居民委员会为基本单位)、农村社区(通常以乡镇和村为基本单位)、城镇社区(通常指城乡结合部的小城镇)。也有学者将社区分为生活社区(即居民居住区域)和功能社区(即社会团体、工矿企事业单位等所在区域)。

（四）功能

社区具有满足人民需要和管理的功能。社区的功能主要包括以下五个方面:

1. 社会化功能　社区的居民在其共同生活的过程中,根据自己所生活的地域及文化背景,形成了社区所特有的风土人情、价值观等。而这些特征又会影响每个社区居民,是社区居民成长发展过程中社会化的重要组成部分。

2. 生产、分配及消费的功能　社区有人从事一定的生产活动,生产的物资供居民消费。这是社区对居民生活需要满足的功能,同时社区也需对某些物资及资源进行调配,某社区缺乏蔬菜供应,管理者协调商业部门设立菜地,以满足其居民的需要。

3. 社会参与功能　社区中有各种组织,并举办各种活动使居民能相互往来,有参与的机会。社区设立一定的公共场所,如老人活动站、青少年活动中心、读书站等,社区居民参与这些活动，既增加了社区居民的凝聚力，又使社区居民产生了相应的归属感。

4. 社会控制功能 为保证社区居民的利益，完成社区的各种功能，社区会制定一系列的社会条例、规范及制度，以保证社区居民遵守社区的道德规范，控制及制止不道德及违法行为，保证社区居民的利益。

5. 相互支持及福利功能 社区中邻里相助，照顾残疾人和老弱患者，有时，社区可视本区居民的需要与民政、医疗单位联系，设"老人日托""学龄前托儿所""养老院""卫生站"等。

二、社区卫生服务

（一）起源

1978 年，世界卫生组织在阿拉木图宣言中，强调初级卫生保健应从个人、家庭和社区开始，"社区参与"对于"人人健康"战略目标的实现具有重要意义。此后，与"基层医疗"（primary care）类似的概念——"社区卫生服务"（又称为社区健康服务，community based health care）开始在世界上流行。

（二）概念

社区卫生服务是社区内卫生机构及相关部门根据社区内存在的主要卫生问题，合理使用社区资源和技术，为社区居民提供的基本卫生服务。

（三）我国社区卫生服务

1. 相关政策 1997 年 1 月发布的《中共中央、国务院关于卫生改革与发展的决定》中指出"改革城市卫生服务体系，积极发展社区卫生服务，逐步形成功能合理、方便群众的卫生服务网络"；同时指出，要"加快发展全科医学、培养全科医生"。这是我国政府第一次在中央文件中明确规定，要把发展社区卫生服务作为今后若干年内卫生改革的重要内容。

国务院十部委在 1997 年发布的《关于发展城市社区卫生服务的若干意见》中明确指出：社区卫生服务是社区建设的重要组成部分，是在政府领导、社区参与、上级卫生机构的指导下，以基层卫生机构为主体，合理使用卫生资源和适宜技术，以健康为中心、家庭为单位、社区为范围、需求为导向，以妇女、老年人、慢性病患者、残疾人和弱势人群为重点，以解决社区主要问题、满足社区基本需求为目的，融预防、医疗、保健、康复、健康教育、计划生育指导为一体，提供有效、经济、方便、综合、连续的基层卫生服务。

2. 职责 2006 年卫生部明确表示，社区卫生服务机构以社区、家庭和居民为服务对象，主要承担疾病预防等公共卫生服务和一般常见病、多发病的基本医疗服务。如社区卫生诊断，传染病疫情报告和监测，预防接种，结核病、艾滋病等重大传染病预防等。而危急重症、疑难病症治疗等，由综合性医院或专科医院承担。

3. 发展 我国从 1997 年开始发展社区卫生服务，虽然起步较晚，但发展较快，截至 2008 年底，全国所有地级以上城市、98% 的市辖区都已经开展了社区卫生服务，全国共建立社区卫生服务中心 7232 个，社区卫生服务站 21 895 个。各地积极探索双向转诊、收支两条线管理、药物零差率销售、实行医疗保险预付等制度，很多地方通过建立"家庭医生责任制""全科医师团队"等，为社区居民提供健康教育、计划免疫、妇幼保健、慢性病防治等公共卫生和常见病、多发病的基本医疗服务。全国基本形成社区卫生服务组织和服务网络。

卫生部 2006 年出台的《城市社区卫生服务机构设置和编制标准指导意见》中规定,街道人口达到 3 万~10 万的要建立社区卫生服务站,而新建小区则必须由所在街道办事处范围的社区卫生服务中心就近增设社区卫生服务站;原则上社区卫生服务中心按每万名居民配备 2~3 名全科医师,1 名公共卫生医师。每个社区卫生服务中心在医师总编制内配备一定比例的中医类别执业医师。全科医师与护士的比例,目前按 1∶1 的标准配备。

国家卫生计生委 2015 年出台的《社区卫生服务提升工程实施方案》中提出,到 2020 年,通过持续推进社区卫生服务提升工程,社区卫生服务机构环境得到明显改善,服务功能得到完善,服务质量大幅提升。

第二节 社 区 护 理

一、社区护理的概念

社区护理(community nursing)来源于公共卫生护理,20 世纪 70 年代由美国露丝•依思曼首次提出。社区护理是将公共卫生学与护理学的知识与技能相结合,用以促进和维护社区人群健康的一门综合学科。

社区护理由基层护理人员立足于社区、面向家庭,以社区内人群健康为中心,以老人、妇女、儿童、慢性病患者和残疾人为重点,向他们提供集预防、医疗护理、康复、保健、健康教育和计划生育技术为一体的综合、连续、便捷的健康服务护理。

其主要目标是启发和培养社区人群的保健意识;帮助社区人群对疾病的早发现和早治疗;辅导和督促社区人群形成健康的生活方式,以促进和维护全民健康水平。

二、社区护理的特点

1. 以预防保健为主 社区护理的服务宗旨是促进和维护社区人群的健康,核心是群体健康。通过一级预防途径,如卫生防疫、传染病管理、意外事故防范、健康教育等,提高社区整体健康水平,减少疾病的发生。相对医院护理工作而言,社区护理工作更侧重于积极主动的预防和保健,促进社区健康,减少社区人群的发病率。

2. 强调群体健康 社区护理服务的对象主要为社区人群。社区护理的工作就是收集和分析社区人群的健康状况,运用社区护理工作方法,解决社区存在的健康问题,而不只是服务于一个人或一个家庭。如果社区护士工作中发现个案的健康问题,可通过个案的健康问题,分析与个案相关的其他人员或群体是否存在相同健康问题,从而考虑进行该健康问题的群体干预。

3. 分散性及长期性服务 社区护理的服务对象为所在社区的居民,居民分布在社区的多个居住点,相对比较分散,决定社区护理具有分散性;社区护理为社区人群提供从出生到离开人世的终身服务,服务对象的健康状态有从健康到患病、康复的过程,社区护理服务覆盖疾病全过程,尤其是慢性病患者、残疾人、老年人等特定服务对象的社区护理需求更是长期的,所以社区护理具有长期性。

4.综合性服务　多方面因素影响社区人群健康,社区护士除为服务对象提供预防疾病、促进健康、疾病医疗护理服务和康复护理服务外,还要从卫生管理、社会支持、家庭与个人保护等方面对社区人群、家庭、个人进行综合服务,把院内服务与院外服务相结合,把卫生服务部门与家庭、社区相结合,通过多种途径和方式促进社区人群的健康。

5.可及性服务　社区护理属于初级卫生保健范畴,是最基本的卫生服务,是社区人群都需要且能够得到的服务,因此要求社区护理服务具有就近性、方便性、主动性,以满足社区人群的健康需求。

6.自主性与独立性　社区护士的工作范围广、涉及内容多,常常需要运用公共卫生学的知识来分析、发现社区高危人群,采取相应的措施;许多情况下又需要单独解决面临的问题,因此,社区护士较医院护士有较高的自主性与独立性,需要较强的认识问题、分析问题和解决问题的能力。

7.多学科协作性　社区护理是团队工作。为了实现社区健康的目标,社区护士除了需与医疗保健人员密切配合外,还要与社区各部门人员通力合作,才能利用社区人力、物力和财力资源,保证各项社区护理工作的顺利开展。

三、社区护理的工作范围

1.传染病的防治　传染病不再是威胁人类生命的主要疾病,但却严重影响着人类健康。传染病一旦发生流行,对个体、家庭与社会将构成严重危害。不仅会造成个人、家庭及国家的经济损失,还会引起社区人群的心理恐慌、国家竞争力的下降。而传染病可预防的特点决定了这些危害是可以避免的。因此,开展传染病的预防与控制具有重要的社会意义。

社区护士必须熟知国际、国内传染病的最新疫情、传染病的防治机构和可利用资源等,掌握常见传染病的类型、传播方式、流行季节、预防与控制方法等。主动积极参与传染病的管理、社区传染病的预防与控制工作,对社区居民进行预防传染病的知识培训,提供一般消毒、隔离技术等护理指导与咨询,进行预防接种和传染病的社区监测,做到对传染病早期防范、早期发现、早期隔离与治疗,并按规定将疫情呈报到相关卫生部门。

2.社区环境卫生　美国环境卫生研究所认为:"环境卫生是一种表现于清洁的家庭、田园、邻居、厂商及社会的生活方式。这种生活方式出于自觉,要主动不断地求进步,以追求人类生活的理想境地。"

环境卫生工作是在人的生活环境内控制一切影响或妨碍人类健康的因素,如空气、水、土壤、噪声、放射线与垃圾等污染。

社区环境卫生包括以下内容:饮水卫生,污水处理,垃圾处理,食品卫生,家庭环境卫生,公害防治,病媒管制,空气污染,土壤污染,水污染与放射性污染预防管理等。

社区护理工作应充分考虑环境因素对人健康的影响,积极开展环境卫生教育,培养社区人群的环境保护意识,力求达到人人爱护环境卫生及控制环境中的有害因素,从而促进社区人群健康。

3.慢性病的防治与管理　随着经济与社会的迅速发展,高血压、冠心病、糖尿病、精神病与中风等慢性病已成为威胁人类健康的主要因素,慢性病的发生与人类的生活方式密切相关,其可控危险因素有吸烟、超重与肥胖、缺乏体育运动、高血脂、高血压及不良饮食习惯等,控制慢性病最有效的方法是社区防治,通过自身努力,慢性病完全可以预防和干预。

社区护士在慢性病防治中担当非常重要的角色,其主要工作有慢性病及高危人群的社区筛查、监测与干预,咨询和转介服务,社会工作服务,居家护理与长期照护的服务等。

4. 重点人群的健康服务 社区中的儿童、妇女、老年人和残疾人是社区重点人群,这些人群由于特殊的生理特点,容易出现健康问题,可能会发生疾病或损伤,是社区卫生服务的重点服务对象,社区护理侧重于日常生活与健康。社区护士可利用定期健康检查、家庭访视、居家护理等时机,对社区重点人群包括有健康问题家庭的家属进行健康保健服务。

5. 学校卫生保健 学校卫生是以儿童和青少年为主要服务对象的一项团体卫生工作,是社区卫生服务的重要组成部分,学校卫生保健服务的内容主要是提供心身照护,创造安全、卫生的学校环境,培养学生健康的生活习惯,形成良好的健康行为,树立正确的健康观,培养学生的社会适应能力与人际沟通能力等。

6. 社区精神心理卫生保健 社区精神心理卫生主要是以社区为服务对象,利用精神医学、心理社会学及公共卫生学等知识,对个人、家庭成员及特定人群进行精神心理评估,确认心理健康问题,通过健康教育、心理咨询、治疗及康复等心理卫生服务手段,协助解决社会适应问题,改变认识观,提高生活适应能力,增进心理健康及精神疾病的防治与恢复,家属的支持等。

7. 院前急救和灾害护理 对急性病症和意外损伤的现场急救护理,直接关系到伤病者的生命安危。社区护士需运用专业的急救知识与技能,有效地为社区伤病者提供院前急救,挽救伤病者的生命。而且,在社区中广泛开展急救知识教育与培训,普及急救知识与技能,提高社区居民自救互救能力及增强防范伤害的意识也尤为重要。

灾害的发生,在给社区居民带来生命财产损失的同时,还造成了巨大的心理影响。灾害发生后,社区护士应全面了解社区灾害发生情况,积极开展相关灾害健康教育,在灾害的不同时期,开展相应的护理服务,促进灾民的身心健康。

8. 临终关怀 对社区的临终患者,社区护士应通过多种手段减少临终患者的痛苦,满足患者需要,提高临终阶段的生命质量。

9. 家庭健康护理 社区护士通过社区护理工作方法,对社区家庭进行健康护理,不仅对家庭中有健康问题的个人进行护理,还注重家庭整体功能是否正常、家庭成员间是否有协调不当、家庭发展阶段是否存在危机等,对家庭整体健康进行护理,强调整个家庭参与护理活动。

四、社区护士的角色和职责

社区护士的角色多种多样,在不同场合、不同情况、不同时间内扮演不同的角色。因此,需要社区护士灵活应用自己的知识与技能,完成各种角色所赋予的义务与责任。

(一)角色

1. 照顾者 这是社区护士的基本角色。含社区生活照顾和医疗照顾,为生活在社区的患者提供自己或家属无法满足的直接护理，如一般护理、专科护理、康复护理等。

2. 健康教育者和咨询者 社区护士应唤醒社区人群的健康意识，充分利用社区资源，根据社区的健康问题、健康需求，开展多种形式的健康教育，促使社区人群积极主动的寻求医疗保健，改变不良的生活习惯，树立正确的健康观，形成良好的健康行为，提高生活质量。包括患者健康教育与指导、健康人群的健康教育与指导、患者家属的健康教育与指导。

3. 组织者和管理者 社区护士在社区卫生服务中，承担着组织者和管理者的角色。根据社区的具体情况及居民的需求，组织多种健康促进和健康维护的社区活动；进行建立和管理社区健康档案、社区个案管理、慢性病的社区管理等社区健康管理工作；物资管理；组织和管理社区相关人员的培训等。

4. 协调者和合作者 协调社区内各类人群的关系，如社区卫生服务机构内卫生服务人员间的关系，以及这些卫生服务人员与居民的关系。如一位中风恢复期患者，需社区理疗师每天到家中为其进行康复治疗，社区护士应协调理疗师到患者家中的时间。如果在康复过程中，患者与理疗师之间出现一些误会，也由社区护士来协调。

5. 观察者和研究者 社区护士除做好社区护理工作之外，还需积极观察探讨与社区护理相关的问题，与相关部门合作，深入开展社区护理研究，总结经验，解决社区护理中存在的问题，不断完善社区护理工作，并能促进社区护理学科发展。

6. 社区卫生代言人 社区护士需了解社区人群的健康需求、健康问题，了解国际、国内的卫生政策和法规，对不利于社区人群健康的环境、制度、政策应向相关部门提出合理化建议。

（二）职责

1. 参与社区诊断工作，负责辖区内人群护理信息的收集、整理及统计分析。了解社区人群健康状况及分布情况，注意发现社区人群的健康问题与影响因素，参与对影响人群健康不良因素的监测工作。

2. 参与对社区人群的健康教育与咨询、行为干预与筛查、建立健康档案、高危人群监测与规范管理工作。

3. 参与社区传染病预防与控制工作，参与预防传染病的知识培训，提供一般消毒、隔离技术等护理技术指导与咨询。

4. 参与完成社区儿童计划免疫任务。

5. 参与社区康复、精神卫生、慢性病防治与管理、营养指导工作。重点对老年患者、慢性病患者、残疾人、婴幼儿、围产期妇女提供康复及护理服务。

6. 承担诊断明确的居家患者的访视、护理工作，提供基础或专科护理服务，配合医生进行病情观察与治疗，为患者与家属提供健康教育、护理指导与咨询服务。

7. 帮助发现环境中对人类积极的和消极的影响因素，并采取措施预防环境因素（如噪音、空气污染、水质污染等）对健康所造成的威胁。同时加强宣传，教育个体、家庭、社区及社会对环境资源进行保护的方法。

8. 承担就诊患者的护理工作。

9. 为临终患者提供临终关怀护理服务。

10. 参与计划生育技术指导的宣传教育与咨询。

五、社区护士的要求

（一）应具备的条件

根据我国《护士管理办法》和《社区护理管理的指导意见（试行）》，我国社区护士应具备的条件是：取得国家护士执业资格并经注册；通过地（市）以上卫生行政部门规定的社区护士岗位培训；独立从事家庭访视护理工作的护士，应具有在医疗机构从事临床护理工作5年以上的工作经历。

（二）应具备的素质

社区护士的工作范围比一般医院护士的工作范围广，涉及的问题多，因此，社区护士除应具备一般医院护士所应具备的护理能力，还需具备以下几种素质：

1. 丰富的护理专业知识　社区护理服务内容广泛，工作性质相对独立，因此，要求社区护士必须具有丰富的医学护理知识、经验与能力。不仅要了解各种疾病的临床转归及预后，而且必须对疾病开始流行等情况保持高度的敏感性，熟悉流行病学、统计学、身体评估及心理评估等知识，以及时发现问题，及时采取措施，防止疾病的蔓延。

2. 敏锐的观察和护理评估能力　护理人员可通过身体评估，以视、触、叩、听及各种诊断仪器等方式来了解服务对象心身等方面的情况，正确判断其健康问题，确定是否需要医生的治疗或转诊服务。在提供各种护理服务的过程中，敏锐的观察能力及熟练的心身评估能力非常重要。

3. 良好的职业道德和服务态度　社区护士必须对工作热忱，有同情心、爱心、耐心、责任心，了解服务对象的需要，对任何人一视同仁，并能以身作则，为公众树立良好榜样。

4. 健康的身心　社区护士除负责社区卫生服务中心（或站）的医疗护理工作外，还需经常配合及参加各种医疗卫生服务活动。如参加学校运动会的救护、老人活动的医护工作；对各种传染病的筛查、预防接种、家庭访视及参加社区的各项卫生活动等。因此，没有健康的身心，很难应付繁忙的社区工作。

六、社区护理管理

（一）社区人员配备

1. 社区卫生服务中心应根据规模、服务范围和工作量设总护士长或护士长（超过3个护理单元的设总护士长），负责中心内部及社区的护理管理工作。护士数量根据开展业务的工作量合理配备。

2. 社区卫生服务站（点），应设护士长（或组长）负责护理管理工作。护士数量根据开展业务的工作量合理配备。由医疗机构派出设置的社区卫生服务站（点），护理工作受所属医疗机构护理部门管理、监督与考核。

3. 承担社区卫生服务的其他医疗机构，应根据社区护理工作的需要，配备护理人员并设置护理管理人员。

（二）基本要求

1. 工作时间和人力安排应以人为本，充分考虑服务对象的需要。

2. 护理实践中运用护理程序，根据对服务对象的评估情况，制定并实施护理计划,提供整体护理。

3. 为保障社区医疗护理安全,有效防止差错、事故与医源性感染的发生,针对社区护士工作独立性强、工作环境复杂的特点,必须严格执行消毒隔离制度、值班与交接班制度、医嘱制度、查对制度、差错与事故防范和登记报告制度、药品管理制度、抢救制度、传染病管理与报告制度、治疗室管理制度。

4. 应建立社区护士规范化服务的管理制度,如家庭访视护理、慢性病患者护理、康复护理等管理制度,实施社区护理技术服务项目并逐步规范。在社区卫生服务中心和站(点)的健康教育、患者双向转诊、入户服务意外防范、巡诊等制度中,应充分考虑护理工作,完善相关内容。

5. 实施社区护士继续教育制度,根据社区护理工作的需要和护理学科发展,加强在职培训工作,不断提高社区护士的业务水平。

6. 社区护士应佩戴胸卡,工作态度热情诚恳、耐心细致、仪表端庄。有条件的地区,家庭访视护理的护士可统一着装。

7. 社区卫生服务中心和站(点)的治疗室(输液室)独立设置,布局合理;工作环境整洁、安静、安全、有序。

8. 护理基本设备齐全。入户服务护理用品、交通工具及通讯联络条件得到基本保证。

(三)社区护理工作的考核与监督

建立社区护理工作的考核与监督制度,内容可包括:

1. 居民对护理服务满意率。

2. 居民对护理服务投诉率。

3. 社区护理差错、事故发生率。

4. 社区护理服务覆盖率。

5. 空巢老年慢性病患者访视、护理率。

6. 家庭护理病历建档率,护理计划(含评估、诊断／问题、措施、效果与评价)与患者实际符合率。

7. 社区护士培训率。

七、学习社区护理的意义

(一)强化护生社区护理意识

生物医学研究取得了许多突破性进展,疾病谱和死因谱发生了翻天覆地的变化,各种慢性非传染性疾病成为危害人类健康的主要因素。

传统的生物医学模式已转变为生物－心理－社会医学模式。医学模式的转变势必带来医学观念和医学服务模式的转变,发展社区卫生服务是医疗卫生服务发展的必然趋势。更多人希望自己的医疗保健需求在方便经济的社区中得到满足,而我国的社区护理尚处于发展阶段,存在着社区护理人才培养机构欠完善、经费不足等问题,社区医护力量薄弱、医疗卫生条件差的意识已深入民心。尽管目前社区卫生服务项目已从最初卖药、打针与测血压延伸到设立家庭病床、预防保健服务等,医生、护士也都经过严格选拔与培训,但大多数居民对社区护理仍存在偏见,对社区护士的信任度偏低,积极主动寻求卫生服务的意识不强,护生从事社区护理服务的意识也不高。

在现有护理人才培养模式的基础上，开设《社区护理》课程，护生在校期间学习社区护理相关知识与技能，有助于强化护生社区护理意识。

（二）掌握社区护理知识和技能

一名合格的社区护士除了应具备强烈的职业自豪感、责任感、归属感，并且热爱社区护理工作之外，还应具有现代护理理论与技能，能在不同社区环境中为不同护理对象提供卫生服务，有良好合作精神和团队精神，能充分利用社区资源，与其他社区工作人员建立良好合作关系。

目前我国社区护士严重短缺，大多由地段医院临床护士转岗而来，其知识结构、业务能力与专业层次比较单一、滞后。与发达国家相比，职称、学历普遍不高，以大专、中专为主，职称以初级与中级为主，大部分没有接受过系统社区护理教育。而且由于长期医院临床护理工作模式和传统护理教育方式的影响，目前大多数社区护士比较适应在各级医院服从护士长领导，被动执行医嘱的思维方式与轮班值勤的工作习惯，普遍存在社区护理意识淡薄、工作技能不熟练与实践经验不足的现象。

目前，我国借鉴国外经验，通过岗位培训形式，培训有经验的医院护士，是发展我国社区护理的有效途径。但是由于社区护理工作繁忙，工作范围广，社区护士层次差异大、社区护理工作要求社区护士须具有全面的知识，岗位培训还难以完成达到培养目标，部分社区护士对岗位培训评价不高。高等院校应逐步开设社区护理课程及相关学科课程，加大社区护理知识与技能教学，建立社区护理实践基地，采取理论教学与实践教学相结合，以提高护生社区护理知识与技能。

（三）培养社区护理人才

人口老龄化已成为全世界关注的迫切问题，我国是世界上老龄人口最多及人口老龄化速度最快的国家之一，由于老年性疾病、社区慢性疾病急剧增加，再加上我国医疗资源紧缺、医疗保健系统制度的限制等，社区居民对社区卫生服务的需求日益增长，社区护理是社区卫生服务的重要组成部分，承担了为居民提供医疗卫生服务的大量工作，因此，社会对从事社区护理的专门人才需求急剧增长。

社区护士作为社区护理的主力军，不仅需要丰富的临床工作经验、医学临床知识、公共卫生学知识与社会科学等方面的知识，还需要具有社区护理相关知识与技能，才能成为合格的社区护理人才，更好地开展社区护理工作，为人类健康事业作贡献。

自20世纪80年代以来，我国的护理专家与护理教育工作者一直在探讨如何从人才培养上促进我国社区护理工作的发展，而我国目前护理人才的培养体系多注重临床护理知识的教育和能力的培养。经岗位培训过的社区护士在社区工作中，往往受以往工作性质影响，护理目标仍然侧重于疾病的治疗与护理。为保障社区护理人才建设，学校教育培养具有系统专业知识的社区护理人才是社区护理持续发展的策略。目前开展有"校地共育"社区护理人才培养模式、"学校 - 社区 - 医院"联合共育实用型护理人才培养模式、学校 - 社区 - 家庭联合型实践模式、社区护理人才 - 订单式 - 培养模式等培养模式，突出社区专科特点，保证人才培养能够满足社会需求，促进社区护理专业发展。

第三节 国内外社区护理的历史和发展

一、国外社区护理的历史和发展

1860 年前后，英国富有的商人威廉·勒斯朋（William Rathbone，1819—1902）由于妻子患病，聘请医院护士 Robinson 到家中照顾生病的妻子，Robinson 不但能够很好地照护患者，而且最大限度地减轻了疾病带给这个家庭的痛苦，给勒斯朋留下深刻的印象。后来，勒斯朋到利物浦一个贫困地区访问时，发现那里的人们生活非常悲惨，于是将 Robinson 带到那里，试着照护那些贫病的人们，并教给他们一些促进健康与保持健康的常识。在此基础上，威廉·勒斯朋聘请专业护理人员至患者家中，提供家庭护理，为了给利物浦 18 个地区都安排受过训练的护士。1861 年，勒斯朋与南丁格尔取得联系并得到帮助，勒斯朋开始有计划地训练护理人员从事访视照顾贫病者的地段护理（district nursing）工作。此概念慢慢被取代成了定期到患者家中探视、给予治疗，即离开的"访视护理"，被社会认同为提供院外护理服务的"围墙外护理"（Nursing Without Wall）。随后，世界许多国家如加拿大、澳大利亚、德国和荷兰也相继出现了访视护理活动并不断发展。

1893 年出生于美国俄亥俄州辛辛那提市的丽莲·伍德（Lillian Wald）为那些在贫困家庭与中产阶级社区服务的护士取名为公共卫生护士；1912 年，公共卫生工作已经发挥了重要的作用，伍德及其同仁成立了国家公共卫生护士组织，建立了公共卫生护士职业标准，伍德被推选为第一任主席。此时，护理服务的对象由贫病人群扩大至需要帮助的公众，并且基于服务对象的能力收取相应费用。伍德提出，护理人员如能独立开业，不需依附在医生之下，则能更好地发挥护理功能，是第一个使用公共卫生护理名称的人。因此，她被称为现代公共卫生护理的开创人。20 世纪初，由于各国的社会动荡和第一、二次世界大战，以及与之相伴随的瘟疫流行，人们普遍认识到社会环境与疾病、健康的关系，许多国家相继开展了公共卫生护理服务。

1970 年，美国将公共卫生护理与护理相结合，露丝·依思曼首次使用"社区护理"一词。20 世纪 70 年代中期开始，美国护理协会将这种融医疗护理和公共卫生护理服务为一体的服务称之为社区护理，将从事社区护理的人员称之为社区护士。1978 年，世界卫生组织给予肯定并加以补充，要求社区护理为社区居民提供"可接近的、可接受的、可负担得起的"的卫生服务。

从此，社区护理以不同的方式在世界各国迅速发展起来，社区护士的队伍也在世界各国从质量与数量上逐步地壮大起来。

英国是社区护理发展最早的国家，1974 年以前，英国卫生保健服务结构在卫生部所属下大致由三大部分组成：社区服务部门、以开业通科医生为主的联合与各级医院。1985 年改革后，在社会服务大臣领导下的卫生与社会保障部，下设地区卫生局，卫生局下辖卫生管理小组、家庭开业医生委员会及社区卫生委员会。1981 年 WHO 通过了"人人享有卫生保健"的全球战略后，英联邦卫生保健系统大致形成由"家庭 - 初级保健（通科医生）- 院外治疗（一般专家）- 院内治疗（各种专家）"的模式。初级卫生保健是构成整个卫生服务及社区卫生服务系统的重要部分，是国家卫生系统保持接触的最基层机构。从社区护理方式上来看,主要有教区护理、健康访视、学校护理、社区助产护理、工业护理等。其称号又分为教区护士、健康访视护士、学校护士与助产士,英国的社区护士要经过严格培训和筛选,不同称号的社区护士有不同的培训要求。后来在全国实施免费医疗,为节省医疗费用,在全国各省市都设有卫生保健服务系统。其人员有家庭医生、社区护士,此类服务与医疗保险机构连接,支付卫生服务人员工资、患者医药费用等。英国社区护士的工作范围有:围产期妇女保健,新生儿及婴幼儿保健,老人及慢性病患者的服务;后来又扩大到电话咨询,护理专家开门诊,社区护士有处方权(根据学历),参与社区保健规划、试点项目(社区护理专家领导,聘请医生及其他人员)、医院内分设轻病门诊(由社区护士负责),市区的社区卫生规划(由护理专家负责)。

美国的社区护理有悠久的历史。早在19世纪末,美国访视护士已开始在全美各城市为老弱人群提供居家护理、健康教育及健康促进服务。目前美国的社区护理全部由具有丰富的临床经验及本科以上注册护士承担。社区护士有多种层次,大多数为大学、硕士或博士毕业生,逐渐趋向于具有硕士学位者。美国社区卫生服务方式有社区护理服务中心、老年服务中心、临终关怀服务中心、妇女避难所与社区护理诊所等。社区护士提供服务的方式多样,各州并不完全相同,预防保健服务和家庭护理是基本服务方式。

德国的社区护理自20世纪六七十年代以来有了较快发展,1992年全国已有1万家护士站,4500个家政服务中心,约有一半护士从事社区护理工作。在社区护理服务中主要有家政人员(从事家政事务)、护理员(协助护士做好生活护理)和护士(主要从事护理专业工作)。护士与护理员均要求有5年以上医院工作经验。服务对象主要是社区老年人、儿童、术后恢复期的患者、慢性病患者与残疾人等。服务内容为慢性病的预防、自我保健康复与护理工作。护士站的护士每周集中2～3次,一起讨论护理计划和对患者护理过程中出现的问题,护士站的每名护士均配有联系机,遇事随时联络,每7个护理站归一总部管理。同时,各州护理技术监测协会定期对各护士站进行考核和验收。

二、国内社区护理的历史和发展

1925年,北京协和医学院提出培养医、护学生具有临床医学与预防医学并重的观点,在医、护校的课程中设有预防医学课程。协和医院教授格兰特先生(Mr.Grant)发起,与北京卫生科联合创办了公共卫生教学区,当时称为"第一卫生事务所"。1932年,政府设立中央卫生实验处训练公共卫生护士。1945年,北京协和医学院成立了公共卫生护理系,王秀瑛任系主任。当时的公共卫生护理课程包括健康教育、公共卫生的概念、心理卫生、家庭访视与护理技术指导。同年,北京的卫生事务所发展为4个,全国从事公共卫生的护士数量也有一定的增加。

中华人民共和国成立后,协和医院停办,各卫生事务所改为各城区卫生局,局内设防疫站、妇幼保健所、结核病防治所等。一部分医院开始设地段保健科或家庭病床,但护士学校的课程设置中没有公共卫生护理课,社区护理也未开展。虽然城市及农村都设有三级卫生保健网,但参加预防保健的护士寥寥无几。

我国1983年开始恢复高等护理教育,课程设置中增加了护士预防保健知识和技能的训练。1994 年，卫生部所属的 8 所医科大学与泰国清迈大学联合举办了护理硕士班，在课程中设置了社区健康护理与家庭健康护理课程。1993 年与 1997 年，中等专业卫生学校对护理课程进行两次调整，增加了社区护理方面的内容。1996 年 5 月，中华护理学会在北京举办了"全国首届社区护理学术会议"，会议倡导要发展及完善我国的社区护理，重点是社区中的老年人护理、母婴护理、慢性病及家庭护理等。

1997 年，上海成立了老人护理院，随后，深圳、天津等地先后成立了类似的社区护理服务机构，主要从事老年人的疾病及康复护理；全国相继在护理本科教学中开设了社区护理课程，同年，在国务院发布的《中共中央、国务院关于卫生改革与发展的决定》中明确提出发展社区卫生服务："改革城市卫生服务体系，积极发展社区卫生服务，逐步形成功能合理、方便群众的卫生服务网络"。同时，卫生部在《关于进一步加强护理管理工作的通知》中，也强调了开展社区卫生服务与社区护理的重要性。

1999 年卫生部《关于发展城市社区卫生服务的若干意见》中又进一步从时限上规定了发展社区卫生服务的总目标："到 2000 年，基本完成社区卫生服务的试点工作，部分城市应基本建成社区卫生服务体系的框架；2005 年，各地基本建成社区卫生服务体系的框架，部分城市有较为完善的社区卫生服务体系；到 2010 年，在全国范围内建成较为完善的社区卫生服务体系，成为卫生服务体系的重要组成部分，使城市居民能享受到与经济社会发展水平相适应的卫生服务，提高人民的健康水平"。

2000 年卫生部科教司发出《社区护士岗位培训大纲（试行）》的通知，2002 年卫生部提出《社区护理管理指导意见（试行）》。2006 年国务院又发布《国务院关于发展城市社区卫生服务的指导意见》，进一步具体规定了发展卫生服务的指导思想、基本原则和工作目标，提出了推进社区卫生服务体系建设的具体指导方法。同时指出，充分发挥中医药和民族医药在社区卫生服务中的优势与作用，积极开展对社区卫生服务从业人员的中医药基本知识和技能培训，推广和应用适宜的中医药和民族医药技术。2011 年卫生部为落实国务院办公厅《国务院办公厅关于印发医药卫生体制五项重点改革 2011 年度主要工作安排的通知》要求，发布《关于落实 2011 年医改任务做好农村卫生服务有关工作的通知》，就做好农村卫生服务有关工作提出以下要求："以建立健康档案为基础，全面推进基本公共卫生服务工作；保质保量，扎实做好农村卫生人员岗位培训工作；规范管理，转变机制，提高乡村医疗卫生机构服务能力；完善制度，加强绩效考核工作；加大扶持力度，充分发挥乡村医生作用"。是为做好农村卫生服务工作，推动农村卫生改革发展的又一有力措施。

2012 年卫生部发出《卫生工作要点》中要求，进一步加强社区卫生服务能力建设，推进中小城市社区卫生服务发展，继续开展创建示范社区卫生服务中心活动，加强社区卫生文化建设，推广全科医生团队服务模式，提升社区卫生服务内涵。

2016 年国家卫生计生委《全国护理事业发展规划（2016—2020 年）》中提出，加快社区护理发展。加强社区护士队伍建设，增加社区护士人力配备，通过"请进来、送出去"等方式加强社区护士培训，使其在加快建设分级诊疗制度和推进家庭医生签约服务制度中，充分发挥作用。鼓励大型医院通过建立护理联合团队等，发挥优质护理资源的辐射效应，帮扶和带动基层医疗卫生机构提高护理服务能力，特别是健康管理、康复促进、老年护理等方面的服务能力。

从目前的发展情况看，我国的社区护理尚处于发展阶段，社区卫生服务人才相对匮乏,社区护士工作内容比较局限,人们的健康意识及积极主动寻求卫生服务的意识在逐渐提高。随着我国政府和各界人士对社区护理日益关注,各级院校和医疗机构纷纷进行社区护理的探索工作,将推动我国社区护理事业的不断发展和完善。

(张先庚)

扫一扫
测一测

复习思考题

1. 简述构成社区的基本要素。
2. 简述社区护理的工作范围。
3. 简述社区护士的角色和职责。
4. 简述社区护士的管理。

第二章

课件
02章PPT

社区护理模式及程序

 学习要点

> 常用社区护理模式，护理程序在社区护理中的应用。

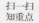
扫一扫
知重点

　　社区护理是以社区为基础的护理保健服务，达到预防疾病、促进健康、保护健康和维持健康的目的。由于国内外的国情不同，社区卫生服务模式在不同的国家运行和发展情况有很大差别。我国的社区护理工作者应从我国的实际情况出发，探索一条适合我国国情的社区护理模式，服务于社会、服务于人民，以求实现社区护理的最终目标。

第一节　社区护理模式

　　每一种模式与理论都有其产生的条件和背景，并且与其他的模式与理论具有一定的关联。与社区护理相关的模式与理论是通过大量社区护理实践总结出来的，并对今后的社区护理实践具有指导意义。社区护士应在了解和掌握与社区护理相关的模式与理论知识的基础上，通过对社区服务对象进行正确的评估，运用恰当的模式与理论，指导自己的社区护理工作。

一、概述

（一）模式的概念

　　模式（model）是指从事物中抽象出某些特征，构成某种事物的标准形式，是规范的工作指导。

（二）社区护理模式的概念

　　护理模式是指从护理角度陈述护理内涵的基本概念和理论框架。社区护理模式（community nursing model）从社区的角度对社区护理实践进行解释和陈述，其本质是指导社区护士评估和分析社区健康问题、制订社区护理的计划并实施，以及评价社区护理实践的概念性框架，它使社区护士的工作更加有效、更有针对性。

（三）社区护理模式的基本作用

　　护理模式被认为是护理实践的基础，社区护理模式的基本作用是作为社区护理

15

实践的基础，实施社区护理活动的指南，提供社区卫生评估方向，指导对社区健康问题的分析和诊断，帮助制订社区护理计划，指导护理评价。同时也为社区护理教育提供实际课程内容和指南，为社区护理的研究和发展护理学理论提供依据和基础。

二、常用社区护理模式

目前一致认为"人、环境、健康、护理"四个基本概念是护理专业的中心内容。有学者提出，护理模式的内容应该包括护理的目标、行为者角色及护理干预的本质或干预重点。

（一）西方国家社区护理模式

西方国家在社区护理的发展过程中出现了五种典型模式，即南丁格尔护理模式、纽曼系统模式、"与社区为伙伴"（社区作为服务对象）模式、"公共卫生护理概念"模式及"以社区为焦点的护理程序"模式。

1. 南丁格尔护理模式　南丁格尔认为健康是护理、人和环境相互作用的结果，护理的作用是直接或间接地对人所处的环境进行管理。南丁格尔的这种观点被认为是第一个概念性的社区护理模式。该模式提出环境是影响人群健康的重要因素，维持人们健康的护理活动的关键是注重新鲜的空气、阳光、适宜温度、清洁卫生和正确的饮食，社区护理人员应重视环境因素对健康的影响，从环境入手，达到维护健康的目的。因为当时的环境条件非常恶劣，许多疾病的发生甚至泛滥都离不开环境的影响，因此这种模式在南丁格尔时代是非常有意义的，在目前仍然具有一定的指导意义，有利于公共卫生、健康教育等活动的开展。

2. 纽曼系统模式　该模式由纽曼提出，纽曼认为护理是一种特殊的专业，护理的宗旨是保持护理对象系统稳定，准确地判断其生理、心理、社会、环境的压力、后果及评价其结果，帮助护理对象通过调整以达到最佳的健康水平。纽曼系统模式认为人是一个完整的个体，包含生理、心理、社会文化、发展与灵性 5 个变项，也是一个与环境互动的开放系统，通过自身的防御及抵抗线来保护自己，在环境中维持稳定的状态。环境包括内在（个人存在）和外在（人际、非人际间）环境，以及创造性环境。在这些环境间存在各种必须被确认和分辨的压力。健康是指个人系统维持最佳稳定状态。当压力过大，穿破防御线和抵抗线时，原有的平衡被破坏，疾病随之发生。护理人员可以通过三级预防协助维持原有的健康（retain）、治疗以获得健康（attain），或努力维持以重新获得健康（maintain）。第一级预防是作用于最外层的弹性防御线，目的是预防压力源，增进和维护健康；第二级预防是在压力源超出防御线并刺激社区的情况下，把压力源控制到最小程度，做到早期发现，早期应对；第三级预防是作用于最里层的抵抗线，致力于改善现存的不均衡状态，预防不均衡状态再次发生（图 2-1）。

该模式强调社区组织和社区人员，包括社区卫生保健人员与社区居民的相互作用、相互依赖及子系统和相关因素的整合。按照该模式的观点，社区是一个开放的系统，与外环境时刻进行着物质交换，因此，应用系统模式可对特殊人群进行全面的护理，承担医院外的预防、医疗、保健、康复及社区流行病学调查和健康教育等工作。该模式是基于系统论提出的，这使其成为其他社区护理模式的基础，以此为核心，可以引申出许多具体的模式。

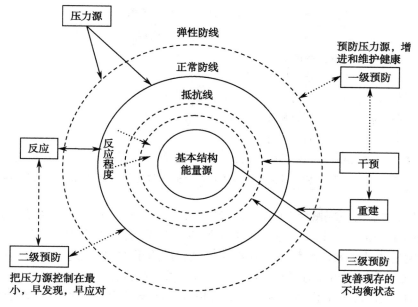

图 2-1　纽曼系统模式框架

（图片来源：http://mooc.chaoxing.com/nodedetailcontroller/visitnodedetail?knowledgeId=2603988）

3. "与社区为伙伴"模式　在纽曼的健康系统模式基础上，安德逊、麦克法林与赫尔登提出了"与社区为伙伴"的概念架构，即社区作为服务对象模式。此模式以社区为服务对象，强调社区护理人员要主动与护理对象互动，形成伙伴关系，与护理对象共同解决问题来满足公众的需求。社区服务对象模式的核心是社区健康，在人、护理、环境、健康四个概念的基础上，认为社区护理是具有独特性和整体观念的专业。该模式包含两个核心内容：一是影响社区健康的因素是多方面的，受居住环境、教育、安全、交通、政府、健康和社会服务系统、通讯、经济、娱乐等的影响；二是护理程序，社区护理活动是以护理程序作为行动指南。

该模式关键内容为护理目标是维持一个平衡健康的社区，包括维护和促进社区的健康，该模式的主要对象是社区人群包括家庭和个人，以调整现存或潜在的社区系统的不平衡为重点，通过三级预防，提高社区对不利因素的防御和抵抗能力，减少对社区人群健康的影响（表2-1）。社区服务对象模式是目前国内外最常用的社区护理模式。具体护理步骤如下：

（1）评估服务对象系统：首先收集社区的人群特征、社区环境和社会系统等资料（表2-3），对社区进行全面评估。

（2）社区护理诊断：在考虑社区资源的情况下，分析社区的健康需求，找出社区压力源和压力反应，确定护理诊断。

（3）制订社区护理计划：根据护理诊断，护理人员与社区护理对象形成伙伴关系。严格遵循三级预防护理措施，制订护理计划。

（4）实施社区护理计划：个人、家庭、社区共同参与护理计划的执行。

（5）效果评价：对护理措施实施后进行效果评价。

此模式比较适合于社区护士对特殊人群的护理保健，以及在社区健康教育中应用。

表 2-1　"与社区为伙伴"模式的关键内容

	内容
目标	社区系统的平衡
对象	社区整体系统
行为者角色	帮助促进、获得、维持健康
健康不利因素	压力源
干预重点	防卫功能的建立
干预措施	三级预防
预期结果	加强社区对外界不良影响的正常防卫功能，提高社区自身抵抗力

4. "公共卫生护理概念"模式　怀特的"公共卫生护理概念"又称为明尼苏达模式（Minnesota Model）。此模式整合了护理程序的步骤、公共卫生护理的范畴与优先顺序及影响健康的因素。怀特将护理程序的概念应用于维护、促进人类健康的实际工作中，而在实际工作中，对于优先顺序的考虑，以及在执行工作时应根据实际情况运用不同的措施，形成了公共卫生护理概念模式。此模式认为护理人员首先要了解影响个案或群体健康的因素；要了解护理措施的最终目标，以便在制订计划时按照优先顺序安排工作。其主要内容有：

（1）影响健康因素：主要包括人类 - 生物、心理、环境、医学科技、医疗机构及社会性决定因素。

（2）确定工作优先次序：安排工作的优先顺序，这是一种策略和行动。社区护理人员在开展社区护理时，应有工作重点的先后次序，即：预防→保护→促进。

（3）实施社区公共卫生护理工作的措施：主要包括教育、工程、强制三个方面。

1）教育（education）：教育给予个体信息，为个体提供健康咨询，使之主动在认知态度或行为上有所改变，朝有利于健康的方向转变，如通过各种媒体广泛宣传艾滋病的传播方式及其对人体的危害，以期能防止艾滋病的广泛传播。

2）工程（engineering）：工程是以应用科学技术的方法控制健康危险因素，从而避免大众受到伤害。

3）强制（enforcement）：强制是指在教育、工程的措施被执行仍无法达到社区护理的目标时，不得不采取强制的命令、法律法规，以迫使大众施行护理措施，以达到有益于健康的目的。

此模式要求社区护理人员在应用的过程中从预防疾病、维护和促进健康的公共卫生角度出发，对社区的群体、家庭及个案进行评估、诊断、计划、实施及评价。适合于在社区中开展流行病学调查、社区健康教育和健康促进等工作时运用。

5. "以社区为焦点的护理程序"模式　此模式由斯坦诺普与兰开斯特在健康促进概念的基础上提出，也称为社区健康促进模式。包括六个阶段：第一阶段，即开展护理程序之前，必须与个案建立"契约式的合作关系"，使社区居民了解社区护士的角色功能与护理目标；第二阶段进行社区评估；第三阶段找出压力源和压力反应，确定护理诊断；第四阶段遵循三级预防的原则制订护理计划；第五阶段实施社区护理计划，强调社区和个体主动参与；第六阶段进行社区护理评价。其中第二至第六阶段与护理程序的评估、诊断、计划、实施和评价五个步骤基本相同。

此模式强调社区护理程序的流程与评价的步骤,而对于这几个步骤进行评价的过程也同时涵盖了社区护理工作的落实情况和目标的达成情况,而且可以在此过程中发现社区存在的新问题。

（二）我国社区护理模式

我国于 20 世纪 90 年代引入社区护理的概念,推广社区护理工作并取得了一定的进展,实践中形成了具备我国特色的社区护理模式,主要包括以下几种:

1.“高校 - 社区”模式　高校具备丰富的理论知识和人才资源,社区医疗机构有地缘优势,将两者的优势相结合产生的社区护理模式即“高校 - 社区”模式。此模式具有灵活多变的特点,可以为社区居民提供全方位的护理服务。其形式可以包括以下几方面:

（1）二者共同培养社区护理人才:高校进行理论知识教学,社区医疗机构建立实习实训基地。

（2）高校开发社区护理服务系统等技术:如慢性病管理信息系统等,社区医务人员登录系统即可办公。

（3）高校与社区医疗机构共建社区护理服务中心:如护理教育、护理服务、护理科研等。

（4）优化社区护理人才培养模式:高校与社区医疗机构进行交流与合作,既可以解决高校社区护理师资力量问题,又可以有效提高教学质量。

2. 家庭病床模式　医疗机构派出医护人员,选择适合在家庭中医疗和康复的病种,让病人在自己熟悉的环境里接受治疗和护理。其服务对象包括:

（1）老弱病残、行动不便的病人。

（2）适合在家中治疗的慢性病病人,如脑血管疾病及后遗症、高血压、糖尿病、晚期肿瘤等病人。

（3）出院后仍需治疗或康复的病人。

（4）限于病情和各方面条件,只能在家中接受特殊治疗的病人,如家庭吸氧疗法、家庭中央静脉营养疗法等。

（5）需要住院治疗,但医院没有床位或者其他因素不能住院的病人。

3. 特殊人群社区护理模式　特殊人群护理是针对社区中的妇女、儿童、老年人、慢性病病人、残疾人等人群开展的护理服务活动。除对特殊人群进行一般性护理服务外,还要根据各人群的不同生理特点开展有针对性的护理服务,如对孕妇进行产前随访、产后访视,对儿童进行生长发育监测等。

4. 家庭医生签约制　近年来,各地卫生部门采取多种形式推进家庭医生签约服务,取得了积极进展。2016 年国务院医改办、国家卫生和计划生育委员会等多部门联合印发的《关于推进家庭医生签约服务的指导意见》中提出,转变基层医疗卫生服务模式,实行家庭医生签约服务,强化基层医疗卫生服务网络功能,是深化医药卫生体制改革的重要任务,也是新形势下更好维护人民群众健康的重要途径。

（1）签约形式:家庭医生为签约服务第一责任人,签约服务原则上采取团队服务形式。家庭医生团队主要由家庭医生、社区护士、公共卫生医师(含助理公共卫生医师)等组成,二级以上医院应选派医师(含中医类别医师)提供技术支持和业务指导。

（2）签订服务协议:根据服务半径和服务人口,合理划分签约服务责任区域,居民或家庭自愿选择一个家庭医生团队签订服务协议,明确签约服务内容、方式、期限和双方的责任、权利、义务及其他有关事项。签约周期原则上为一年,期满后居民可续约或选择其他家庭医生团队签约。

(3)鼓励组合式签约:加强医院与基层医疗卫生机构对接,可引导居民或家庭在与家庭医生团队签约的同时,自愿选择一所二级医院、一所三级医院,建立"1+1+1"的组合签约服务模式,在组合之内可根据需求自行选择就医机构,并逐步过渡到基层首诊;在组合之外就诊应当通过家庭医生转诊。

(4)明确签约服务内容:家庭医生团队为居民提供基本医疗、公共卫生和约定的健康管理服务。基本医疗服务涵盖常见病和多发病的中西医诊治、合理用药、就医路径指导和转诊预约等。公共卫生服务涵盖国家基本公共卫生服务项目和规定的其他公共卫生服务。健康管理服务主要是针对居民健康状况和需求,制定不同类型的个性化签约服务内容,可包括健康评估、康复指导、家庭病床服务、家庭护理、中医药"治未病"服务、远程健康监测等。

第二节　社区护理程序

社区护理程序是社区护士在工作中,以社区人群作为护理对象,为增进和恢复其健康而进行的一系列有目的、有计划的护理活动,包括社区护理评估、社区护理诊断、社区护理计划、社区护理计划的实施和社区护理评价五个步骤。它的理论基础是系统论、人的基本需要层次论、信息交流论和解决问题论。其五个步骤不是独立的,而是连续循环、动态的过程,具有决策和反馈的功能,是一种科学的确认问题和解决问题的工作方法。

一、社区护理评估

(一)社区护理评估

社区护理评估是社区护理程序的第一步,也是关键的一步。主要是收集、记录、核实、分析、整理有关社区健康的相关资料,综合性评估社区具备的能力与问题,为诊断社区卫生服务需求及制定社区护理计划提供依据。社区护理评估资料主要包括以下内容:

1. 社区特性

(1)社区的地域范围:社区的地理界限、面积与整个大环境的关系。

(2)社区的发展史:社区的发展经历或过程。

(3)社区环境:包括自然环境与社会环境。如:气候、居住条件、绿化、住宅特点、主要交通工具、工厂或农作物的种类等。

2. 人口群体特征

(1)社区人口结构:包括社区人口数量和密度、人口动态(出生、死亡、婚姻)、年龄、性别、民族、籍贯、职业、文化教育程度、人口流动等。社区人口结构可对社区人群的健康产生影响,如人口数量及密度直接影响社区所需医疗保健服务的情况。人口多或人口密度高的地区产生污染的机会较大,也更容易造成传染病的传播。而人口密度较低的社区为健康服务的提供增加了难度,如可能面临各方面资源较缺乏,社区护士进行家庭访视时由于人口过于分散而给工作带来不便。人口流动更是增加了传染病的传播机会。

（2）人口流行病学资料及健康状况：了解社区人口的平均寿命、传染病的发生情况、慢性病的发病率和患病率、社区人口死亡率（如孕产妇死亡率、新生儿死亡率等）、死因排序、疾病类型等与健康有关的指标，评估社区所需的医疗卫生服务，可找到社区护理的工作方向和重点。其中，社区人口的死亡率和患病率是衡量社区人口健康状况的重要指标。

（3）行为生活方式：健康相关行为包括促进健康的行为和危害健康的行为。行为生活方式如吸烟、酗酒、缺乏运动等已成为影响健康非常重要的因素，不良行为生活方式与习惯通常与慢性病如高血压、糖尿病的发病密切相关。了解社区居民的行为生活方式，有利于社区护士发现社区居民的健康危险因素，分析其现存及潜在的健康问题，积极对社区居民进行有针对性的健康教育，消除或减轻健康危险因素的影响，达到促进和维护健康的目的。

知识链接

促进健康的行为

根据哈瑞士（Harris）和顾坦（Guten）的建议，促进健康的行为可分为五类：

（1）基本健康行为：指在日常生活中有益于健康的基本行为，如合理营养、睡眠充足、适量运动等。

（2）避开环境危险行为：指避免暴露于自然环境和社会环境中有害健康危险因素的行为，如离开污染的环境、积极应对各种生活紧张事件等。

（3）戒除不良嗜好行为：指自觉抵制、戒除不良嗜好的行为，如戒烟、不酗酒、不滥用药物等。

（4）预警行为：指对各种可能发生的危害健康事件的预防性行为及在事故发生后正确处置的行为，如驾车系安全带、事故发生后的自救和他救等。

（5）保健行为：指有效、合理地利用卫生资源，维护自身健康的行为，如定期体检、预防接种、患病后及时就医、遵医嘱等。

3．社会系统　一个健康的社区应包括保健、经济、教育、政治、福利、娱乐及健身、宗教、沟通、安全与运输九大社会系统，满足人们在社区生活互动过程中的不同需要。进行社区健康评估时，护士应注意这些社会系统健全与否。

（1）保健系统：社会系统评估中最重要的是卫生保健系统。应注意评估社区中可提供卫生服务的机构种类、数量等，卫生服务机构种类一般包括：治疗性卫生服务机构，如医院、诊所、药房等；预防性卫生服务机构，如各级疾病预防控制中心、妇幼保健院等；社区卫生服务机构。各服务机构分布如何，所提供的服务是否具有可及性；卫生人力资源、卫生经费的来源、卫生保健系统与其他社会系统间的互动等。

（2）经济系统：只有经济系统完善，社区才能有足够的资金投入到卫生福利事业中。社区护士应注意收集居民的一般经济状况，如职业、人均收入、失业率、社区中低收入者的比例等，了解社区的经济系统健全与否。社区的经济状况在一定程度上可以反映对社区卫生服务的资金投入情况及居民医疗资源的利用程度。

（3）教育系统：教育可提高社区居民的整体素质，提高居民的健康意识及对健康危险因素的认识，从而促使人们改正不良行为生活方式，提高健康教育的效果，最终促进健康。社区护理人员应了解社区内正规学校机构是否完善、种类和数量及利用情况、社区人群接受教育的状况及卫生保健知识宣传情况等。

（4）政治系统：政治系统可影响卫生计划的执行情况，与社区持续稳定的发展有关。注意评估社区有无卫生保健相关的政策、政府对大众健康的关心程度、卫生服务经费的投入情况、居民是否知道社区中正式或非正式领导人的姓名和联系方式、是否知道政府组织的分布和服务利用时间、民众的满意度等。

（5）福利系统：注意社区敬老院、托儿所、活动中心等福利机构的分布，以及民众的接受度和利用度。了解政府对低保户的生活津贴补助，社会对灾难性病伤患者或贫困家庭的救助等社会福利资源的种类、来源和可利用程度。

（6）娱乐及健身系统：健康的娱乐和积极的健身活动能够促进社区居民健康水平的提高，社区护士应收集社区内公共设施，如公园、儿童乐园、电影院、游乐场、健身房、健身设施等的数量、分布及利用度，以及居民的满意度、对社区居民的生活质量是否有影响。

（7）宗教系统：宗教信仰与社区居民的生活方式、价值观、健康行为及疾病的发生状况有关。应注意社区内有无宗教组织的成员及领导人、有无活动场地等情况。

（8）沟通系统：良好的沟通系统有利于社区护理的实施，如可以使社区健康信息传播保持便捷顺畅，从而使社区健康教育取得更好的效果。注意评估大众传播媒体如电视、收音机、报纸、杂志等的分布、利用情况；其他传媒如电话、信件、公告栏、网络等的分布、利用等情况。

（9）安全与运输系统：注意评估警察局、消防队、灭火器等保护性的服务机关与设施，以及公共汽车、火车、飞机等交通运输系统的设备的数量、分布、利用度及是否便利，居民的安全感如何等。

社区健康指标的资料应每年收集一次，观察其变化的趋势，同时利用这些资料与其他社区比较，有利于问题的分析。

世界卫生组织（WHO）曾提出了初级卫生保健的评价指标，社区护理人员也可以根据这些指标来对社区进行评估和评价。这些指标包括四类：居民健康指标、社会经济指标、卫生保健指标和卫生政策。具体指标有：人口统计学指标、居民平均收入、就业／失业率、人均住房面积、健康教育覆盖率、安全水普及率、计划免疫覆盖率、妇女产前检查率、儿童生长发育检查率、儿童健康系统检查率、卫生服务人员与居民人口数比例、婴儿死亡率、孕产妇死亡率、人口总死亡率和病死率、发病率、伤残率等。

（二）家庭健康评估

通过家庭健康评估，社区护士可以了解所评估家庭关心的健康问题，加深对家庭组织结构和运作情况的了解，确认家庭的需要，为护士与家庭合作提供机会，并可为家庭介绍其他资源，帮助家庭增强促进自身健康的责任感和能力，明确家庭的健康状况。

家庭护理资料的收集是从家庭健康问题的提出开始的。家庭健康问题一般首先是由家庭、医师、护士、个人或家庭的个案研究者提出，并建议家庭寻求家庭护士的帮助。但他们所提出的问题通常不是家庭具体的健康问题或主要问题，而只是家庭健康问题的表象。家庭护士接到家庭、医师等提出的家庭护理建议后，就应开始着手对家庭进行评估。评估主要通过家庭访视进行。

1. **家庭健康评估的内容**　关于家庭健康评估的内容，不同的家庭评估模式和评估方法有不同的侧重点，所收集的资料也不相同。家庭评估干预模式强调对家庭刺激源及优势的评估，而 Friedman 家庭评估模式强调把家庭放在社会环境中，宏观地对家庭进行评估，评估的内容包括家庭一般资料、家庭发展阶段及家庭历史、环境资料、家庭结构、家庭功能和家庭对环境压力的应对。1994 年家庭护理学者 Euisook Kim 根据亚洲家庭特点提出家庭健康评估内容，主要包括以下几个方面：

（1）家庭基本资料：包括家庭名称、地址、电话、家庭成员基本资料（姓名、性别、年龄、职业、教育、婚姻状况等）等。

（2）家庭结构及生活周期：包括家庭结构类型、家庭所处生活周期、有无发展危机等。

（3）维持家庭的系统：包括财政（职业、收支情况等）、习惯和价值观（日常生活的习惯、宗教信仰、休闲活动）、自尊感（生活质量、兴趣和目标、教育情况）。

（4）相互作用及交流：包括沟通（方法、类型、频度）、角色（角色满足、任务的分配、实施任务的灵活性）、养育和社会化（价值观、子女教育、家训、社会参与）、决定权（权利、家庭成员间的自律程度、类型）等。

（5）支持：包括情绪和精神的支持（如家庭亲密度）、经济上的支持、家庭资源（包括家庭内、外资源）。

（6）应对及适应：包括解决问题（解决问题的过程、指导者和参与者）、生活事件的变化。

（7）健康管理：包括家庭健康史（遗传性疾病家族史、心理问题家族史、疾病情况等）、生活方式（营养、睡眠、运动、有无危险行为等）、自我护理能力（疾病预防的知识、方法、急救措施等）和健康管理行为。

（8）居住环境：包括居住环境（居住地周围环境、有无噪声、公害等）、安全、生活空间（适合度、有效度、私生活的保障）、卫生（卫生间、垃圾设施、上下水道等）等。

2. **家庭健康评估方法**　家庭健康评估主要通过家庭访视来进行，收集资料时需注意与访视家庭建立良好关系，说明访视目的和服务内容，并表示对所访视家庭的关心。访视中要注意运用观察法和交谈法。观察法主要用于评估家庭环境和家庭成员间的相互作用，如沟通交流状况、家属如何照顾患病个体等。交谈法主要通过与家庭成员的交谈，了解家庭状况和家庭成员间的关系、家庭成员的健康状况等。

3. **家庭健康评估工具**　家庭健康评估常用的评估工具有家庭结构图、家庭亲密度、家庭社会关系图等。其作用是直观、综合、简单地展示家庭结构、关系、家族史和家庭成员健康状况等信息，指导家庭护理实践。不论采用哪一种家庭评估模式和评估表，都应使用这些评估工具。

（1）家庭结构图：家庭结构图是以家谱的形式展示家庭成员及其相互关系，同时也为护理活动提供家庭的历史和健康信息（图 2-2）。护士通过家庭结构图能够快速识别、判断家庭中的危险因素、高危人群及其筛查需求，评估家庭的疾病状况。

（2）家庭亲密度：家庭亲密度是通过把家庭成员之间的关系用一些特定的表示关系的线相连，从而来展示家庭成员之间的亲密度和相互关系。

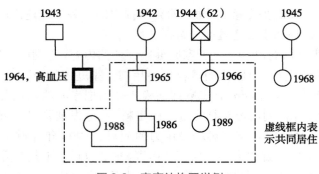

图 2-2 家庭结构图举例

（3）家庭社会关系图：家庭社会关系图展示的是家庭情况的概括，它包含了有关家庭及其社区情况的信息，反映了家庭成员间及成员与社区组织和他人之间的关系，可帮助护士较完整、整体地认识家庭的基本情况。

（4）家庭关怀度指数测评表：APGAR（适应度 adaptation，合作度 partnership，成熟度 growth，情感度 affection，亲密度 resolve）量表主要包括五个问题，可以快速、粗略地对家庭功能进行评估（表 2-2）。

表 2-2 家庭功能评估 APGAR 问卷

项目	经常（2分）	有时（1分）	很少（0分）
适应度 1. 当我遭遇困难时，可以从家人处得到满意的帮助			
合作度 2. 我很满意家人与我讨论各种事情以及分担问题的方式			
成熟度 3. 当我希望从事新的活动或发展时，家人都能接受且给予支持			
情感度 4. 我很满意家人对我表达情感的方式以及对我的情绪（如愤怒、悲伤、爱）的反应			
亲密度 5. 我很满意家人与我共度时光的方式			

注：7～10 分表示家庭功能良好；4～6 分表示家庭功能中度障碍；0～3 分表示家庭功能严重障碍。

APGAR 问卷的 5 个问题分别代表的含义：①适应度：反映家庭遭遇危机时，利用家庭资源解决问题的能力；②合作度：反映家庭成员分担责任和共同决策的程度；③成熟度：反映家庭成员通过相互支持所达到的身心成熟程度和自我实现的程度；④情感度：反映家庭成员间相互爱护的程度；⑤亲密度：反映家庭成员间共享相聚时光、金钱和空间的情况。通过分析每个问题的得分情况，可以粗略了解家庭功能障碍的基本原因，即哪一方面的家庭功能出了问题。

家庭评估过程就是家庭护理资料的收集过程，其重点在于确认家庭存在的健康问题和解决这些问题的优势。评估家庭健康问题时，应考虑家庭的每一个成员、家庭成员之间的关系、家庭功能、家庭资源、社会的及心理的环境、亲属关系及与社区的交流等。家庭评估模式及其相应的评估表是家庭评估的理论依据和工具，护士应根据家庭的实际情况和需要选择适当的家庭护理评估模式和相应的评估表。

（三）个人健康评估

个体健康是社区、家庭健康的基础，社区护士在工作中应注意收集个体现存的或潜在的健康问题的资料。

1. 个人健康评估的内容　主要收集与个人疾病和健康问题相关的资料，包括生理健康状况、心理健康状况、社会、文化、精神等方面的内容。

（1）个人基本信息：包括姓名、性别、血型、民族、出生日期、联系方式、职业、文化程度、婚姻状况、医疗费用支付方式、生活环境等。

（2）临床基本资料：包括药物过敏史、暴露史、既往史（疾病、手术、外伤、输血）、家族史、遗传病史、残疾情况、现存健康问题等。

（3）行为生活方式：注意识别与个体健康相关的行为，尤其是危害健康的行为，如吸烟、酗酒等。

（4）预防导向的信息：如健康体检、免疫接种等。

（5）其他：如个体的社会关系、人际交往、文化特征及精神面貌等。

2. 评估资料来源

（1）护理对象：假如护理对象意识清楚、可以用语言交流，那么护理对象是个人健康资料的主要来源。

（2）家属或其他知情者：假如护理对象病情危重、神志不清、精神错乱或语言障碍，家属或其他知情者可提供资料，如护理对象发病时的表现，患病前的状况等。

（3）健康档案及辅助检查结果：档案及辅助检查结果可提供护理对象的基本资料，如护理对象以往和现在的健康状况、疾病的治疗方案。

（4）保健人员：社区的其他保健人员也是极佳的资料来源，可以利用他们收集的资料，对护理对象进行不断的评估。

（5）文献：查阅文献可为社区护士提供专业知识，并为判断护理对象健康状况提供依据。

3. 评估方法　评估个人健康状况最常用的方法为交谈、观察和护理体检。

（1）交谈：通过交谈可明确护理对象所关心的健康问题，提供相关的信息。社区护士与护理对象的交谈应该是有特定目的、有计划、有技巧的。

（2）观察：社区护士可通过视、触、听、嗅来收获护理对象的有关信息。如护士通过眼睛，可观察护理对象的精神状态、营养状况、表情、皮肤颜色、自理状况等。观察是有一定技巧的，建立在社区护士知识的基础上。

（3）护理体检：是护士系统收集资料、评估护理对象健康状况的过程。体检可按从头到脚的顺序进行，也可按检查身体各系统的方法进行。

总之，社区护理评估与临床护理评估在评估内容、收集资料的方法、分析资料的方法及主要健康问题和影响因素方面都有区别。社区护士通过对社区地理环境特征、人口群体特征和社会系统特征的综合分析和评估的基础上，发现社区护理问题。

为提高评估的效果和效率，社区护理人员在评估前可根据实际情况和社区的具体需求把以上建议评估的内容加以取舍，制定相应的评估简表（表2-3），评估时对照简表上列出的内容，就不会遗漏重要信息。

表2-3 社区护理评估简表

	评估项目	需收集的资料	实际资料描述
环境特征	社区基本资料	社区的名称、地理位置、东南西北界线、面积	
	自然环境	特殊环境、是否会引起洪水、传染病流行等	
	动、植物分布	绿化面积、特殊动植物、对居民生活的影响	
	气候	温差、温度、应对能力	
	人为环境	工厂、对空气和水的影响、居住环境	
人口特征	人口数量、密度	社区人数、密度、全市人口密度	
	人口构成	年龄、性别、职业、婚姻、文化程度的构成比	
	变化趋势	社区人口短期内大量增长、大量流失	
	健康状况	疾病谱、死亡原因、健康相关行为	
社会系统	卫生保健	数量和分布是否合理、服务质量	
	经济	人均收入、家庭年均收入、就业情况	
	交通安全	社区内消防应急系统、交通便利性和有序性	
	通讯	主要的信息获取途径	
	教育	儿童受教育情况、学校的分布, 能否满足需要	
	娱乐	娱乐场所、有无不良因素	
	政府	卫生经费的投入、相关政策、主要领导人	
家庭评估	家庭基本资料	家庭名称、地址、电话、家庭成员基本资料	
	家庭结构及生活周期	家庭结构、家庭所处生活周期、有无发展危机	
	维持家庭的系统	财政、习惯和价值观、自尊感	
	相互作用及交流	沟通、角色、养育和社会化、决定权	
	支持	情绪和精神的支持、经济上的支持、家庭资源	
	应对及适应	解决问题(解决问题的过程、指导者和参与者)、生活事件的变化	
	健康管理	家庭健康史、生活方式、自我护理能力和健康管理行为	
	居住环境	居住环境、安全、生活空间、卫生	
个人评估	健康状况	生理、心理	
	一般情况	社会、文化、精神等	

（四）社区护理评估的方法

要评估一个社区，需获取全面的资料，资料可分为主观资料和客观资料。主观资料通常指由主观感觉而得来的资料，包括评估者根据个人感观，如视觉、听觉、味觉、嗅觉、触觉等感觉到的社区问题的状况，及护理对象自身对各种症状的感受和诉说，对疾病的反应、对目前健康状态的认知等。客观资料通常是指硬性资料，这些资料常从统计报表或借助医疗器械检测而得来，用数字表示。为准确、全面地收集相关信息、评估社区健康，应运用各种方法去收集。以下介绍几种常用的评估方法：

1. 查阅文献法 虽然查阅文献所得资料多为第二手资料，但它仍是资料收集的重要方法。比如通过对全国性或地方性的及其他机构的卫生统计调查报告可判断社区的整体状况，了解社区的组织机构和数量、社区人口特征等情况。社区护理人员可到卫生局、环保局、防疫站、图书馆、居委会、派出所等地方查阅健康统计资料、疾病统计资料、人口普查资料、社区人口的特征，人员流动情况、居委会负责人等资料。此方法常为评估社区时第一个用到的资料收集法。

2. 实地考察法　通过走访社区进行实地考察，主观地观察社区中人们的互动、生活形态，了解该社区的类型、社区地理位置和特点、社区人群的生活情况、与周围社区的关系等。在实地考察过程中，评估者要充分地利用自身感观，如去看居民的生活、社区的自然环境和人为环境，去闻社区空气中有无特殊气味等，尽可能多地获取信息。由于周游社区法是一种主观地资料收集法，为了减少因主观因素而造成的偏差，要求由不同观察者进行社区实地考察，或由同一观察者进行至少两次的社区实地考察，综合两次或两次以上的考察结果，以减少主观造成的偏差。

3. 参与式观察法　是指评估者生活到该社区中，参与社区居民的活动，并在此过程中有意识地对居民进行观察，了解他们的生活习惯、健康行为等。此法获取的资料通常较真实、深刻。

4. 重点人物访谈法　通过对社区中了解情况或起决定作用的人或了解某个主题的关键人进行访谈来了解情况及他们对社区的看法并收集他们的健康观念、价值观念方面的资料。所选重点人物一般是社区中居住时间比较长的人，或社区的管理者，是对社区很了解的人。要根据评估者想要了解的主题选择最可能得到相关信息的人。

5. 社区讨论会　可以通过讨论会的形式了解社区居民的需求和居民对社区健康问题的态度和看法。讨论会还可增加居民参与社区活动的积极性，并且是获得解决社区健康问题方案的途径。调查对象一般为5～15人，讨论时间一般为1～2小时。调查员应为调查对象提供一个轻松的氛围，以完成预定的调查目标，访谈内容要做好记录。

6. 调查法　调查法主要用于补足其他方法所没有收集到的社区健康资料，尤其是访谈法和信访法。访谈法是指由经过统一培训的调查员，用统一的调查问卷对调查对象进行访谈来收集资料。如果想就某个主题了解社区居民的一般态度或看法时，应选取不同层次的人作为访谈对象，可以按年龄进行分层，也可以按经济水平、教育程度或其他特征进行分层，以使访谈结果更具群体代表性。此法回收率高、准确度高，但费时、费钱，且可能存在调查者主观偏差。信访法主要是把调查问卷以信件的方式发给被调查者，并让被调查者填写后寄回。信访法应在某一特定时间内对某一特定人群进行调查，也可以采用普查法或抽样调查（最好采用正式随机抽样方法，以使结果具有代表性）。进行设计时应注意：①一个问题只能询问一件事，以使调查对象可做出明确的答复；②慎重处理敏感问题；③避免对调查对象进行诱导性提问；④有一定的效度和信度。此法具有调查范围广、效率高、经济易行等优点，但不能保证回收率。评估者可根据对调查内容的样本量、准确度的要求来选择合适的调查法。

（五）资料分析

对所收集的资料进行分析整理是社区健康评估的重要组成部分。通过评估所获得的社区资料是繁杂的，包括很多方面的信息和很多类型的数据，需要对资料进行归类、复核、概括、比较等，这对社区健康需求、优势，确认人群对健康的反映和社区资源合理运用都是十分必要的。分析资料的主要目的是为护理诊断做准备，通过分析，可发现社区的护理需要，做出护理诊断。

1. 资料分析的步骤

（1）资料的归类：收集完资料后，应对其进行分类整理。如有些资料是反映社区人口特征的，有些是反映社区社会系统特征的，有些是反映社区地理环境特征的。分类的方式很多，例如，可以把资料分为地理环境特征、人口特征、社会系统特征三类；也可把资料从流行病学方面（Denver 流行病学模式）进行分类，把资料分为生物、生活环境、生活形态与卫生保健系统四大类。

（2）资料的复核：归类后的资料还需由评估者根据收集过程的可靠程度进行复核，并将主观资料与客观资料进行比较，注意检查有无遗漏、矛盾之处，以确定所收集资料的客观性、准确性和有效性，对不确定的资料需再次进行收集，对不确切的资料需进行删除。

（3）资料的概括：资料复核后，进行归纳总结。观察、访谈所得资料可通过文字分析的方法进行归纳整理；问卷调查的结果和二手资料的数据一般通过计算平均数、率、百分比、构成比等统计指标进行归纳整理，并用表格、图表、坐标、地图等形式进行概括（表 2-4）。

表 2-4 某社区 45 岁及以上男性主要慢性病患病情况

	患病人数	患病率（%）
高血压	243	25.03
冠心病	94	9.68
糖尿病	64	6.59

2. 资料分析过程中应坚持的原则

（1）去伪存真、去粗取精：在资料中，可能存在影响资料准确性和完整性的混杂因素，在分析时，要注意去除这些混杂因素的影响，找出本质问题。

（2）注意进行不同区域的横向比较和同一地区的纵向比较：分析资料时，需对该社区的特征如人口学特征、社会系统特征、地理环境特征等与其他地区进行横向比较，以求进一步的分析和解释，尤其是当疾病的分布有地域性时，这种横向的比较和分析特别必要。同时，要注意同一社区的纵向比较，了解社区的发展和不足并分析其原因。

（3）立足于护理：分析时注意我们所关注的问题应该是与社区健康护理有关的问题，也就是，所提出的问题应是护理能够解决或干预的问题。

（4）立足于社区整体：分析的时候要着眼于社区整体的健康需求和问题，以社区环境和群体健康问题为主，而不是仅仅局限于个人或家庭的健康问题。

二、社区护理诊断

社区护士在完成了资料收集之后，应对资料进行分析，并做出相应的社区护理诊断。社区护理诊断是对社区、家庭、社区中的个体现有的或潜在的健康问题的判断，它反映社区的健康需求，是社区护士选择有效护理措施的基础。形成社区护理诊断对社区护理人员来说是重要的挑战，社区护士需要在对资料进行系统整理和分析的基础上判断其发展趋势及相关因素，进而提出初步社区护理诊断。再进一步收集资料对初步社区护理诊断进行验证，从而确定社区护理诊断或否定初步社区护理诊断。如果进一步收集来的资料与初步护理诊断不符，应重新收集、分析资料，重复以上步骤，直至确认问题，提出社区护理诊断。社区护理诊断的完整性和准确性将直接影响社区护理程序的其他步骤，如社区护理计划的制定及最终结果。社区护理诊断的原则：①诊断必须依据取得的各项评估资料做出；②能反映社区目前的健康状况；③已考虑到与社区健康需要有关的各种因素；④每个诊断合乎逻辑且确切。

（一）列出社区护理问题

社区护理问题一般是社区现状与将来目标之间的差距、障碍因素或困难，也可以是积极的因素。

（二）确定社区护理诊断的优先顺序

在对一个社区进行全面的评估后，通常会找出该社区多方面的健康问题和需求，做出多个护理诊断。当诊断超出一个时，社区护理人员就需要对这些诊断排序，判断哪个诊断最重要，最需要优先予以处理。排序遵循的原则一般是默克（Muecke，1984年）提出的排序的八大标准（表2-5）。

表 2-5　1984 年默克提出的优先顺序和量化八项标准

社区诊断	社区人群对问题的了解程度	社区解决问题的动力	问题的严重程度	社区中可利用的资源	预防效果	护理人员解决问题的能力	健康政策与目标	解决问题的迅速性与持续的效果	总分
诊断 1									
诊断 2									
诊断 3									

每项标准分别设立 0～2 分的标准，0 分代表不太重要，不需优先处理；1 分代表有些重要，可以处理；2 分代表非常重要，必须优先予以处理。按照这八大标准对提出的每个社区护理诊断进行打分。综合每一个诊断所得分数，总分最高的社区护理诊断就是最需要优先解决的社区护理问题。

除此以外，社区护理人员还可以按照下列原则进行排序：①重要性：社区健康问题较为重要，或者影响的人群范围广，迫切需要解决；②可行性：拟解决的健康问题必须具备可行的干预措施，能够通过社区护理得以解决；③有效性：健康问题通过社区护理干预可以取得较好的效果。

（三）社区护理诊断的形成

一个准确的社区护理诊断的形成，除了要求在评估时收集、分析资料的过程严谨外，护理诊断的描述也应该是清晰、有针对性的。

1. 社区护理诊断名称　社区护理诊断名称是对社区健康状态的概括性描述，一般分为现存的（actual）、潜在的（risk）和健康的（wellness）护理诊断三种类型。现存的和潜在的护理诊断名称使用较多，而对健康的护理诊断应用较少。健康的护理诊断名称是社区护理人员向健康人群提供护理服务时使用的社区护理诊断。

2. 社区护理诊断的构成要素　社区护理诊断一般要包含三个要素（PES）：健康问题（problem，P）、相关因素（etiology，E）、症状和体征（signs and symptoms，S）。

（1）社区护理问题：是对社区的健康状况及需求进行的简洁描述，根据问题的性质可分为现存的、潜在的和健康性的社区护理诊断。

（2）原因：是指促成护理问题的、与社区护理问题有关的各方面的危险因素和相关因素。一个社区健康问题有可能是多种原因共同作用的结果，而这些原因之间也可能存在相互关联，在这些原因中找出主要原因并进行描述很重要。因为只有在明确问题产生的原因后，制定干预措施时才可以针对性地消除或减弱这些原因，从而使问题得以解决或缓解。社区护士在收集和整理资料时，不仅要找出社区存在的健康问题，还要找出产生问题的相关因素和危险因素。

（3）症状和体征：是指社区护理问题的具体表现，也常是社区护理问题的诊断依据。例如，社区护理诊断"家长育儿知识缺乏（P）：与家长未接受育儿教育／家长不重视育儿知识储备有关（E）"。家长知识缺乏是社区护理问题，造成这个问题的原因是社区未提供育儿知识教育及家长不重视育儿知识储备，提出这个社区问题的依据是家长育儿知识测试成绩不理想。

（四）社区护理诊断的陈述方式

完整的社区护理诊断应为三段式陈述法：即 PES。但在实际工作中有的诊断不一定三个要素都具备，常用的陈述方式有：一段式陈述法（P）、二段式陈述法（PE、SE）或三段式陈述法（PES）三种。

PES 方式：P（problem）——问题，指护理问题和共同问题

E（etiology）——相关因素或危险因素

S（symptoms and signs）——症状和体征或主客观资料

1. 一段式陈述法　多用于健康的社区护理诊断的陈述，如：防卫性应对（P）、社区儿童营养状况良好（P）。

2. 二段式陈述法　多用于潜在社区护理问题的陈述，社区健康问题或症状和体征为社区护理诊断的第一部分，原因为社区护理诊断的第二部分，两部分之间常用"与……有关"连接。如：社区老人缺乏照顾（P）：与社区空巢老人较多、缺乏养老机构（E）有关。

3. 三段式陈述法　多用于陈述现存的社区护理问题，如：社区婴儿死亡率过高（P）：与家长喂养不当有关（E）：婴儿死亡率达25‰（S）。

对个人、家庭或社区健康进行护理诊断的方式相同，但各有其不同特点。

（五）社区健康护理诊断

社区健康护理诊断／问题是以社区整体健康为中心提出的，反映的是社区和社区群体的健康状况。

例如：P：社区成年男子高血压发病率高于全国平均水平。

S：社区居民中高血压发病率高达11%；社区居民喜爱吃咸食、生活规律性差，并认为这些不会导致严重疾病；该社区为富裕小区，成年男子多为公司经理或部门领导，主诉"工作忙，责任重，精神压力大，休息和娱乐活动少，且对此生活方式很无奈"。

E：①对不良生活习惯可导致严重疾病的认识不足。②没有主动寻找缓解精神压力的办法，使紧张和压力持续存在。③缺乏高血压影响因素的相关知识。

（六）家庭健康护理诊断

家庭健康的护理诊断/问题是以家庭整体健康为中心提出的，反映的是家庭整体的健康状况。

例如：P：照顾者角色紧张。

　　　　S：照顾者（女儿）在护理被照顾者（父亲）时表现出不耐烦的情绪；父亲希望女儿能随叫随到，女儿主诉经常失眠。

　　　　E：与持续的护理需要有关，继发于残疾（偏瘫）。

（七）个人健康护理诊断

社区中个人健康的护理诊断/问题是以患者或有健康问题的个人为中心提出的。

例如：通过家庭访视得到的资料为"患者李某，68岁，男性，患多发性脑梗死，经过1个半月的住院治疗，病情稳定，进入恢复期，回家康复。家访时了解到患者已出院1个月，从床上坐起或仰卧的活动能力受损，不能自立坐起或卧位"。

P：床上活动障碍。

S：不能自立坐起或卧位。

E：与降低的强度和耐力有关，继发于偏瘫。

知识链接

OMAHA系统

20世纪70年代中期，以Martin为首的Nebraska州的Omaha访视护士协会开始发展适用于社区卫生服务的OMAHA系统。这是根据社区护理工作者的护理实践而发展的社区护理分类系统。OMAHA系统包括护理问题分类系统（problem classification scheme，PCS）、干预策略系统（intervention scheme，IS）和结果评定系统（problem rating scale for outcomes，PRSO）三部分。OMAHA系统对社区护理对象的问题作了系统地陈述和分类，并成为社区护理人员制定计划的指南，有助于社区护理人员在为社区人群提供健康管理、学校保健、职业健康、家庭护理等工作时，能对护理业务、记录与资料的信息化进行系统的管理。

为便于护理人员使用，OMAHA系统已发展出一整套的电脑化记录系统。其基本步骤如下：①建立个案记录；②以问题分类系统作为评估及收集资料的指南；③根据资料列出护理问题；④以结果评定量表确定优先顺序；⑤综合出一份以问题为导向的护理计划，采取干预策略系统提出的建议，执行护理措施，并随时修正护理计划；⑥根据计划提供护理；⑦评定护理质量。

三、社区护理计划

根据个人、家庭、社区健康的护理诊断/问题，制定相应的护理计划。护理计划的内容有主客观资料、诊断/问题、目标、措施和评价方法。个人的护理计划侧重于对某种疾病患者的具体护理方法。家庭的护理计划侧重于存在家庭健康问题的人员、资源、互动与合作和意愿等。社区的护理计划注重利用社区内外可以利用的资源，从行政的角度制定计划，解决与社区健康相关的人员、经费、地点和时间等问题。

（一）确定社区护理对象

社区护理人员应首先确定需护理的群体或需改善的环境、设施等。如：社区患高血压的群体，社区污染情况，社区卫生保健设施等。

（二）制订社区护理计划目标

目标是对期望的结果的具体陈述。社区护理目标应针对相应的社区健康问题，以选定的服务对象为中心进行制订。制订的目标要具体、与社区健康问题密切相关、有时间限制、陈述简单明了并能被社区护士和护理对象共同认可。目标应切合实际，又具有挑战性。目标过高，难以达到，容易挫伤社区护理工作者的工作积极性。目标过低，则难以调动护理者的工作热情和积极性。合理的目标有助于计划的顺利实施。社区护理计划通常需要很长的时间才能完成，最常见的需要几个月时间来完成，长者需数年才能完成。所以在制订社区护理计划时需长期目标和短期目标相结合，有助于对社区护理计划进度的控制，促进社区护理计划的完成。

1. 制订社区护理计划目标的原则

（1）SMART 原则：一个社区护理计划通常由多个目标所组成，每个目标均应符合 SMART 原则，即特定的（specific）、可测量的（measurable）、可达到的（attainable）、相关的（relevant）、有时间期限的（timely），以便于社区护理计划的落实和社区护理评价的实施。

（2）服务对象主动参与原则：社区护理的特点之一是服务对象的长期性，护理干预的效果在很大程度上受到服务对象的依从性和认可程度的影响。因此，应调动服务对象的内在认可，激发其内在的动机，利于护理目标的实现。

（3）一致性和针对性原则：社区护理的目标应与其他卫生服务人员一致，制订的护理计划要符合服务对象的生理、心理、社会及经济等特点，具有针对性。

2. 社区护理计划目标的陈述　社区护理目标一般采用"主语＋谓语＋行为标准＋状语"的形式进行陈述。主语指服务对象、部分服务对象或与服务对象有关的因素。谓语是指主语要完成的行动，即实施社区护理活动后服务对象预期达到的结果，可以是行为的改变、知识的增加、情感的稳定或功能的改进等。行为标准是指完成行动的条件，用来解释在何时、何种情况下完成行动。如在预期目标"1 周内患者家属能够掌握帮患者翻身的技巧"中，"患者家属"为目标的主语，"能够掌握"为目标谓语，"帮患者翻身的技巧"为行为标准，"1 周内"为时间状语。

一个社区护理诊断可制订多个护理目标，但一个社区护理目标只针对一个社区护理诊断。书写目标时注意目标的陈述应针对提出的社区护理诊断或其相关因素，使用能够观察或测量得到的词汇。陈述中要包括具体的评价日期和时间。陈述时，避免使用"帮助患者，给患者"这些语言，还要注意避免使用一些含糊不清的语句。同时，目标陈述时应强调成果。"通过开办孕妇育儿知识讲习班使一年内婴儿死亡率下降到 10‰"这个目标过于冗长，它把实现目标的手段也描述在内了，恰当的描述应是"一年内，婴儿死亡率下降到 10‰"。

3. 社区护理计划目标分类　按照目标之间的关系，分为总体目标和具体目标。按照时间可以分为近期目标、中期目标和远期目标。

（1）计划的总体目标和具体目标

1）总体目标：又称计划的目的，是指计划理想的最终结果。它是宏观的，甚至计划者并不能亲自看到这种结果。它只是给计划提供一个总体上的努力方向。例如，青少年的控烟计划，其总目标可以提出："造就不吸烟的新一代"。

2）具体目标：具体目标是为实现总体目标设计的、具体的、量化的指标。计划目标必须回答4个"W"和2个"H"。

Who——对谁（目标人群）？

What——实现什么变化（知识、信念、行为、发病率等）？

When——在多长时间内实现这种变化？

Where——在什么范围内实现这种变化？

How much——变化程度多大？

How to measure it——如何测量这种变化？

例：某社区青少年控烟的具体计划。

控烟计划实施1年后，某社区50%的中学建立有关学校控烟的规章制度，90%以上的中学生知道吸烟的危害，使15～22岁青少年的吸烟率由计划执行前的50%下降到30%；2年后80%的中学建立有关学校控烟的规章制度，青少年吸烟率下降至20%。

本计划的目标人群？——某社区中学15～22岁的青少年。

什么变化？——建立有关学校控烟的规章制度，吸烟率下降。

在多长时间内实现变化？——执行计划后1年、2年。

在什么范围内实现这种变化？——某社区。

变化程度多大？——建立有关学校控烟的规章制度第1年50%，第2年80%；知晓率90%；吸烟率第1年下降20%，第2年下降10%。

（2）近、中、远期目标

1）近期目标：通常指短时间内要实现的目标，一般为知识、技能、态度和信念等方面的目标，如："3个月后，社区90%的中年人熟悉高血压的病因、一级预防措施"。

2）中期目标：是指在目标体系中受长期目标制约的子目标，可以是服务利用率的变化、行为的改变等，如："3年后，社区80%的35岁以上居民定期监测血压。"

3）远期目标：时间比较长的目标，是社区卫生服务实施特定战略期望达到的目标，如："10年后，社区高血压发病率下降到5%。"

（三）制订社区护理干预计划

社区护理干预计划是社区护士帮助护理对象达到预定目标所采取的具体方法。预期目标确定后，社区护士应与个人、家庭或群体协商，选择合适的、具体的实施措施。制订社区护理实施计划时应先确定目标人群、社区护理计划实施小组、达到目标的最佳干预策略和方法、可用的资源等，然后在反复评价和修改的基础上制订。社区护理干预是一种由多方合作、合理利用资源、体现优先顺序的行动方案。其步骤包括：

1．选择合适的社区护理措施 目标确定后，社区护理人员要与护理对象进行充分协商，共同选取适当措施，以使护理对象能积极参与，为自己的健康负责。制订的措施可以是一级预防、二级预防和三级预防或综合性的措施，以达到预防与治疗并重，真正实现群体健康水平的提高。

2．为社区护理措施排序 可以参照社区护理诊断的排序标准或马斯洛的需要层次来对社区护理措施进行排序，通过排序可以使有效和重要的措施及早执行，社区健康问题尽早得到控制。

3.选择适宜的社区护理方法 常用的社区护理方法有健康教育、家庭访视、居家护理、健康检查等。社区护理人员应根据服务对象的具体情况和特点选择切实可行的、适宜的方法。

4.确定所需的资源及其来源 针对每项社区护理措施都要确定实施者及合作者（如疾病控制中心、当地的红十字会、肿瘤协会等）、需要的器械、场所、经费，以及分析相关资源的可能来源与获取途径。

5.记录社区护理干预计划 当社区护理措施确定后，将确定的社区护理诊断、目标、具体措施等完整记录下来。

6.评价和修改社区护理干预计划 记录成书面形式后，要和护理对象共同探讨，及时发现问题并修改，使实施更顺利。评价时可参照4W1H原则和RUMBA准则。

（1）4W1H：指社区护理计划应明确参与者（who）、参与者的任务（what）、执行时间（when）、地点（where）及执行的方法（how）。

（2）RUMBA：指真实的（realistic）、可理解的（understandable）、可测量的（measurable）、行为标准（behavioral）、可实现的（achievable）。

（四）制订社区护理评价计划

1.制订社区护理评价计划的意义 评价贯穿在工作结束和实施社区护理计划的全过程中。因此，应在社区护理措施实施前制订社区护理评价计划，与护理对象一起确定评价参与者、评价的手段和方法、评价的时间和评价的范围。制订的社区护理评价计划有助于社区护士随时评价护理的实施情况，及时发现问题。

2.社区护理评价计划的内容 社区护理评价计划包括结构评价、过程评价、效果和效率评价。在制订计划时，应将各阶段的评价计划同时制订。

（1）结构评价：即事前评价，规划时的评价。主要评价社区护理计划目标的合理性、指标恰当与否，执行人员完成该项目的能力，资料收集的可行性等。

（2）过程评价：是在社区护理过程中进行的评价，主要评价社区护理的进展情况。过程评价有两重含义：一是指在实施措施的过程中，对服务对象健康状态随时进行评价；二是指对社区护理程序中的各个阶段加以评价。具体可包括：①投入的评价计划：即为达到目标，医师、护士所作出的努力，如相关人员的投入、药品和器材的消耗、时间的投入等。②工作合适性的评价计划：可用于评价所做的护理工作是否为社区所需，与社区所具备的人力、物力资源是否匹配。③工作进程的评价计划：评价实施的问题是否如期完成。④护理工作质量的评价计划：主要评价各项护理措施是否符合规范，完成的质量如何。

（3）效果和效率评价：效果评价是指评价社区护理达到预期目标的程度，是社区护士对护理项目最终结果的评价。效果评价应全面系统的评价项目各方面的效果，看是否已达到计划要求，是否已经满足项目计划要达到的水平。如社区健康状况改善的程度，居民对项目的满意度如何等。效率的评价计划用于评价投入和产出是否相称，效率如何。

社区护理评价计划的制订为社区护理计划中必不可少的一个步骤，其作用是监督，以确保计划按目标进行。工作中要注意使系统化的社区护理评价计划成为一个实实在在的步骤，而不仅仅是一个摆设。

（五）制订具体的实施方案

社区护理实施方案是针对整个社区的某一健康问题进行干预的具体安排，主要包括以下内容：

1．选择具体活动方法　社区护理可采用多种形式进行，根据不同的对象和目的选择适宜的活动方法。如社区人群高血压的健康教育可以采取知识讲座、现场咨询、演示等多种方式；新生儿和产妇的保健采取家庭访视的形式。每一项社区护理活动可以同时使用几种方法。

2．明确社区现有资源　社区护理的实施受到社区现实条件的制约，因此在制订实施计划时，一定要考虑到社区的资源状况，扬长避短，充分利用可利用的资源，避开制约计划实施的因素，选择最佳的干预策略。

3．明确工作量和分工　社区护理的各项工作必须合理分配，明确各成员的职责和具体工作内容，使每个计划的具体执行者都高效地投入护理活动。

4．活动经费预算　各项社区护理活动都需要一定的经费，制订计划时就应做好经费预算，详细说明经费的来源预算。

5．合理安排项目活动日程　首先应规划好护理活动的时间安排，哪个阶段进行哪项护理活动，另外需确定护理活动的频率，即在目标时间里安排几次活动，时间间隔多长等。

社区护理计划能否顺利实施与居民的参与程度有很大关系。社区护理计划只有得到居民的认可和支持才能够很好地实施、发挥作用。因此，调动居民的参与意识是社区护理程序中非常重要的环节。社区护士要让社区居民尤其是社区负责人一开始就参与进来，强化居民的主人翁意识。社区护理计划的制订一定要和居民共同商讨完成，以鼓励居民参与到计划的实施中来，为自己、为本社区的健康负责。

（六）社区护理计划应用实例

1．社区健康护理计划

（1）护理目标

1）短期护理目标：1年内社区70%的高血压者能说出不良生活习惯与产生高血压和并发症的关系。

2）中期护理目标：2～3年社区70%的高血压者的生活方式向有利于健康的方向发展。

3）长期护理目标：10年内社区高血压发病率下降7%。

（2）护理措施

1）制定相关政策。

2）举办各种学习班和讨论会。

3）定期体检，并给予相应的保健指导。

4）制定社区健康规划，并对其进行监督、评价和反馈。

2．家庭健康护理计划

（1）护理目标

1）短期护理目标：①当天女儿认识到床位太低是产生腰痛的原因，把床高度改变成适合护理的高度。②1周内，父亲能认识到自己应当做些力所能及的事情，这样不仅能促进身体尽快康复，同时可以减轻女儿的护理负担。

2）中期护理目标：2周内主诉腰痛和疲劳减轻。

3）长期护理目标：家庭能够正确援助患者。1个月内，女儿能够正确认识父亲下肢的残存功能，让父亲利用残存功能做力所能及的事情。

（2）护理措施

1）进行健康教育。

2）进行保健指导，教家属护理卧床患者的技巧。

3）促进家庭成员参加护理，使他们感觉到参加护理的好处。

3. 个人健康护理计划

（1）护理目标

1）短期护理目标：3天后患者主诉胸痛缓解，咳嗽减轻。

2）长期护理目标：2～3周患者主诉无咳嗽和胸痛，呼吸20次/分，脉搏80次/分。

（2）护理措施

1）严格执行医嘱，准确及时用药，进行抗生素等治疗，观察其副作用。

2）指导患者咳嗽排痰，咳嗽时用手按住胸部，减轻疼痛。

3）遵医嘱用止痛剂。

四、社区护理计划的实施

社区护理计划的实施是针对社区护理目标而采取的行动。实施社区护理计划不仅仅是按计划执行护理操作，其更重要的是做好可以使每个措施得以完成的各成员间的协调工作。社区居民不仅仅是被动护理服务的接受者，他们应是社区护理计划实施过程中的主动参与者。社区护理计划的实施需要与人合作，而且需要很多策略，因此，社区护理计划实施成功与否，与护士的领导、决策和沟通能力有很大关系，对社区护士要求较高。详细的计划有助于实施的顺利进行，实施过程应遵守计划的进度，并及时进行活动的记录和实施结果的评价。

（一）计划实施的步骤

1. 实施前的准备工作　社区护理正式实施前应再次确认参与者是否明确计划实施的各项要求，如时间、地点、实施者需要具备的知识和技能、承担的责任、需要采用的服务方法等。

2. 具体实施　社区护理人员开始把制定的各项护理计划付诸实践。为营造一种安全舒适的护理氛围，应充分考虑和合理安排计划实施的地点、环境、室温、设备等。

3. 完成护理计划　与其他卫生人员分工协作，共同完成护理计划。

4. 确认及排除各种干扰因素　在实施过程中，要对每天的活动详细了解，如确认人力、时间、环境安排是否合理，对干扰因素要重新评估，随时进行监测、调整、监督。

5. 记录护理实施情况　社区护士要及时、如实、准确地记录护理计划实施情况及服务对象的反应，体现护理的动态性和连续性。

（二）社区健康的护理实施

对社区整体健康进行护理的主要方式是社区群体健康教育和社区健康管理。实施的主要内容有与社区多部门的联络和协调、社区健康的基础资料调研、具有共性健康问题群体的教育及保健指导、社区健康档案的管理、向政府提案和社区整体环境规划等。

（三）家庭健康的护理实施

对家庭整体健康进行护理的主要方式是家庭访视，如新生儿家庭访视、问题家庭或危机家庭的家庭访视等。计划的实施者应以患者及其家属为主，社区护士起到指导、协调和帮助的作用。除此之外计划的实施者还包括社区其他卫生服务工作人员、居委会工作者、社区义务工作者和社区各机构的管理者等。实施内容主要有家庭成员间关系的协调，与其他各部门间的协调，相关的保健指导与护理指导等。

（四）个人健康的护理实施

对社区个人进行健康护理的主要方式是居家护理。主要是根据护士的判断制定护理计划，由社区护士实施计划。实施内容主要有遵医嘱进行护理技术操作、日常生活护理、服药指导和保健指导等。

（五）实施的注意事项

实施中，社区护士要注意与合作者、服务对象进行良好的沟通、分工合作、提供良好的实施环境并及时做好记录，同时还要掌握必要的知识和技能以识别意外情况。

1. 有效的沟通和动员　沟通包括计划执行者之间的沟通、执行者与干预对象间的沟通。有时还需与当地行政部门、街道办、居委会、民政局等进行联系，争取他们的支持和配合。获得社区领导者的认可、争取他们在经济上和政策上的支持有时可以起到事半功倍的效果。另外，由于社区护理是面向社区群体的服务，社区护理人员必须取得各级领导的支持及社区居民的积极参与，才能保证社区护理计划的顺利实施。

2. 分工与合作　实施社区护理计划时，需根据团队成员的情况，合理分配和授权给他人执行。如执行家庭访视时可由经验丰富的访视护士执行；进行社区康复时可以由康复师或经过相应培训的医护人员来执行；对某些患者的生活上的照料可由经过培训的家属来承担。通过合理的分工与合作达到人尽其才，合理有效的利用人力资源。

3. 提供良好的实施环境　在计划实施过程中，应在实施时间、地点、室温、光线、空气等方面加以改善，为服务对象创造安全、舒适、方便的环境，使之乐于接受干预。

4. 明确资源　实施过程中，社区护士必须明确社区内外各种有利于实施护理措施、解决问题的人力、物力、财力等资源并充分利用，以保证社区护理计划的顺利实施，取得良好的效果。

5. 准确记录　在实施过程中做好及时的记录，记录的内容包括实施的各项护理活动、护理效果、护理对象的反应及产生的新需求。记录内容要求真实、及时、准确。详细的记录可以使整个实施过程具有连续性，即使执行的人员有变动，也不会导致干预中断。另外，详细的记录也为最终的评价提供原始资料。

6. 会识别和处理意外情况　社区护理人员在执行计划中很可能会出现一些意外情况，如天气的骤变，可使计划中的干预对象未能参加计划的活动，这使护士需要另择合适的时间就同样的内容对未曾干预的对象再次实施护理计划。遇到意外情况阻碍措施的实施时，社区护理人员要想办法予以弥补，使计划中的干预措施都能得到贯彻落实。

7. 及时评价　在社区护理实施过程中，社区护理人员应根据事先制订的评价计划及时对实施情况进行评价，以及时发现问题，修改、完善社区护理计划，确保社区护理的效果。

五、社区护理评价

社区护理评价是社区护理程序的最后一步，是对整个护理过程、尤其是实施护理措施后的情况予以评价的过程。若目标达到，说明护理措施行之有效，解决了原来的护理问题；若目标未达到，则需对其原因进行分析，重新进行评估、诊断、制定计划和实施新的措施。评价的结果有三种：修改、继续和完成目标，结束护理活动。社区护理评价是社区护理程序中非常重要的一步。

（一）社区护理评价方法

常用的社区护理评价有结构评价、过程评价、效果评价和效率评价。

1. 结构评价　在社区护理计划的各项措施正式实施之前，根据制订的评价计划评价社区卫生服务的资源是否合理。

2. 过程评价　过程评价贯穿于计划实施的整个过程，自护理活动开始便不断收集、反馈信息，评价各步骤的实施情况。应重点考虑计划执行的程度、社区护理服务的质量及质量改善情况。过程评价应包括社区护理实施是否满足了服务对象的卫生保健需求、社区居民对护理干预的接受程度及参与程度等。

3. 效果评价　社区护理效果评价是一个复杂的过程，一般包括以下步骤：

（1）收集评价所需资料：根据事先制订的社区护理评价计划，需要对资料进行收集和分析并与计划的评价指标做比较。评价资料的收集可采取以下方法：

1）直接行为观察：通过对护理对象行为的直接观察，了解有无发生预期的改变来判断干预有无效果。

2）交谈：通过评估者与服务对象进行正式或非正式的交谈来获取有关健康现象、服务对象对健康的态度、心理状态等主观资料。

3）问卷调查：根据已确定的评价指标，制订出相应的调查表，由服务对象填写，再经统计分析，评价是否达到目标。

（2）分析资料：检查、核对所收集的资料，并确保资料来源于有代表性的样本或服务对象总体，对资料进行分析、解释、总结。

（3）做出结论：对所进行的社区护理工作做出评价，提出经验教训，最好以书面的形式呈现评价结论，如写社区护理评价报告，供以后工作参考。

4. 效率评价　社区护理效率评价就是比较结果与目标，判断结果的价值，是否得到了预期结果，如投入产出相比是否值得，如果没达到预期结果需分析原因。

（二）社区护理评价内容

社区护理评价的内容通常有以下几方面：

1. 健康目标的进展　重温护理目标，评价社区护理计划是否满足居民的需求，是否达到预期效果、达到程度如何，是否有未完成的目标及其原因，有无需改进的地方。如：在过程评价时要评价实施护理活动后是否离目标越来越近，若发现未完成预期的进度时，要重新评估，寻找原因进行纠正。

2. 护理活动的效果　通常是在进行社区护理干预后要评价的内容，要了解有无达到促进社区人群健康、维持健康、预防疾病的实际效果。

3. 护理活动的效率　评价时除了注重目标有无实现，效率也是不可忽视的一方面。将社区护理活动的投入（人力、物力、财力、时间）与所获得的成果进行比较，了解投入／成果是否合理，有无超出计划的额定。总的原则是用最经济的途径获得最大的收益和效果。

4.护理活动的影响力 评价护理活动为社区人群所带来的社会效益，可从效益的持久性与受益人群的广泛性来判断。如：通过护理活动，是否使社区人群认识到不良健康行为的危害，多少居民多大程度上改变了不良的健康行为（如放弃吸烟、缺乏运动的生活方式等），该结果是否具有持久性等。

（三）常用评价指标

1.社区卫生服务需求评价指标 如：发病率、患病率、死亡率、两周每千人患病人数、两周每千人患病日数、两周每千人患重病人数、两周每千人卧床14天人数、每千人患慢性病人数、每千成人患一种以上疾病人数等。

2.社区卫生服务数量和质量的评价指标 社区卫生服务包括医疗、预防、保健、康复、健康教育和计划生育技术指导服务，即六位一体。具体评价指标应包括六位一体服务内容的评价，如：就诊率、转诊率、慢性病病人管理率、社区健康教育覆盖率、居民健康档案建档率、健康档案合格率、保健咨询满意度等。

3.社区卫生资源的评价指标 卫生资源包括人力、物力、财力、技术、信息等方面。最常用的评价指标是每万人口医生数、每万人口护士数、每万人口药剂师数、每千人口床位数和卫生经费占国民生产总值的百分率等。

4.态度评价指标 如：卫生管理人员正性和负性认知率、居家护理医护人员正性和负性认知率等。

5.费用的效益评价指标 卫生投入的费用一般包括直接费用和间接费用。直接费用包括社区卫生服务中心或站的医疗费及设备费等实际耗费费用；间接费用包括因疾病造成劳动能力丧失、误工费等理论消耗费用。常用的评价方法有费用与效益分析、费用与效果分析和最小费用分析。

6.社区卫生读物影响力评价指标 影响是指社区卫生健康护理服务对社区居民健康水平和居民健康质量所起的作用，对社会经济和社区文明事业的贡献，可以用质量调整生命年等指标表示。

（四）影响社区护理评价的因素

影响社区护理评价的因素有社区护士自身的能力和评价时所采用的方法两方面。

1.社区护士的能力 社区护理评价过程中需要用社区护士的观察能力、发现问题、分析问题的能力，而且社区护士解决问题的能力也会直接影响到评价的结果。因此，社区护士的能力会影响到社区护理评价。社区护士在应用社区护理程序解决社区问题的整个过程中，要应用评判性思维不断的对其过程和结果进行评价。

2.评价方法的影响

（1）观察：通过具体观察服务对象的行为表现，可获得较为真实可靠的资料，但需社区护士具有敏锐的观察能力，而且浪费时间和人力。

（2）交谈：具有灵活性强的特点，但又可能因评估者的偏见而影响评价结果。

（3）问卷调查：可避免评估者可能存在的偏见，但可能会因调查对象的认知能力及其他因素干扰而影响评价结果的真实性。

（4）标准检查：利用政府制订的标准化的社区护理实践标准来衡量社区护理工作的实际效果，可提高评价结果的可信性。

社区护理评价是社区护士对整个社区护理计划完成情况的回顾和总结，是社区护理程序的最后一个步骤，也是下个护理程序的开始或制订下一步社区护理计划的基础。社区护士在护理实践中要重视社区护理评价的作用。

社区护理程序是一种科学的工作方法，虽然被人为地划分为 5 个步骤，实际上却是彼此联系、互相依托的，构成一个动态、完整的过程，不断循环，从而为服务对象提供有效的护理。

（刘春燕）

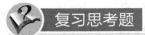 **复习思考题**

1. 简述护理模式在社区护理实践中的应用。
2. 社区护士应如何开展社区护理工作？

第三章

家庭访视与居家护理

学习要点

家庭、家庭访视的原则与方法，居家护理的程序。

社区护理的一个重要课题是对家庭的认识和重视，以家庭为中心的护理模式已成为一种趋势，社区家庭护理的重点是将"家庭"与"护理"两者联结起来，使社区成员获得更加完善的照顾。

第一节 概 述

家庭是人类社会生活中最基本、最重要的一种组织，家庭环境影响着每个家庭成员的生活方式和健康，个人的生存、种族的繁衍、社会的安定均与家庭密切相关。

一、家庭的概念

（一）定义

家庭是以婚姻和血缘关系为纽带的社会生活组织形式，是社会的基本单位。从护理学观点来看，家庭是个开放、发展的社会系统。

一般学者认为：家庭是 2 人或 2 人以上，因婚姻、血统或收养关系而组成的一种团体，它不但是社会团体中最小的一个基本单位，也是父母子女共同生活，彼此相依的处所。

现今社会学家认为：家庭是通过生物学关系、情感关系，或法律关系联系在一起的一个群体。家庭关系基本上是一种终身关系。

（二）特点

1. 家庭至少由 2 个或 2 个以上的人组成，1 个人不能称为家庭。

2. 婚姻是家庭的起点、基础和根本。由婚姻而结成的夫妻关系是家庭中最主要的关系，是家庭的核心，是维系家庭的第一纽带，是判断家庭的第一标准。

3. 父母子女关系，兄弟姐妹关系是家庭中的第二种主要关系。由父母和子女结成了家庭最稳定的三角，这一三角缺掉了一方（父或母），或两方（缺父和母只留下兄弟姐妹)都还可以称为家庭。

4．家庭中还可以包括父母子女以外的其他直系、旁系亲属和建立了正式领养关系的人。

5．组成家庭的成员还应以共同生活及密切的经济交往为条件。

（三）分类

1．**核心家庭**　是由父亲、母亲及未婚的孩子组成的传统家庭形式，只有夫妇而无孩子的家庭也属此类型。它通常被认为是比较理想和稳定的家庭形式。

2．**主干家庭**　由父母、已婚子女及第三代组成的家庭，是比较常见的家庭形式。

3．**联合家庭**　由核心家庭及较近的亲属组成，如叔叔、婶婶等，这种类型家庭关系比较复杂，不如核心家庭稳定。

4．**其他家庭类型**　由未婚的兄弟姐妹组成的家庭；单亲家庭，即由父亲或母亲及其子女组成。此类家庭一般问题较多，如缺乏照顾、经济困难、孤独等。

二、家庭的结构与功能

（一）家庭结构

家庭结构分为内在结构与外在结构。具体如下：

1．**家庭内在结构**　家庭内在结构的具体表现就是家庭关系，亦即家庭成员之间的互动行为。家庭健康问题的根源多来自于家庭关系的复杂性或家庭互动的不和谐，其影响因素有沟通形式或过程、权力、角色、家庭价值观等。

（1）沟通形式或过程：沟通是情感、愿望、需要及信息和意见的交换过程，其发生是通过语言和非语言的互动。家庭关系建立的好坏，关键在于沟通，因为沟通是促使家庭达成应有功能的最重要条件。

（2）权力：权力是家庭系统的一个方面，指的是一个家庭成员影响其他成员的能力。权力影响家庭的决策。社区护士了解家庭中谁的权力影响着家庭健康卫生的决策是非常重要的。

（3）角色：是指个体成员在一定社会地位中所期盼的行为。更具体地说，角色是一种职能，一种对每个处在这个地位的人所期盼的，符合规范的行为模式。如"母亲"是一个家庭角色，在传统观念中应该是照顾、教育小孩，做家务等。然而，家庭个体成员往往也同时扮演好几种角色，如除了母亲的角色，还是妻子、女儿、家庭的健康照顾者等。

（4）家庭价值观：指家庭成员在共同的文化背景下一起形成的意识或潜意识的思想、态度和信念。它影响家庭角色的分配方式及各家庭成员怎样执行自己的角色。家庭价值观也影响各成员对自己健康状况或疾病的估价。家庭对预防疾病重要性的认识也影响家庭成员的健康行为。

2．**家庭外在结构**　家庭外在结构的范围相当广泛，一切与家庭的衣食住行相关的外围环境都可称为一个家庭的外在结构。包括经济来源、教育、医疗、住房、休闲娱乐等。家庭的外在结构与内在结构对家庭的互动、功能及发展均产生不可估量的影响。

（二）家庭的功能

1．**情感功能**　情感功能是形成和维护家庭的重要基础。全家人要建立起一家人的归属感,能感到彼此亲近,使每个人都有足够的安全感。平时能经常沟通,彼此交换喜悦与不愉快,互相支持以满足家庭成员的情感需求。

2．社会化功能 家庭可提供社会教育,帮助子女完成社会化的过程,并依据国家制定的法规和民族习俗,约束家庭成员的行为表现,对家庭成员辅以文化素质教育,培养其具有正确的人生观、价值观和信念。

3．生殖功能 家庭的功能之一是生养子女,培养下一代。体现生物世代延续的本能与需要。

4．经济功能 家庭主要功能之一是经营生活,需要一定的经济资源,包括金钱、物质、空间等都要有适当的供给,以满足各方面的生活需要。

5．健康照顾功能 要保护家庭成员的健康,并且在有人患病时能提供多方面的照顾。一般家庭健康照顾方面应提供:适当的食物、居住条件和衣物;维持适合于健康的居家环境;有足以维持个人卫生的资源;进行健康、疾病与康复照顾;配合社区整体健康工作。

三、家庭生活周期与护理要点

家庭如同个人一样,也有其生活周期与发展阶段,从最初家庭的建立,到最后家庭的终结,大致可分为 7 个时期。

（一）第一期（新婚期）

一个刚组成的家庭,其新婚时期发展上的主题是夫妻间的亲密和自主关系,彼此分担,分享承诺与忠诚。

护理要点:

1．双方适应及沟通。

2．计划生育指导。

3．心理咨询。

（二）第二期（婴幼儿期）

家庭中诞生了第一个小孩,构成此时期的重要课题是夫妻双方均增加了为人父、母的角色,夫妻关系需要重新调整,孩子的养育问题及原始家庭的关系改变。

护理要点:

1．制定家庭计划。

2．产前、产后保健。

3．婴幼儿保健。

4．增进父母抚育婴儿所需要的能力。

（三）第三期（学龄期）

有学龄儿童的家庭,人际关系渐趋复杂,家庭与学校间观念的冲突与问题亦增多,此期产生了家庭的主要发言人。

护理要点:

1．防止意外事故及预防传染病的发生。

2．协助孩子适应学校生活。

3．关注儿童的身心发育。

4．维持满意的家庭婚姻关系。

（四）第四期（青少年期）

有青少年的家庭，孩子长大进入青春期，要求自我和独立表现，同时因为第二性征的发展，随之而来的种种问题需要解决，原始家庭中的父母也逐渐年长。

护理要点：

1. 家庭中要维持开放的亲子沟通。

2. 协助孩子认识自己的身体及发展自我认同。

3. 使孩子在自由和责任间取得平衡。

（五）第五期（子女离家期）

具有开创潜能的家庭，此期父母必须改变子女对他们的依赖，采取比较成熟的成人间相互依赖的方式；同时在家庭的次系统方面需再作调整，诸如父母责任减轻所余出的时间，应发展有意义的爱好及兴趣来填补。

护理要点：

1. 家庭婚姻的再调试。

2. 对高龄父母的照护。

3. 放手让孩子健康成长为年轻的成年人。

（六）第六期（家庭空巢期）

中年家庭，孩子成年另组家庭，原来的家庭只剩下夫妻两人，此时已进入了中年时期，如何重新适应两人的生活，彼此照顾和如何养老成为此阶段的生活重心。

护理要点：

1. 稳固婚姻关系。

2. 面对更年期及慢性病防治。

3. 提供健康环境。

4. 培养休闲兴趣。

（七）第七期（家庭老化期）

老年家庭，最后进入退休、丧偶至家庭瓦解（双方死亡）为止，该期主要是维持自我的完整性，适应失落、面对丧偶及朋友亲戚的联络减少，尤其是体质渐差，再加上经济来源减少，对成年子女的依赖性增加。

护理要点：

1. 退休后角色改变与调适。

2. 对收入减少、健康状况衰退、配偶死亡的调适。

3. 维持满意的生活安排。

知识链接

家庭对个人健康的影响

1. 遗传的影响　每个人都是其父母基因型与环境相互作用的产物，有些疾病就是受到家庭遗传因素和母亲孕期各种因素（理化因素、病毒感染等）影响而产生的。

2. 对生长发育的影响　家庭是儿童生理、心理和社会性成熟的必要条件，大量的研究和证据表明，家庭病态和儿童的躯体、行为方面的疾病有着密切的关系。长期丧失父母照顾与自杀、抑郁和社会病态人格三种精神障碍有关。

3. 对疾病传播的影响　疾病在家庭中的传播多见于感染和神经官能症。研究表明,链球菌感染与急、慢性家庭压力有关。病毒感染在家庭中有很强的传播性。此外,患神经性疾病母亲的孩子更可能染上神经症。

4. 对发病和死亡的影响　研究表明,在很多疾病发生前都伴有生活压力事件的增多。家庭因素不仅影响了发病和死亡,还影响到患者及家庭对医疗服务的使用程度。另外,在家庭压力增加时,对医疗服务的使用程度也增加。

5. 对康复的影响　家庭的支持对各种疾病尤其是慢性病和残疾的治疗和康复有很大的影响。研究发现,糖尿病控制不良与家庭凝聚度和高冲突有关。家长的漠不关心可导致严重的糖尿病失控和孩子患抑郁症。

第二节　家庭访视

一、家庭访视概述

（一）概念

家庭访视简称家访,指为了促进和维持个体和家庭的健康,在服务对象家里进行有目的的交往活动。它是开展社区护理的重要手段。

（二）目的

护士通过家庭访视,能实地了解家庭环境、设备、家庭成员的健康状况、家庭结构、家庭功能,从而发现家庭的健康问题,运用家庭的内在、外在资源,执行护理活动,解决家庭的健康问题。

（三）种类

1. 预防性家访　目的是预防疾病和促进健康,主要用于妇幼保健性家访与计划免疫等。

2. 评估性家访　目的是对照顾对象的家庭进行评估。常用于对有家庭危机或心理问题的患者家庭及老年、体弱或残疾人的家庭环境考察。

3. 连续照顾性家访　目的是为患者提供连续性的照顾,定期进行。主要用于患有慢性病或需要康复护理的患者及肿瘤晚期与临终患者。

4. 急诊性家访　家庭成员出现意外的伤、病或家中患者出现紧急情况与临时问题。

（四）优点

1. 家庭场所为照顾个体提供更多的机会,同时有利于指导家庭成员的参与。

2. 大多数人更愿意在家里接受照顾。

3. 能够观察和考虑到与健康有关的环境因素,如住房状况、经济状况、环境因素等。

4. 人们在自己熟悉的环境中容易接受信息,更能理解生活方式对健康的影响。

5. 患者在家中接受护理,可减少因住院造成过多的医疗花费。

（五）缺点

1. 护士入户进行家访路途需花费时间。

2．与在医院提供服务相比，工作效率低。

3．家庭中可能存在一些不利于工作的因素，护士难以控制。

4．过于密切的家访可能造成家庭的抵制或恐惧心理。

5．护士的安全问题。

二、社区护士与服务家庭的关系

（一）社区护士与服务家庭的关系的建立

与服务家庭建立护士-服务对象的关系对社区护理非常重要。这种关系的建立过程包括开始阶段、工作阶段和结束阶段。每个阶段都要经过一系列护士与服务家庭的接触，如家访或电话联系等。

（二）社区护士与服务家庭的关系特点

社区护士和服务对象的关系与医院护士和患者的关系有所不同。在家庭护理中环境因素受服务对象的控制，护士被看作客人。另外，护士与家庭的服务关系持续时间较长，因而具备以下特点。

1．家庭对家访有较多的控制力　家庭成员可以明显地拒绝合作，设立访视时间或决定是否同意护士进入他们的家。因为他们担心护士将如何看待他们及他们的生活方式和卫生行为。同样，护士对访视新的家庭有时也存在焦虑，担心被拒绝，担心家庭不配合。

2．护理目标多为长期　家庭中的临终关怀护理有的需要半年甚至更长时间。一个刚诊断为糖尿病的患者，需要长时间调整用药、饮食及其生活方式。通过长时间的护理，加深对家庭的了解，与家庭分享经验，更好地观察了解护理效果。

3．护士的服务活动与家庭成员的行为相互依赖　家庭成员对他们的健康有更大的控制力，如果护士和家庭要获得长期的成功，需要建立共同的目标并相互配合。特别是在家庭遭遇紧急情况时，护士应考虑家庭承受的压力水平、解决问题的能力及可利用的资源等，为这个家庭做出合理的安排，提供适当的帮助，以加强护士与家庭的关系。

（三）护士与服务家庭应遵循的原则

1．社区护士的服务对象强调的是整个家庭。

2．健康服务应包括整个健康范围的需求和三级预防。

3．家庭在有关他们的健康决策时有自主性。

4．护士在服务家庭中是个客人。

三、社区护士的安全管理

尽管在家庭访视过程中危害护士的个人安全问题并不多见，但安全问题是所有家访护士必须注意的。

（一）自我保护原则

护士在家访时也许会遇上一些有敌意、发怒、情绪反复无常的服务对象，而且对周围的陌生环境不能控制，应采取以下安全措施。

1．在家庭访视前尽可能用电话与家庭取得联系，询问好住址、方向及如何到达。

2. 穿着合适、得体或按单位规定穿制服,穿舒适的鞋子,必要时能够跑动。不要佩戴贵重的首饰。

3. 随身带身份证、工作证及少量零用钱,以备打电话等急用。

4. 家访前与该机构其他人员一道准备好行程计划,包括家访的时间、走访家庭的姓名、地址、电话及交通工具等。

5. 尽量避免去一些偏僻的场所或偏远的地方。如果一定要去,就需要有1名陪同人员。

6. 护士对家访有斟酌决定的自由,如果觉得不安全可以不去。

7. 在家访前,如有必要,护士有权要求陪同人员同行。例如:访视家庭是1个独居的异性。

8. 护士在服务对象的家中看到一些不安全因素,如打架、酗酒、吸毒、有武器等,可立即离开。

9. 护理箱应放在护士的视野内,不用时盖好,以免小孩或宠物好奇玩弄。

10. 只在计划好的时间内进行访视,如有例外应得到机构的同意。

（二）处理危险情况的原则

在家访时现存或潜在危险都可能遇到,当护士家访时遇到家庭打架或有人手持武器等不安全情况,应遵循以下两个原则。

1. 保护家庭成员的安全　如果护士认为在走访家庭中,有人可能遭遇较大的危险或正在受伤,必须立即报警;如果已有人受伤,护士须立即通知急救中心。

2. 保护自己的安全　护士在家访过程中遇到险情,若感觉自己的存在会使情形更加恶化时,当离开这个家庭;同时护士可向走访家庭要求更换家访时间,并向机构通报此事。

四、家庭访视的过程

（一）访视前准备

1. 确定访视对象,熟悉家庭一般情况及家访目的。

2. 通过电话与家庭联系,约定访视时间,了解确切地址、路径,并简要了解服务对象的状况。

3. 确定家访计划后,护士须详细阅读服务对象的健康档案。

4. 家访前物品准备,根据访视目的准备访视护理箱,基本用物有:体温计、血压计、听诊器、手电筒、量尺、剪刀、止血钳、乙醇、棉球、纱布、消毒手套、塑料围裙、口罩、帽子、工作服、地图、家庭护理手册等;各种规格注射器、针头、滴管、常用药物等。

5. 在机构留下家访的住户名称及访视时间安排。

（二）访视阶段工作

1. 与家庭成员进行交谈,首先讨论一些轻松的话题,这样可以使双方都放松,然后谈论有关家访的目的。

2. 访视过程应按护理程序进行,先做家庭成员个别评估,然后再做家庭评估,最后制定护理计划。

3. 准备实施护理计划,安排好设备,注意保持护理包的清洁,避免污染,并使它得到最大限度的应用。

4．实施护理措施，进行护理操作，也可借助家里的某些物品配合操作的顺利进行。同时对家庭成员进行健康教育。

5．整理用物，洗手后简要记录访视情况。

6．根据访视对象健康问题轻重缓急，预约下次访视时间。

（三）访视后工作

1．做好家访有关护理记录，书写阶段性访视报告，进行分析，分析护理效果和预后，分析家庭关系和相互作用，提出解决问题的策略和方法，分析和总结服务的成败与经验。

2．根据家访中收集的信息，对新问题，护士可更改护理计划。

3．与其他相关的健康工作人员交流服务对象的情况，如个案讨论、回报等。现有的资源不能满足服务对象的需求，问题又不在社区护士的职责和能力范围内，应为服务对象做转诊安排。

4．访视对象的健康问题已解决，即可停止访视。

（四）家庭访视的注意事项

1．着装　要注意穿着适合社区护士身份的职业服装，选择整洁、协调、便于工作的服装。

2．态度　要求合乎礼节，大方而且稳重，能表示出对访视家庭的关心和尊重。

3．预约　原则上访视需要与家庭事先预约，在访视前，再次核对访视时间。如果预测可能因为预约，使家庭有所准备而掩盖想要了解的真实情况时，可以安排进行临时性突击访视。

4．介绍　初次访视时，要向访视对象进行自我介绍，向访视对象确认住址和姓名。

5．向访视对象传达来访的目的。

6．原则上不要站在门口进行询问和指导。如果访视对象只站在门口说话，护士应想方法自然地进入屋内。如果无法达成进屋的目的，不要硬性贸然进屋。

7．为更好地收集主观资料，要仔细认真地倾听患者和家属的主诉。

8．记录　对收集到的主观及客观资料进行记录时注意只记录重点内容，不要为了记录而记录，忽略了访视对象的谈话。

第三节　居家护理

一、居家护理概述

居家护理是患者在熟悉的家庭环境中接受医疗和护理，是为充分地满足患者的医疗和护理需求而提供的服务。居家护理是适应大众需求的一种主要的社区护理工作方法，是住院服务的院外补充形式，在提高社会效益和经济效益方面发挥着重要作用。

（一）概念

居家护理是在有医嘱的前提下，社区护士直接到患者家中，应用护理程序，向社区中有疾病的个人即出院后的患者或长期家庭疗养的慢性病患者、残障人、精神障碍者，提供连续的、系统的基本医疗护理服务。在我国多数以家庭病床的形式进行居家护理。

（二）目的

1. 患者得到连续性的治疗和护理，使患者在出院后仍能获得完整的照顾，增进了患者及家属的安全感。

2. 患者的生活更为方便，增强其自我照顾的意识和能力，维护尊严，提高生活质量。

3. 增进家属照顾患者的意识，使他们学会相关的护理知识与技能，并维持家庭的完整性。

4. 减少家庭的经济负担，防止并发症的出现，延缓疾病的恶化，降低复发率及再住院率。

5. 扩展护理专业的工作领域，促进护理专业的发展。通过以护理为主导的工作方式，提高护理人员的成就感，肯定护理人员的专业形象，促进护理走向企业化经营。

6. 缩短患者住院时间，增加病床的利用率，降低患者的医疗费用。

（三）对象

1. 在家疗养的慢性病患者　如冠心病、高血压、肺心病、糖尿病、溃疡性结肠炎、先天性畸形、慢性肾衰竭、骨和关节病变需要牵引和卧床者等。

2. 出院后病情已稳定但还需要继续治疗或康复的患者　如术后患者、脑血管意外和高位截瘫患者等。

3. 重症晚期在家中的患者　如癌症晚期不希望住院，而在家中进行化疗和缓解等支持疗法的患者。

4. 残疾人　需要康复护理的患者，如高位截瘫的人、先天畸形或后天伤病造成的功能障碍或残疾者。

二、居家护理的形式

居家护理主要有两种形式，即家庭护理服务中心和家庭病床。其中，家庭病床是我国常用的居家护理形式。

（一）家庭护理服务中心

家庭护理服务中心是对家庭中需要护理服务的人提供护理的机构。目前我国还没有，但在一些发达国家已有这种机构，美国称之为家庭服务中心，日本又把它称为访问护理中心。

1. 机构设置　家庭护理服务中心一般是由社会财团、医院或者民间组织等设置。其经费独立核算，经费来源主要是护理保险机构，少部分由服务对象承担。

2. 工作人员　其工作人员固定，由主任1名，副主任1名，医师1～2名，社区护士数10名，护理员和家政服务员数10名，康复医师数名，心理咨询医师1名和营养师1名组成。其中，中心的主任和副主任多数是由社区护士担任，有些地方由医师担任。

3. 服务方式　利用该机构的服务，首先由申请者到服务中心申请，服务中心接到申请后，由社区护士到申请者家中访视，进行评估。评估内容包括需要进行哪些护理，是否需要医师的诊查，家庭环境情况如何，是否需要改善患者的生活环境，是否需要社区市政的帮助，是否需要康复医师的服务，是否需要心理咨询医师的介入，是否需要护理员进行生活护理，是否需要家庭服务员进行家庭服务等。

（二）家庭病床

家庭病床是我国主要的居家护理形式。家庭病床出现于 20 世纪 50 年代，首先出现的是专科家庭病床，随后很快扩展到各类疾病的家庭病床。

家庭病床的建立促进了医疗资源的有效利用和重新分配，医院可以加快病床的周转率，患者可以降低住院费用、减轻经济负担、保持治疗的连续性，避免住院造成的交叉感染。但由于分别到各个家庭进行护理而需要大量护士，紧急情况抢救受限，经费支出开销较大等弊端，所以开展起来存在一定的困难，目前形成了多数家庭病床侧重治疗，而预防疾病、促进健康和增进健康的工作开展不够的局面。

1. 机构设置　目前家庭病床的机构设置在综合医院的较多，一般在综合医院负责的地段内建立家庭病床。近年来出现了设置在社区卫生服务机构的家庭病床，并有逐渐增多的趋势。综合医院设立的家庭病床其患者诊疗费由基本医疗保险承担，但其经营费用并非独立核算，一般是纳入医院的整体规划。社区卫生服务机构的家庭病床经费来源多数由服务对象个人承担；最近有部分地区加入当地的医疗保险，诊疗费按医疗保险规定承担，巡诊续费等由服务对象自理，每次 15～20 元不等，由中心独立经营。

2. 工作人员　家庭病床的工作人员多不固定，一般由医院派遣病房或门诊的医师和护士到服务对象家中进行诊疗和护理。

3. 服务内容

（1）建立家庭病床病例，制定具体治疗、护理方案。

（2）定期访视、送医送药、提供各种必要的检查、治疗。

（3）向医生报告病情变化。

（4）指导建立合理的生活、营养、运行等制度，以促进患者机体的康复。

（5）指导有关隔离消毒的措施。

（6）并发症的预防和治疗。

（7）介绍家庭护理目的并指导患者或家属正确使用家庭医疗器械。

（8）褥疮的处置和预防。

（9）卫生防病保健知识宣传。

4. 家庭病床的管理制度

（1）建床制度：凡属列为家庭病床的患者，在征得患者和家属同意、经门诊或出诊医生诊治后，认为需连续出诊两次或两次以上并需继续治疗的，可通知家庭病床科（组），由主管医生做出决定，开具建立家庭病床通知单，并办理建床手续。由具体经办人填写家庭病床登记册（登记项目包括总编号、科床号、姓名、年龄、地址、工作单位、联系人、建床诊断日期、转归、医师姓名等），并填好家庭病床一览表卡片、索引卡和通知家庭病床经管医师。

（2）撤床制度：经治疗后，病情痊愈、好转、稳定或治疗告一段落，不需要继续观察时，由负责经管医师决定，上级医师同意后，可予以撤床，开具撤床证明，到指定部门办理撤床手续。撤床时，经管医师及护士应向患者及其家属交代撤床后注意事项，撤床小结，并填好索引卡。病情不宜撤床，但患者或患者家属要求撤床，如劝解无效，可自动办理撤床手续，并将自动撤床情况记录于撤床小结中。

（3）查床制度：经管医师在接到建床通知后应尽快视诊患者，在 24 小时内完成建床病史,并及时做出处理措施。根据病员的病情决定查床次数,一般每周1～2次,病情多变或重病者应增加查床次数,疑难或危重患者要及时向上级医师汇报。在有条件的单位可进行分科二级查床,即由各科的主治医师或高年资医师负责,不具备分科二级查床的则由家庭病床科(组)长负责。对新建床的查床要在3日内进行,要审查经管医师的诊断和治疗计划,指导并修改病历,对原有病床每日查床不得少于1次,要了解其病情和治疗效果,及时修正和补充诊疗措施,做好质量把关和带教工作。查床时应仔细认真询问病情,进行必要的检查与治疗,注意病员的心理、饮食、卫生、环境条件等,并向家属说明注意事项和护理要点。对危重病员要做好转院的思想准备。在查床的过程中要做好病程记录和治疗记录。

(4)护理工作制度:护理人员应热情主动为患者服务,认真执行医嘱,及时上门进行各项治疗和护理工作。护理人员上门服务时,应取得患者及家属的配合,并指导患者及家属做好力所能及的日常生活护理。按照护理操作常规进行各项护理。执行医嘱和进行各种治疗时,应仔细核对,以免发生差错,要严格执行无菌操作,并向患者及其家属交代注意事项和出现问题的处理方法,以防意外,必要时要增加上门巡视次数。上门进行家庭治疗和护理时,应仔细观察患者病情变化和心理变化,发现问题应及时通知主管医师,进行处理,并配合家属做好患者的心理护理。

5. 家庭病床的护理程序 家庭病床护理时社区护士以患者为中心,以家庭为单位,在护理对象的家中实施护理,护理的宗旨是以护理程序为框架、向服务对象提供身心全面的、系统的、整体的护理。护理程序的步骤如下:

(1)评估:社区护士通过与服务对象及对象家属的交谈、查体及参阅其他医务人员的记录等手段对服务对象(包括个人和家庭)有关资料与信息进行评估。

(2)诊断:将收集的资料进行分析、整理,确定服务对象(包括个人和家庭)的需求或健康问题。

(3)计划:根据服务对象健康问题的轻重缓急程度给予排序,最急需解决的健康问题优先排列顺序后,设立长期目标和短期目标,根据目标制定相应的护理措施。

(4)实施:社区护士到服务对象家中,依据护理计划所设计的护理措施进行护理,同时对家庭进行教育配合实施护理。护理操作后将病情治疗、护理情况记录于服务对象的护理病历之中。

(5)评价:社区护士评价护理目标是否达到,如目标已达到可以终止护理活动,若目标没有达到,需重新修改护理计划或改变护理措施。对病情严重应及时汇报上级医生会诊,修整治疗护理方案。

(三)居家护理需满足的条件

无论是哪种形式的居家护理,都需要满足以下条件,才能得到良好的发展。

1. 患者的家中必须有能负担得起照顾责任的人 因为护士只能定期到家中进行护理和指导,24小时的照护主要依靠患者自己和家人。

2. 护理经费纳入相关的保险 是居家护理的基本保证。

3. 有明确的经营方向和资源管理方法 这样才能使居家护理得到发展。

4. 建立健全转诊制度 要有明确的制度规定,如居家患者病情变化需要住院时如何住院,需要继续治疗和护理的患者出院后如何获得居家护理等相关制度。

(李 兰)

复习思考题

1. 简述社区居家护理要点。

2. 简述在家庭访视过程中应对危急情况的原则。

3. 案例分析

邓女士，55岁，来到社区卫生服务中心，希望获得社区护士帮助。其丈夫半年前，因脑卒中瘫痪在床，生活完全依赖于他人照顾，照顾的责任主要由其来承担。近日，邓女士发现其丈夫臀部出现大小不等的水疱，不知道如何处理，因而请求社区护士的帮助。

请思考：

（1）社区护士进行家庭访视前应做好哪些准备？

（2）在访视时社区护士收集的主要资料包括哪些？

（3）作为社区护士，请为该家庭制订一份家庭访视计划。

第四章

社区健康教育与健康档案

 学习要点

社区健康教育的原则、特点、内容和形式。

第一节　健康教育与健康促进

一、健康教育

健康教育（health education）是通过有计划、有组织、有系统的社会教育活动，使人们自觉地采纳有益于健康的行为和生活方式，消除或减轻影响健康的危险因素，预防疾病，促进健康，提高生活质量，并对教育效果作出评价。健康教育的核心是教育人们树立健康意识、促使人们改变不健康的行为、生活方式，养成良好的行为、生活方式。健康教育是一项投入少、产出多、效益大的维护健康和提高健康水平的保健措施，其维护健康和提高健康水平的重要作用和意义作为卫生保健战略措施已得到全世界的公认。

从教育计划完整实施的角度来讲，健康教育是有计划、有组织、有评价的系统干预活动，它以调查研究为前提，以传播健康信息为主要措施，以改善对象的健康相关行为为目标，从而达到预防疾病，促进健康，提高生活质量的最终目的。

二、健康促进

（一）健康促进的概念

1995 年 WHO 重要文献《健康新视野》中指出："健康促进是指个人与其家庭、社区和国家一起采取措施，鼓励健康行为，增强人们改进和处理自身健康问题的能力"。我国健康促进的概念是指运用行政或组织手段，广泛动员和协调社会各相关部门及社区、家庭和个人，使其履行各自对健康的责任，共同维护和促进健康的一种社会行为和社会战略。表明健康促进是"健康教育＋环境＋政府支持"的"综合体"。

（二）健康促进的主要内容

1. 健康教育　健康教育在健康促进中起主导作用，如学校吸烟预防、氟化水防龋等。

2．健康保护　通过国家和地区制订的相关政策、法律、法规等各种社会措施，保护个人和群体免受环境因素的伤害，如公共场所禁止吸烟等。

3．预防性的卫生服务　通过提供预防疾病、保护健康的各种支持及服务，防止疾病的发生，如计划免疫、爱国卫生运动、卫生宣传等。

三、健康教育与健康促进的关系

健康教育和健康促进既有联系又有区别。二者的目标是一致的，即帮助人们改变健康相关行为和生活方式，以达到理想的健康状态。

二者联系：①健康教育是健康促进的基础，健康教育是健康促进的重要策略之一；②健康促进是健康教育的发展，通过健康教育达到健康促进的目的。

二者区别：①健康教育侧重于调动人们主观意识的能动作用；②健康促进则将健康教育、行政措施、环境支持融为一体，既注重发挥人们的主观能动作用，又注重调动社会的客观推动力量。

知识链接

全民健康素养促进活动

为提高群众的健康水平，国家卫生计生委决定在全国范围内开展"健康中国行——全民健康素养促进活动"，活动第一周期为 2013 年 9 月—2016 年 8 月。

活动每年选择一个严重威胁群众健康的公共卫生问题作为主题，并围绕活动主题开展健康促进和科普宣传活动，其主要内容包括：①根据每年活动主题，印发活动方案；②开发健康教育核心信息和传播材料；③举办启动会和示范性宣传教育活动；④充分利用大众传媒和新兴媒体进行宣传教育；⑤对各地活动开展情况进行监督和评估。2013 年活动主题为合理用药。

摘自：健康中国行——全民健康素养促进活动方案（2013—2016）．国卫办宣传函 [2013]355 号

第二节　社区健康教育

一、社区健康教育概述

（一）概念

社区健康教育是指以社区为单位，以社区人群为教育对象，以促进社区居民健康为目标，有组织、有计划的健康教育活动。其目的是发动和引导社区居民树立健康意识，关心自身、家庭和社区的健康问题，积极参与社区健康教育与健康促进规划的制订和实施，养成良好的卫生行为和生活方式，以提高自我保健能力和群体健康水平。

社区健康教育作为一项以健康为中心的全民性教育，在社区卫生服务中占有十分重要的地位，是社区卫生服务和社区护理的基本工作方法。

（二）特点

社区健康教育不同于医院健康教育，与医院健康教育相比较，其主要特点可归纳为以下三点：

1．以健康为中心 社区健康教育最重要的一个特点即是以健康为中心，以促进健康为目标。这是社区健康教育与医院健康教育的最根本区别。

2．具有广泛性 社区健康教育的对象不仅仅是某一个人或某一个群体，而是社区所有的居民，包括患病人群和健康人群，故具有广泛性。在进行社区健康教育时，要考虑到整个社区，还要考虑到某些特定人群或某一个家庭和某一个人；要考虑开发领导层，还要协调社会各界力量，因此社区健康教育比医院健康教育更为广泛。

3．具有连续性 社区健康教育是以健康为中心，它将贯穿人的一生。针对各个年龄阶段的特点及需求，以不同的健康教育形式向社区居民提供不同的健康教育内容。

（三）对象

社区健康教育的对象是社区的个体和群体，即整个社区人群，健康教育的对象不同，其教育的内容侧重点也不同，具体体现如下：

1．健康人群 健康人群由各个年龄段的人群组成，在社区所占的比例最大，主要侧重健康促进教育。健康教育的主要内容是卫生保健知识宣传、常见病的预防、定期体检。中年人往往疏忽自己的身体健康，缺乏自我保健的意识。家长比较重视儿童的营养和生长发育，但常忽视其心理卫生。

2．高危人群 这类人群目前尚健康，但存在某些致病危险因素，对这类人群应侧重预防性健康教育，帮助他们了解一些疾病的相关知识，掌握一些自我保健的技能，学会一些疾病的自我检查与监测，纠正不良行为和生活习惯，积极消除隐患。

3．患病人群 包括各种恢复期患者、慢性期患者和临终患者，侧重于康复教育及临终死亡教育。

（1）恢复期患者：这类人群渴望早期摆脱疾病的困扰，对健康教育比较感兴趣，合作性好。健康教育应侧重于疾病康复知识的教育以帮助他们提高医疗行为，自觉进行康复锻炼，以减少残障，促进康复。

（2）慢性期患者：这类人群由于患病时间长，往往已具备一定的疾病和健康知识，应针对患者最急需解决的健康问题进行教育，尽可能阻止并发症的发生和疾病的严重化。

（3）临终患者：这类人群应帮助他们正确对待死亡，高质量、安详地度过最后的人生。

4．患者家属及照顾者 这类人群与患者接触时间最长，容易产生心理和躯体上的疲惫，甚至厌倦。有针对性地对疾病未愈患者及其家属进行疾病相关知识、自我监测方法及家庭护理技能的教育，帮助他们掌握科学的家庭护理技能，坚定持续治疗和护理的信念，提高对家庭护理重要性的认识。

（四）意义

1．是社区护理工作的重要组成部分 为了达到"防治疾病、增进人民健康"的目的，单靠卫生部门解决健康问题难以奏效，发动全社会共同参与、以社区为基础大力开展健康教育是必由之路。社区健康教育可加强对社区人群的保健知识宣传教育，帮助群众建立自觉自愿的健康生活方式，为人们创造一个整洁、舒适、有益于身心健康的社会环境和生态环境。因此健康教育已是社区护理工作重要组成部分。

2．是对疾病进行有效防治的需要 目前，许多疾病与人们的行为与生活方式有着密切的关系，如肺癌、心脏病、慢性支气管炎等和吸烟有着密切的关系；肥胖是造成高血压、高血脂、冠心病的重要因素等。控制这些疾病单纯依赖药物和手术只能短期有效，最根本的方法是通过健康教育改变不良行为和生活方式，而且社区健康教育应贯穿于三级预防的始终。

3. 是降低医疗保健成本的有效途径　我国是人口大国，医疗保健的投入相对于人们的健康需求有着一定的差距，健康教育则是一种低投入高收益的保健措施。通过健康教育让广大群众掌握疾病防治知识和自我保健技能，从而降低发病率、死亡率和盲目就诊率，使有限的医疗资源更有效的用于真正需要救治的患者。

二、社区健康教育的基本原则

为了确保社区护理健康教育的效果和质量，社区护士在进行健康教育时应遵循以下四项原则：

（一）选择适当的教学内容、形式和时间

根据自己的需求进行学习是每一个教育对象的学习目的和愿望。因此，社区护士必须选择与教育对象需求相符合的教学内容，以提高教育对象学习的主动性和积极性。教学形式的恰当与否将直接影响教学活动的成败。社区护士应根据教育对象的学习能力选择教学形式及教学语言，以保证教学内容能准确地被教育对象理解、接收。合理地安排教学时间是确保教学活动成功的另一重要因素。社区护士应根据教育对象的具体情况安排教学活动的时间及课程的长短。

（二）营造良好的学习环境

良好的学习环境将提升教学活动的质量。学习环境一般包括三个方面，即学习的条件、人际关系及学习气氛。

（三）鼓励教育对象积极参与教学活动

社区健康教育的主要目的是改变教育对象的不健康生活行为及方式，所以教育对象的积极参与是保证社区健康教育质量的必要因素。因此，社区健康教育的每一步骤都必须鼓励教育对象积极参与。对教育对象的鼓励方式很多，比如：对于学习态度认真者给予口头表扬、对于成绩出色者给予物质奖励、对于积极参与者赠送小礼品或纪念品等。

（四）及时对教学活动进行评价

及时对教学活动进行评价是保证社区健康教育质量的另一重要因素。因此，教育者或社区护士应通过即时评价和阶段评价及时对教学活动进行监测及检查。

三、社区健康教育的形式

在健康教育工作中，要选择适当形式和方法，使健康教育的内容得到恰如其分的表现，以达到迅速的普及和良好的效果。

（一）提供健康教育资料

1. 发放印刷资料　印刷资料包括健康教育折页、健康教育处方和健康手册等。可放置在乡镇卫生院、村卫生室、社区卫生服务中心（站）的候诊区、诊室、咨询台等处或直接发放。

2. 播放音像资料　音像资料包括录像带、VCD、DVD、专题节目等视听传播资料。机构正常应诊的时间内，在乡镇卫生院、社区卫生服务中心门诊候诊区、观察室、

健康教育室等场所或宣传活动现场播放。或利用有线广播和闭路电视开展健康教育，开设健康教育专题节目，由社区卫生服务中心（站）组织观看或收听。

（二）设置健康教育宣传栏

乡镇卫生院和社区卫生服务宣传栏一般设置在机构的户外、健康教育室、候诊室、输液室或收费大厅的明显位置，利用健康教育橱窗、板报、展板，进行科普宣传。

（三）开展公众健康咨询活动

利用各种健康主题日或针对辖区重点健康问题，组织社区公众开展健康咨询活动，如义诊、咨询、开办健康教育学校等。

（四）举办形式多样的健康教育活动

定期举办多种形式的健康教育活动，引导居民学习、掌握健康知识及必要的健康技能，促进辖区内居民的身心健康，如健康知识讲座、知识竞赛、烹调比赛、健身比赛等。

（五）开展个体化健康教育

乡镇卫生院、村卫生室和社区卫生服务中心（站）的医务人员在提供门诊医疗、家庭访视等医疗卫生服务时，要开展有针对性的个体化健康知识和健康技能的教育。

四、社区健康教育的内容

（一）城市社区健康教育的基本内容

1. 社区健康观念与卫生法规普及

（1）健康观念教育：健康观念主要是指个人和群体对健康的认知态度和价值观。健康教育的基础是健康观念教育。健康观念教育的内容主要包括现代健康概念；健康对人类生存和发展的重要性；政府、社区、家庭和个人对维护健康承担的责任；政府、社区、家庭和个人有能力维护个体和社会的健康等。同时宣传普及《中国公民健康素养——基本知识与技能》，配合有关部门开展公民健康素养促进行动。

（2）卫生法律、法规教育：改革开放以来，我国颁布了《中华人民共和国环境保护法》《中华人民共和国食品卫生法》《中华人民共和国传染病防治法》和《公共场所卫生管理条例》等一系列法律、法规。各级政府也颁布了大量地方性卫生法规、城市卫生管理条例、办法、规定等。开展食品安全、职业卫生、放射卫生、环境卫生、饮水卫生、计划生育、学校卫生等公共卫生方面的健康教育，有利于提高社区居民的卫生法制意识和卫生道德观念，使广大居民能了解并据此调整自己的观念和行为，建立有益健康的生活方式，使社区居民自觉地维护社区形象。

2. 健康知识教育及社区常见病预防

（1）社区健康知识教育

1）健康教育：开展应对突发公共卫生事件应急处置、防灾减灾等健康教育。

2）家庭急救与护理：如冠心病、脑血管病急性发作，触电、溺水、煤气中毒的急救，心脏按压和人工呼吸操作方法，烧伤、烫伤、跌打损伤等意外事故的简单处理等。

3）环境保护知识教育：环境对健康的影响，生活垃圾的处理，噪声、空气污染对人体健康的危害及预防方法，以及苍蝇、老鼠、蚊子、臭虫、蟑螂等害虫的生活习性、对健康的危害、所用药物和其他防治方法等。

（2）社区常见病的预防

1）慢性病的社区防治：慢性非传染性疾病如高血压、心脑血管病、癌症、糖尿病等,已成为我国城市居民致死、致残的重要原因,严重威胁人们的健康与生命。预防、控制慢性病最有效的方法是开展控制慢性病危险因素的社区健康教育工作,主要内容有:提倡健康的生活方式,控制行为危险因素;普及慢性病防治知识,提高自我保健能力,如疾病早期症状及表现,早发现和早治疗的意义,家庭用药及护理等;增强从医行为,提高对社区卫生服务的利用,如定期体检,积极参加健康咨询、疾病普查普治,遵医嘱坚持药物和非药物治疗等。

2)传染病的预防:缺乏安全的饮用水,处理和加工食品的方式变化,社会人群中思想观念和生活方式多元化,微生物的发展变化,以及滥用抗生素而加速病原微生物出现抗药性等诸多因素,造成某些传染病的重新出现或出现某些新的传染病,如艾滋病、性病、乙型肝炎、结核病等,已对居民健康构成极大的威胁,应加强对其传染源、传播途径及防治方法的宣传教育。

(3)加强安全教育,防止意外伤害:交通事故、劳动损伤、煤气中毒、溺水、自杀等意外伤害,是当前造成儿童和青年人死亡和病残的最常见的原因。教育居民在日常生活和工作中提高自我防护意识,加强青少年的安全防护措施,自觉使用安全设施,降低和防止意外事故的发生。

(4)社区居民健康行为培养:人的行为表现错综复杂,当个体或群体表现出的行为客观上有利于自身或群体的健康时,称之为促进健康行为。包括日常健康行为,保健及求医行为,避害及自救行为等。开展合理膳食、控制体重、适当运动、心理平衡、改善睡眠、限盐、控烟、限酒、控制药物依赖、戒毒等健康教育,培养社区居民良好的促进健康行为。

（二）农村社区健康教育的基本内容

1. 针对常见疾病的健康教育

（1）传染病及寄生虫病健康教育:农村医疗卫生条件常不如城市,社区一旦有传染病传入往往迅速蔓延。为预防传染病及寄生虫病的发生和流行,必须采取消灭或控制传染源、切断传播途径、保护易感人群等针对传染病发生和流行三个环节的综合性防治措施。健康教育内容主要包括:计划免疫;法定传染病的疫情报告、隔离与消毒知识;杀虫灭鼠知识与技能;传染病患者治疗及家庭护理知识与技能;传染病的社区预防与公共卫生教育等。

（2）地方病防治知识:地方病主要是由自然地理环境或生活条件等因素所致,以地域性发病为特点的一类疾病,如碘缺乏病、地方性氟中毒、克山病和大骨节病等。地方病目前仍严重危害我国农村居民,特别是贫困地区人民的健康,普及地方病防治知识也是农村健康教育的重要内容。

（3）慢性非传染性疾病防治知识:由于老年人口的增加和生活方式变化等因素,农村心脑血管疾病、癌症、呼吸系统疾病等亦明显增加。各种常见慢性病的致病因素、预防知识、早期症状、及时就医与合理用药,以及家庭护理常识也已成为农村健康教育的主要内容。

（4）农业劳动相关疾病及意外事故的防治知识:包括常用农药的种类、保管方法,急性农药中毒的表现及自救、互救知识,预防农药中毒的措施等;中暑、稻田性皮炎等的病因、危害、早期症状及发病后治疗和家庭护理、预防措施等;农村用电及机械化发生的意外伤害安全防护意识和措施等。健康教育应着重于提高农村居民尤其是农村青年的安全防护意识和技能,普及有关农村常见意外伤害的原因、预防及救护方面的知识。

2．针对危害健康的行为和生活方式的健康教育　健康教育应指导农民科学地安排衣、食、住、行,合理摄取营养,提倡人人享有卫生保健规划目标中提出的农村居民基本健康行为。在已富裕起来走上小康之路的农村地区,要大力普及卫生知识,普及新的健康观和大卫生观念,消除"没病就是健康"的传统意识,树立自我和群体保健意识,积极参与农村初级卫生保健,坚持有益于健康的文体活动,逐步改善不良卫生习俗和生活习惯,建立起文明、科学、健康的生活方式。在多数仍较落后的农村社区,要用科学道理来解释"生""老""病""死"的发生,普及科学卫生知识,揭露封建迷信活动的欺骗性和危害性。

3．计划生育与优生优育　实行计划生育是我国的一项基本国策,对占全国人口大多数的农村居民开展计划生育和优生优育教育,将是长期而艰巨的任务。要大力宣传党的方针、政策,大力宣传《计划生育管理条例》《母婴保健法》等,开展卫生普法工作,提高农民的法制观念和遵纪守法的自觉性。

4．环境卫生与卫生法规的健康教育　随着农村乡镇企业的发展,农村环境卫生和环境保护已成为社会普遍关注的问题。在文明村镇的建设中,要加强卫生要求和卫生技术指导,重点抓好村宅建设卫生、饮水卫生、粪便垃圾处理、消灭四害、保护环境、控制环境污染等方面的健康教育。要宣传新时期党的卫生方针政策,开展卫生普法工作,如《环境保护法》《食品卫生法》等,提高农民的法制观念和遵法执法的自觉性。

（三）社区用药指导

随着社会的进步,人们对生活质量的要求不断提高,社区居民参与治疗和护理的意识增强,希望掌握合理用药知识。因此,对社区居民进行适当的用药指导,在社区健康教育中是一项重要的工作。

1．一般用药指导

（1）指导认识和了解药物,根据基本病情,知道相关药物名称、主要作用、特别注意事项、不良反应及预防、处理措施等,做到心中有数。

（2）教育社区居民严格遵守医嘱或药物说明书控制用药剂量和疗程。药物应使用常用量,既能发挥治疗作用,又不会出现严重的副作用。

（3）指导社区居民自我观察用药后的效果与机体反应,及时反馈给医护人员,以便调整用量,达到最佳药物疗效。

2．口服给药指导

（1）一般药物应在饭后服用,胃动力药、妨碍食物吸收及易于被消化酶破坏的药物,则在两餐之间或餐前服,如多潘立酮。

（2）胶囊及糖衣片应整片吞服,不可有任何破损,避免刺激胃肠道或在不适宜的酸碱度下被破坏,影响药效。

（3）舌下含服药物应置于舌下,不要吞咽或咬破,也不要饮水,避免影响药效,如硝酸甘油。

（4）口含片置于颊黏膜与牙龈之间,让其慢慢融化,如草珊瑚含片、溶菌酶。

（5）混悬剂用药前应摇匀,乳剂可用水稀释。

（6）有呕吐发生时，暂停服药，并报告医护人员。

（7）服用铁剂不能接触牙齿；服用水剂需用量杯核准剂量；服用量小的油剂必须用滴管，可先在杯内加入少量冷开水，以免药液附着在杯上，影响服下的剂量。

3.家庭用药指导　教育社区居民如带药回家或自己在药店购药，须注意以下事项。

（1）药物保管：根据药物不同性质，妥善保存；生物制品如乙肝疫苗、胰岛素等，应置于冰箱内保存；不同品种的药物不能混放，如内服药与外用药应分放。

（2）药物如有变色、混浊、发霉、潮解及失效（超过药物标签上的有效期），均不可使用。

（3）家庭保健药箱可配备少量常用药，药物品种可按家庭成员健康情况、季节及供应条件适当增减，以满足日常保健需求。

五、社区健康教育的程序

社区健康教育是有目的、有计划、有组织的教育干预活动。社区健康教育的程序分为五个步骤，即：社区健康教育评估、社区健康教育诊断、社区健康教育计划、社区健康教育实施及社区健康教育评价。

（一）社区健康教育评估

社区健康教育评估指社区健康教育者通过各种方式收集教育对象的相关资料，并进行分析、归纳、总结，充分了解教育对象对健康教育的需求，为有效开展健康教育提供依据。主要可从以下两方面进行资料收集：

1.教育对象概况　教育对象的健康教育需求受到多种因素的影响，应对教育对象的基本概况进行了解，以明确教育对象对健康教育的需求。

（1）一般情况：主要包括年龄、性别、职业、经济收入、住房状况、交通设备及学习条件等信息。

（2）生理状况：主要包括身体状况及生物遗传因素等。

（3）心理状况：主要包括学习的愿望、态度及心理压力等。

（4）生活方式：主要包括吸烟、酗酒、饮食、睡眠、性生活、日常活动及体育锻炼等。

（5）学习能力：主要包括文化程度、学习经历、学习方式、学习兴趣、认知和学习特点等。

（6）健康知识掌握情况：主要包括对常见疾病相关知识、预防急危重症突发并发症知识、药物注意事项等知识的掌握情况。不健康生活方式和生活习惯对疾病影响的认识等。

（7）医疗卫生服务资源：主要包括医疗卫生机构的总体数量和地理位置，社区居民享受基本医疗卫生服务的状况，社会总体经济状况等。

2.教育者概况　主要包括教育者对健康教育工作的总体认识和工作热情，教育者的综合能力、教育水平和教育经验等。

（二）社区健康教育诊断

社区健康教育诊断是依据健康评估收集的资料进行综合分析和判断，确定社区群体现存的及潜在的健康问题和相关因素。

1.确定健康教育诊断的步骤

（1）依据收集的资料，列出社区群体现存的及潜在的健康问题。

（2）分析健康问题对教育对象健康构成的威胁程度，以及开展健康教育所具备的能力和资源。

（3）找出可通过健康教育干预得到解决或改善的健康问题。

（4）找出与教育对象健康问题相关的环境因素、行为因素和促进改变行为的相关因素。

2．确定健康教育的优先顺序　健康教育的优先项目是指能够反映群体最迫切需要，反映各种特殊群体存在的特殊需要，通过健康教育干预能够解决或改善的项目。教育者应该在尊重教育对象意愿的基础上，依据其健康教育需求的紧迫性、重要性、可行性及有效性，结合现有可利用的健康教育资源，确定健康教育的优先顺序。

（三）社区健康教育计划

教育者以教育对象为中心，联合其他社区卫生服务人员及教育对象，共同磋商制定社区健康教育计划，保证社区健康教育计划的有效实施。健康教育计划的主要内容包括三个方面：

1．健康教育的主要目标　明确进行健康教育的目的，制定进行健康教育的长期和短期目标。长期目标是对教育对象健康需求的直接描述，是进行健康教育的最终目标；短期目标是对长期目标的逐项分解，是若干个具体的阶段性目标，以保障长期目标的顺利实现。

2．健康教育的方式方法　以满足教育对象需求、充分利用教育对象的优势为原则，依据健康教育的对象和问题选择相应的教育方法。例如：根据教育对象的数量，选择个体健康教育、群体健康教育或家庭健康教育；根据教育对象的文化水平、生理和心理状况，选择座谈、讲座、播放视频或角色扮演等不同形式的健康教育，保证健康教育目标的实现。

3．健康教育的具体措施

（1）选择健康教育内容：重点选择符合教育对象需求的内容，具有针对性、科学性和指导性，让教育对象易于接受，使其自愿采取有益于身心健康的行为。

（2）制作健康教育资料：结合教育内容制作通俗易懂的健康教育资料，运用适当的媒介获得理想的教育效果。

（3）确定健康教育时间地点：健康教育的时间要与教育对象协商确定。健康教育的地点可选择卫生机构、公共场所、学校或居民家庭。

（四）社区健康教育实施

社区健康教育实施是将健康教育计划中的具体措施付诸行动、逐项落实的过程。在实施过程中，主要是把握四个环节：组织、准备、实施和质量控制。

1．组织　主要是开发领导层和社区，完善基层组织，强化各部门之间的合作关系，调动参与健康教育的积极性。

2．准备　积极协调社会各界力量，营造实施健康教育的良好内外部环境；认真做好培训，建立实施计划的时间表，准备相关材料和配套设施，通知目标人群健康教育的主要内容、时间和地点等。

3．实施　主要是将计划中的各项措施变为实践，在实践过程中要注意培养典型，以点带面，不断探讨新的教育形式和方法，及时总结好经验、好做法，做好交流推广。

4．质量控制 主要包括对健康教育活动的内容、进度、数量、范围及经费使用情况等方面的监控；对健康教育目标人群的满意度、参与度及认知、行为变化的监测等。

（五）社区健康教育评价

社区健康教育评价是对照计划进行检查、对比、总结，对健康教育计划的实施效果和可接受性衡量评价，从而对社区健康教育活动进行全面的监测和控制。

1．评价种类 可分为教育者评价、教育过程评价及教育成果评价。

（1）教育者评价：教育者通过教育对象不同形式的反馈，及时调整教育方式及方法，以更好地满足教育对象的需求。

（2）教育过程评价：在健康教育的全过程中，健康教育组织者通过收集教育者、教育对象对教育活动的反馈信息，监测健康教育各阶段目标的实现情况。

（3）教育成果评价：在健康教育结束时，通过教育对象健康知识和技能的改善、健康状况和行为的改进等指标，对健康教育结果进行数量和质量的评价。

2．评价方法 社区健康教育的评价方法多种多样，应依据教育对象及客观条件等采取恰当的评价方法，例如：家庭访问、问卷调查、座谈会、卫生学调查等，以达到良好的效果。

3．评价内容 主要包括教育对象的健康意识、卫生知识和保健技能、健康行为及健康教育最终结果。

第三节 社区健康档案

健康档案是记录与社区居民健康有关的文件资料，它包括以问题为导向的个人患病记录、健康检查记录、各年龄阶段的保健记录及个人和家庭的一般情况记录。科学、完整的居民健康档案，是全科医生和社区护士掌握居民健康状况的基本工具，是为居民提供连续性、综合性、协调性社区卫生服务的重要依据。因此，建立健全的社区健康档案具有重要的意义。

一、建立社区健康档案的目的

1．全面掌握社区居民的基础资料 社区健康档案的基本资料来自社区卫生服务过程的记录，记载着居民个人、家庭的基本情况和健康状况，尤其注重记录健康问题的形成、发展和转归过程中健康危险因素及干预效果，从健康档案中可以实时掌握居民健康状况和健康现状。

2．为解决居民的主要健康问题提供依据 社区健康档案记载着居民个人、家庭的健康问题的发生、发展和变化过程，有利于社区医护人员分析个人、家庭和社区的健康状况，找出存在的健康问题，为做出及时的诊断和正确的处理提供可靠的依据。

3．开展社区护理服务 可以开展定期体检、居家护理服务、家庭访视；老年人和慢性病患者还可以享受多种优惠和优质服务；并可以与综合医院合作开展定向转诊、专家预约等。

4．为社区预防提供条件 通过档案管理，掌握居民的就医情况，及时发现社区居民现存的和潜在的生理、心理问题，便于了解社区居民健康问题的流行病学特征，为整个社区预防提供依据。

5．进行居民健康动态管理　健康档案可以将服务对象根据病种进行分类管理，提供优质、方便、快捷的医疗、保健和护理服务。将每一次的就诊、保健情况记录到健康档案中，运用统计学指标进行健康状况的前后比较，对居民健康进行动态监测和管理。

6．为全科医学和社区护理教学与科研提供信息资料　完整而准确的健康档案是医学教育和科研的资料。健康档案的及时补充和记录，不仅能够动态管理和观察个人健康指标，也是医学及护理科研和教学的重要资料。

7．是医疗法律文件，为司法工作提供依据　健康档案是一个服务记录的完整资料库，健康档案的原始记录具有全面、客观和公正的特点，规范的档案管理是评价社区卫生服务质量的工具之一，可以为处理医疗护理纠纷提供客观依据。

二、健康档案的基本内容

健康档案按照其层次可以分为个人健康档案、家庭健康档案和社区健康档案。其具体内容如下：

（一）个人健康档案

采用以问题为导向的记录方式，包括个人健康档案封面、个人健康资料、周期性健康体检记录和保健记录卡、病情流程表等。主要用于社区慢性病和残障者等在社区卫生服务机构治疗或居家护理。

1．封面　主要是方便保存、查找及归类。主要包括：医疗费用类型、档案编号、姓名、性别、出生日期、文化程度、婚姻状况、所属社区、建档医生、建档护士、建档日期等。

2．个人健康资料

（1）个人基本资料：包括姓名、性别、身高、体重、出生日期、文化程度、婚姻状况、职业、联系方式、用药史、过敏史、家族史。

（2）个人健康行为资料：包括吸烟、饮酒、饮食习惯、运动锻炼、就医行为等。

（3）心理特征：如气质类型、性格特征、人格倾向、记忆力、注意力、思维能力。

（4）主要健康问题：包括明确诊断和没有明确诊断的问题，以及心理、社会、行为因素方面的问题，一般按照名称、发生时间和处理情况进行记录。

3．周期性健康体检记录　周期性健康体检有利于及时筛查疾病，及时认真记录有利于追踪观察发现新问题，分析新问题。

4．病情流程表　病情流程表又称问题进程表，通常以表格的形式记录某一主要问题在某一段时间内的变化情况，概括地描述了与该问题有关的一些重要指标的变化过程。包括症状、体征、生理生化指标和一些特殊的检查结果，用药方法和用药副作用、饮食治疗、行为与生活方式改变，以及心理检测结果等。不是所有的个人健康档案都必须设计病情流程表，且病情流程表的格式根据不同疾病的特点，在设计和记录上可以不同。

（二）家庭健康档案

家庭健康档案是社区卫生工作者实施以家庭为单位的卫生服务的重要依据，是社区健康档案的组成部分。包括封面、家庭基本资料、家系图、家庭主要健康问题、家庭功能评估、家庭成员健康资料。

1．封面　包括档案号、户主姓名、社区、建档医生、建档护士、家庭住址、联系方式等。

2．家庭基本资料　包括家庭住址、人数及每一个成员的基本资料、家庭类型、家庭生活周期、居住状况、家庭生活习惯等。

3．家系图　家系图是以绘图的方式表示，总结与家庭有关的大量信息的工具。包括家庭结构及各家庭成员的健康和社会资料，是简明的家庭综合资料，其使用符号有一定的格式。

4．家庭主要健康问题　家庭成员的主要健康问题及家庭应激源、家庭压力，按照家庭成员的姓名、问题名称、发生时间、处理方式等内容进行记录。

5．家庭功能评估　家庭功能评估常用 APGAR 量表，主要测试家庭成员个人对家庭功能整体的满意度。

6．家庭成员健康资料　与个人健康档案相同。

（三）社区健康档案

社区健康档案是由社区医生和社区护士提供的、以社区为基础的、协调性的医疗保健服务的必备工具。包括社区基本资料、社区卫生服务状况和社区居民健康状况等。社区健康档案是了解社区卫生工作情况、确定社区中主要健康问题及制定卫生保健计划的重要文献资料。

1．社区基本资料　包括社区地域与环境状况、资源分布、社区人口学资料、社区主要产业与经济状况、社区组织的种类、配置及相互协调等情况。

2．社区卫生服务状况　包括：①每一年的门诊量、患者就诊原因分类、常见健康问题的种类和构成、门诊服务内容种类；②家庭访视和居家护理的人次、转诊率、转诊原因、转诊问题分类及处理情况统计；③住院统计包括住院患者数量（住院率）、患病种类及构成、住院时间等。

3．社区居民健康状况　包括：①社区人口学资料：包括人口数量、年龄和性别构成、文化构成、职业构成、家庭构成、出生率、死亡率、人口自然增长率等；②社区疾病谱与死因谱；③社区危险因素的变化情况；④社区流行病、传染病的监控情况。

三、社区健康档案管理

健康档案记录人一生中所有的健康资料，并为人的健康服务。档案建立后如何整理、归档、完善和使用是档案管理的重要工作。

（一）健康档案的管理方法

1．规范书写　对档案管理和建档人员应该进行统一培训，在书写上要求真实、准确，而且记录资料必须规范。

2．整理归档　按照个人、家庭、社区对档案进行分类，按具体要求进行编号。对健康资料及时进行整理，个人和家庭的资料可以随时归档，而社区资料则一年归档一次。

3．定期总结　健康档案逐渐增多，因此，有必要对社区健康档案中一些内容定期的总结整理。社区健康档案一般每一年更新或添补一次。

4．避免损坏　选择合适的环境保存，应配备防潮、防尘、防虫设备，同时防火、防水，避免阳光直射。

5．保护隐私　健康档案中的内容可能会涉及个人、家庭的隐私问题，因此，健康档案的保管尤其重要的就是可靠性和保密性。健康档案一般不外借。

（二）我国建档方式的现状

完整的社区居民健康档案包括个体健康档案、家庭健康档案和社区健康档案。在实际工作中，三种档案并不是完全独立分开的，许多社区在建立个人健康档案的同时，也收集了个人家庭的资料，个人健康档案又是社区健康档案的基础资料。

1．个人和家庭健康档案的建档方式

（1）个别建档：是居民来社区的卫生服务中心（站）就诊或建立家庭病床时建档，然后通过诊疗接触、家庭访视和居家护理等方式，逐渐完善个体健康档案和家庭健康档案。这种建档对社区患者健康管理起到重要作用，但由于仅局限于对来就诊和申请居家护理者的健康管理，不能代表社区群体健康状况。

（2）普遍建档：是由全科医生和社区护士在一段时间内访问社区中的每一个家庭成员及家庭整体做一次全面评价而建立的档案。这种建档方式能收集辖区所有家庭和家庭成员的基础资料，能针对普遍存在的健康问题和危险因素开展健康教育、健康检查和增进健康等活动。但是需要大量的时间、人力和物力，目前社区卫生服务机构正努力开展这项工作。

2．社区建档　社区卫生服务工作者，主要是社区护士每半年或一年将社区健康相关资料和数据定期输入计算机，对社区健康进行动态监测和管理。可以利用个人和家庭普遍建档的数据资料，进行统计分析获得社区群体健康相关资料，另外还可以利用居民委员会和街道办事处、派出所、区政府、卫生防疫站和妇幼保健院等相关资料，这样可以节省人力、物力和时间。

（三）现代信息技术在健康档案管理中的作用

科技的日新月异，为生活带来了便利。其中最大的一项成果就是网络的普及，我们已经完全进入了电子信息时代。现代信息技术在医疗卫生领域的应用越来越普及，目前我国各大医院都建立了不同种类的医疗信息管理系统。社区卫生工作者利用计算机软硬件技术、网络通讯和数据库等现代化手段，建立个人、家庭和社区的连续性、全方位、现代化健康档案管理系统，并以此系统为基础，开展医疗、预防、保健、康复、健康教育和计划生育"六位一体"的社区卫生服务。同时对医疗活动各阶段产生的数据进行采集、存储、处理、提取、传递和分类，汇总成各种新的信息，不断丰富健康档案的内容，从而实现社区居民健康档案的有效管理和信息的综合利用。

1．现代信息技术进行健康档案管理的优点

（1）操作更简便、快捷。

（2）灵活的输出功能，可随时按使用者要求获得所需资料。

（3）多职能团体使用达到资源共享，避免内容重复，提高工作效率。

（4）利用统计分析功能，方便统计居民就诊原因分类、居民健康问题分类、医生干预内容分类、社区的人口和家庭构成等资料。

（5）决策辅助功能可依据个人、家庭和社区健康的相关资料，制定提供相关服务的内容。

（6）随访提醒功能可从健康档案资料中自动查询出需要做预防保健服务、康复治疗的自我保健指导、慢性病的随访观察等项目的服务对象和时间安排。

2．现代信息技术进行健康档案管理的不足

（1）现代信息技术应用于健康档案管理尚处于开发阶段，目前软件类型没有统一标准，给交流和资源共享带来不便。

（2）电子资料和传统人工资料并存，影响资料的利用和管理。

（3）健康档案中包含个人隐私，记录内容涉及社会、心理和家庭等问题。电子资料内容及网络化管理不善容易造成泄密和修改。

3．现代信息技术进行健康档案管理的要求

（1）加强对网络化建档管理人才的培养：引进专业能力强，管理能力好的高素质人才，并对现有健康档案管理人员进行培训，掌握最新的管理技术，优化队伍结构。

（2）建立健全网络化建档管理制度：明确分工，实行专人负责制；制定出明确、合理、科学的健康档案分类归档标准；严格鉴定网络传送健康档案的真实性，避免出现虚假健康档案。

（3）严格监控电子健康档案的使用和转换：应多从技术上加强用户权限和密码管理设计，严格审查操作人员使用权限，避免健康档案遭到恶意修改，确保健康档案的安全性。

（4）加强标准化电子健康档案信息平台建设，逐步实现电子健康档案信息系统与医疗保障系统相衔接，实现与医疗卫生机构信息互通，实现社区居民跨机构、跨地域就医的信息共享。

（宁　静）

扫一扫
测一测

复习思考题

1. 社区健康教育的对象有哪些？

2. 简述社区健康教育的内容。

3. 护士小王休假后回社区医院上班，发现病人较以往有增多趋势，其中主要是呼吸道感染病人，且大多为老年人。小王想，目前正值秋冬交替季节，早晚温差大，气候干燥，是感冒、肺炎、支气管炎、支气管哮喘等呼吸道疾病的易发季节，近期电视上还播出甲型 H1N1 流感的病例。小王想到，她工作的这个社区常住人口以老年人居多，决定专门组织一次针对老年人呼吸道疾病的健康教育。

请思考：护士小王实施健康教育可以采取哪些形式？应如何对社区老年人实施健康教育？

第五章

社区常用中医护理原则及方法

 学习要点

中医饮食护理、生活起居护理和情志护理的原则与方法,常用中医护理技能操作。

中医护理是中医学的重要组成部分。它以中医理论为指导,结合预防、保健、康复等医疗活动,对患者及老、弱、幼、残等特殊人群加以照料,并施以独特的护理技术,以保护人类健康。目前我国的社区卫生服务体系已初具规模,社区护理的健康观、预防观与中医护理的整体观和预防观不谋而合。中医护理技术因其简、便、验、廉等独特优势能很好地适应社区卫生服务功能,深受广大社区群众的青睐,应用前景广泛。针对社区居民的主要健康问题及疾病的流行趋势,制定并实施社区中医干预方案,普及中医疾病预防知识,运用中医药养生保健理论方法指导社区居民开展养生保健,增强社区居民健康意识,达到未病先防、既病防变、病后调护、病后防复,提高社区居民健康水平的目的。

第一节　常用饮食护理的原则及方法

饮食是人体五脏六腑、四肢百骸得以濡养的源泉,是精气、津液、血脉的重要来源,是维持人体生长发育和新陈代谢的必要条件。自古以来我国劳动人民就十分重视采用饮食防治疾病和延年益寿,把食物喻为人的命脉。同时合理进食是促进疾病痊愈、身体康复的重要环节,所谓"治病当论药攻,养病方可食补"。许多疾病后期,只要饮食调理适宜,不必用药便能自愈。事实上食物本身就是药物。中医学早有"药食同源""亦药亦食",甚至有"食治胜于药治,药疗不如食疗"之说。加强社区人群饮食指导,深刻理解"病从口入"的内涵,科学安排饮食和养成良好的饮食习惯,使饮食摄入与病、药及治则相宜;与四时气候相宜,以起到养生康复、促进疗效的作用,保证身体健康。而且饮食调护在社区家庭中简单易行,应加以普及。

一、饮食护理的原则

饮食护理要遵循辨证施护的原则,时刻注意保护胃气,达到恢复正气,疗疾祛病,改善机体功能的目的。

（一）按时定量，种类多样

1.定时进食　与脾胃弛张有序的运化功能相符，有利于消化吸收功能有节奏地进行。反之，食无定时，或饥而不食，或暴饮暴食，均会损伤脾胃，使消化能力减弱，食欲逐渐减退，损害身体健康。

2.定量进食　饮食定量一是保证生命活动的需求，二是在脾胃运化功能承受范围之内。不可过饥过饱，切忌暴饮暴食。过饥则营养不足，正气日衰，影响疾病康复；过饱或暴饮暴食则加重胃肠负担或损伤脾胃，影响消化吸收和营养物质的输布，同样影响疾病康复。

3.种类多样　饮食应多样化，不可偏食。各种食物中所含营养成分不同，因此合理搭配食物，可使人体得到均衡的营养，满足各种生理活动的需要。

（二）因时制宜，因人制宜

1.因时制宜　根据春、夏、秋、冬四时气候变化合理调配不同的饮食。春夏之季，阳长阴消，气候由温和逐渐转为炎热。春季饮食宜辛温升散；夏季宜清淡、生津、解暑为佳；秋冬之季，阴长阳消，气候由凉而寒，秋季饮食应以滋阴润肺为主；冬季应以滋阴潜阳、热量较高的食物为佳。

2.因人制宜　根据年龄、体质、性别的差异，分别给予不同的饮食。人的年龄有老幼，消化能力有强弱，体质有胖瘦之别，古有胖人多痰湿，瘦人多内热之说，故在饮食护理中要因人施护。

（三）辨证施食，调和气味

1.辨证施食　是在辨证的基础上，结合食物的四气五味，给予患者补虚泻实、调整阴阳的饮食护理，如表证用解表饮食、便秘用通便饮食、虚证用补虚饮食等。

2.调和四气　指寒热温凉调和。根据食物寒热温凉的不同性质，结合春夏秋冬四季的寒暑变化，科学调配适合于病症的饮食，寒证用热性饮食、热证用寒性饮食。

3.调和五味　即根据食物酸、苦、甘、辛、咸五味对人体的作用不同，调和五味，不可偏嗜，以利于健康。中医学认为，五味与五脏有密切关系，即酸入肝，苦入心，甘入脾，辛入肺，咸入肾。五脏的阴精来源于饮食五味，但五味太过又可伤害五脏。因此五味调和适当，饮食与病变相宜，机体就会得到充分的营养，能辅助治疗，促进疾病好转。

（四）卫生清洁，习惯良好

1.卫生清洁　饮食不洁可导致胃肠疾病或加重原有病情。因此，生活中的饮食宜新鲜卫生，选择符合国家食品安全卫生标准的食品，注意食品购置、加工、保存各环节的卫生，以保证饮食安全卫生。

2.习惯良好　养成良好的进食习惯。进食宜和缓，细嚼慢咽；进食宜专一，注意力要集中，做到"食不语"；进食宜愉悦，即用餐时要选择良好的环境并保持愉快的心情；食后要漱口，保持口腔清洁卫生；夜晚睡前不宜进食。

二、饮食护理的方法

（一）饮食调理

1.根据不同病证给予适合饮食　疾病有寒热、虚实、阴阳、表里之别，社区护士应根据患者的不同情况，指导其选择不同属性的食物，以配合"虚则补之""实则泻之""寒者热之""热者寒之"治疗。不同药物，其性味、功能、主治不同，食物同样也具有各自的性味、功能和主治。各种病证饮食宜忌总原则应以辨证为依据。

（1）热证患者宜清热、生津、养阴，故食物宜选择寒凉性和平性食物，忌辛辣烟酒及温热性食品。

（2）寒证患者宜温里、散寒、助阳，故宜选择温热食物，忌生冷瓜果，忌寒凉食物。

（3）虚证患者宜补虚益损，食补益类食物。其中阳虚患者，食物选择宜温补，忌用寒凉食物；阴虚患者，食物选择宜清补，忌温热；气虚者可随病证的不同辨证施食。应注意的是虚证患者多脾胃虚弱，进补时不宜使用滋腻、硬固之品，食物宜清淡而富含营养为宜。

（4）实证患者应根据病情之表里寒热和轻重缓急辨证施食，采取急则治其标、缓则治其本和标本兼治的原则进行调护。一般不宜施补。

（5）外感病证饮食宜清淡，可食葱、姜等辛温发散之品，忌油腻厚味。

2. 根据不同的治则进行饮食调护　食物的性能（即食性）同中药的性能（即药性），都有"四气""五味"，也都有升、降、浮、沉的不同作用趋向和五脏六腑的不同归经。而且这些属性的含义也大体相同，如寒能清热，热能祛寒，辛能散，甘能缓，寒凉性质多具有滋阴、清热、泻火、凉血、解毒等作用。重视食物对药性的影响及疗效的发挥，根据治疗原则选择适宜的食物，以增强药效。当热证患者用寒药治疗时，适当吃些寒性食物；寒证患者用热药治疗的同时，适当吃些热性食物；实证患者用泻药治疗的同时，适当吃些泻性食物；虚证患者用补药治疗时，适当吃些补性食物，则会提高治疗效果。

3. 根据四时气候特点进行饮食调护　春季为万物生发之始，阳气卓越，应忌油腻、辛辣食品，以免助阳外泄，宜食清淡瓜果、豆类。夏季天气炎热，由于暑热夹湿，脾胃易受困，应进食清淡、解渴、生津、消暑之品，如西瓜、冬瓜、绿豆汤、乌梅小豆汤、藿香茶，冰糖煎水代茶饮等，忌食生冷或不洁食物，尤其是过于寒凉、厚味之品，以免损伤脾胃；平素阳虚体质，常服用参茸、附子之品者，也应注意节制。秋季万物收敛，凉风初长，燥气袭人，早晚凉爽，易致肺系病证如哮喘、咳嗽等复发，饮食应以滋阴润肺为主，可适当食用一些生津滋润食物，如芝麻、蜂蜜、菠萝、乳品、甘蔗、糯米等，以益胃生津，尽可能少食葱、姜、辣椒等辛辣之品；进补时应注意在平补的基础上再配以生津养液之品。冬季天气严寒，万物伏藏，易遇寒邪，宜食用具有滋阴潜阳作用且热量较高的食物，如谷类、羊肉、狗肉、龟鳖、木耳等，而且宜热饮热食，应忌生冷、过咸食品，以保护阳气。由于冬季以养精、藏精为主，此时进补可扶正固本，有助于体内阴精的潜藏，以增强抗病能力，为有效地预防开春的时行瘟病打下较好的基础。

4. 特殊人群饮食调护　社区中的老、弱、病及孕产妇等都是社区护理的重点对象，由于身体状况具有特殊性，因此应针对其机体需要，给予相应的饮食调补。

（1）孕产妇在妊娠期，由于胎儿生长发育的需要，机体的阴血相对不足，而阳气偏胜，宜食性味甘平、甘凉的补益之品，如鱼肉、乳类、蔬菜、水果等，忌食辛辣、温燥之物，以免助阳生火扰动胎气，即所谓"产前宜凉"；哺乳期由于胎儿的娩出，气血受到不同程度的损伤，机体多虚多瘀，此时宜食富营养、易消化、补而不腻之物，如小米粥、大枣、骨头汤、鸡汤、蛋类等，忌食寒凉、辛辣、酸性食物，即所谓"产后宜热"。

（2）儿童身体娇嫩，为稚阴稚阳之体，宜食性味平和，易于消化，又能健脾开胃的食物，而且食物品种宜多样化，粗细结合、荤素搭配，不可偏嗜，以免过胖或过瘦，忌食滋腻、峻补之品。

（3）老年或大病初愈之人，脾胃功能虚弱，运化无力，宜食清淡、温热、熟软之品，忌食生冷、硬固、不易消化之物，且因其体质虚弱，不宜大剂量强补，而应少量多次进补，防止偏补太过或因补滞邪。肠燥便秘者，宜多食含油脂的植物种仁或多纤维的菜根之类。

（二）社区常见病证饮食宜忌和食疗

1．肺系病证　肺系病证是指在外感、内伤等因素影响下，造成肺功能失调和病理变化的一类病证。社区中较常见的肺系病证包括咳嗽、哮喘、肺痈、肺痨、肺癌等。多以气机升降失常的证候为主，如咳嗽、咳痰、呼吸困难等，常影响工作、学习，降低生活质量。本证在药物治疗的同时加强饮食调护不失为较好的辅助疗法。肺系病证饮食宜清淡素食、水果，忌辛辣、烟酒、油腻食物。当肺寒咳嗽、痰多胸闷时可选用芥菜生姜饴糖液（《食疗本草学》），方法：取芥菜250g、生姜10g，捣烂绞汁加饴糖50ml，混匀，每日2～3次分服；肺热咳血者可给予萝卜膏（《中国防痨》），方法：取萝卜1000g，切碎，以3000ml水煎熬半小时左右去渣浓缩至100ml，另用溶化的明矾10g（以水溶化）、蜂蜜100g，与萝卜汁混匀，共煮沸后，待冷备用，早晚空腹服用，每次服50ml；痰热咳嗽或肺燥咳嗽、痰液浓稠者可给予茼蒿蜂蜜液（《食疗本草学》），方法：取茼蒿菜120g，切碎，加水煎汤取汁，加入蜂蜜30g，溶化后分2～3次服食。

2．心脑病证　社区常见的心脑病证有心悸、胸痹心痛、眩晕、中风等。心系疾病证候特征主要表现为血脉运行障碍和神志活动异常，脑病证候特征表现为神志精神活动异常。心脑病证常严重影响家庭生活质量，而饮食调护对预防和控制本病证具有较好作用。

心脑病证饮食原则应结合生化检查分别对待。血脂正常者，一般营养食品均可应用；血脂增高者，以清淡素食为主，忌食动物内脏如猪肝、猪腰、鱼子，以及浓茶、咖啡、烟酒、辛辣等刺激品；高血压、高脂血症和冠心病、动脉粥样硬化等心脑血管疾病患者可给予柿子山楂茶（《食疗本草学》），方法：取柿子10g、山楂12g，茶叶3g，沸水浸泡，时时饮用，有较好效果。也可给予香菇降脂汤（《食疗本草学》），方法：香菇90g，用植物油适量，食盐少许炒过，热水煮成汤后食用。

3．脾胃肠病证　社区常见的脾胃肠病证包括胃痛、呕吐、噎、嗝、呃逆、泄泻、便秘等。脾胃同居中焦，功能各异，患病后又往往相互影响。脾病多虚，脾为阴土，易被湿困而失健运；胃病多实，常为寒热所伤。胃为阳土，易化燥伤阴。为此加强饮食调护更为重要。

脾胃肠病证饮食原则以富有营养、温热、易消化食品为宜，忌食生冷、煎炸及壅滞脾胃气机的食物。如有噎、嗝、胃胀作痛可给予鲜韭汁（《食疗本草学》），方法：取韭菜500g，捣碎绞取汁液，每次服50ml，日服3次，可用红糖调味；如患者有脾胃虚弱呕逆上气可给予刀豆散（《医级》），方法：取刀豆子，研为细末，每次服10g，温开水送服，日服1次；如患者消化不良，少时腹泻或久泻而脾阳不足者可给予苹果山药散（《食疗本草学》），方法：取苹果30g、山药30g，共研为细末，每次15～20g，加白糖适量温开水送服，日服3次；如患者消化不良、食积不化可给予大山楂丸（《中药制剂手册》），方法：取山楂 960g、麦芽 140g、神曲 140g，共研为细末，用白糖 840g，混匀，炼蜜为丸，每丸 10g，温开水送下，日服次数依疾病状态而定。

4. 肝胆病证　社区常见的肝胆病证包括黄疸、腹胀、胁痛等。

肝胆病证饮食原则以清淡蔬菜、瘦肉、鸡、鱼类为宜，忌食辛辣、烟酒刺激品、动物内脏等。肝硬化腹水宜低盐或无盐；肝性脑病时控制动物蛋白摄入；胆石症患者可给予鲜萝卜汁（《食医心镜》），方法：取鲜萝卜 250g，捣烂取汁，冷服，每次 2 汤匙，每日 2～3 次，可较好地预防胆石形成。

5. 肾膀胱病证　社区常见的肾膀胱病证包括水肿、淋证、消渴等。

肾膀胱病证饮食原则宜清淡、富于营养，忌盐、碱过多和酸辣刺激品。如有水肿可选用冬瓜、赤豆、苡仁、黑鱼、鲫鱼、蒜头等利尿消肿之疗效食品；淋浊忌脂肪、蛋白类食物；消渴患者需根据血糖控制米饭及含淀粉、糖分较高的食物，可食用适量蔬菜、豆制品、瘦肉。患者阳虚精少所致腰背酸痛、阳痿尿频等，可选用鹿肉杜仲汤（《食疗本草学》），方法：取鹿肉 120g、杜仲 12g，加水煎煮至肉熟，稍加调味品，饮汤食肉，有较好的补益肝肾之功效。如肾虚阳痿可食用海参瘦肉汤（《随息居饮食谱》），方法：取海参 250g、猪瘦肉 250g，加水煨炖，加食盐少许，饮汤食肉。

6. 外感病证　外感病证是指感受外邪，正邪相争，导致脏腑功能失常的一类病证，临床以发热为主。社区常见外感病证包括感冒、外感发热、痢疾等。

外感病证饮食原则，高热期以清淡流质或清淡半流质饮食为宜，多食新鲜水果，忌食辛辣、油腻煎炸食物，以防伤阴动火。恢复期仍宜清淡少油饮食，以免反复。感冒初起或风寒感冒无汗轻症者，可给予葱白粥（《济生秘览》），方法：取连根葱白 20 根、粳米 60g，加水适量，煮成稀粥，趁热服食。风热感冒、头痛、目痛者可给予桑菊薄荷茶（《食疗本草学》），方法：取菊花 6g、薄荷 10g、金银花 10g、桑叶 10g，沸水浸泡，代茶饮。

（三）有特殊作用的食物

1. 具有解表作用的食物

（1）具有发散风寒作用：生姜、葱白、大蒜等。

（2）具有疏散风热作用：淡豆豉、茶叶、荷叶等。

2. 具有清热作用的食物

（1）具有清热泻火作用：苦瓜、杨梅、苋菜、松花蛋、百合等。

（2）具有清热凉血作用：莲藕、荠菜、芹菜、丝瓜、黑木耳等。

（3）具有清热解表作用：绿豆、白扁豆、黄豆、黑豆、赤小豆、冬瓜、苦瓜、南瓜、西红柿等。

（4）具有清热燥湿作用：香椿、荞麦等。

（5）具有清热解暑作用：西瓜、冬瓜、黄瓜、绿豆、苦瓜等。

3. 具有健脾和胃助消化作用的食物　大枣、生姜、山药、山楂、大蒜、小茴香、胡椒等。

4. 具有润肠通便作用的食物　香蕉、甜杏仁、核桃仁、松子仁、芝麻、菠菜、蜂蜜等。

5. 具有祛湿利水作用的食物　乌鲤鱼、鲫鱼、冬瓜、西瓜、黄瓜、绿豆、薏苡仁、葫芦等。

6. 具有止咳平喘化痰作用的食物

（1）具有止咳平喘作用：鸭梨、杏仁、柿子、冬瓜仁、罗汉果、乌梅、冰糖等。

（2）具有清热化痰作用：海蜇、胡萝卜、茶叶、橘子等。

（3）具有温化寒痰作用：生姜、核桃仁等。

7. 具有祛风湿作用的食物 薏苡仁、鸡血、猪血、黄鳝、樱桃等。

8. 具有止泻作用的食物 山楂、乌梅、莲子、山药、薏苡仁、大蒜等。

9. 具有驱虫作用的食物 乌梅、石榴、南瓜子、大蒜、醋等。

10. 具有补养作用的食物

（1）具有补气、补阳作用：海参、海虾、鱿鱼、鲢鱼、羊肉、狗肉、牛肉、兔肉、雀肉、核桃仁、韭菜、山药、大枣、黑木耳、糯米等。

（2）具有补血、补阴作用：哈士蟆油、鳖鱼、燕窝、干贝、鳝鱼、鸡蛋、黑木耳、荔枝、松子仁等。

11. 具有降低血糖作用的食物 苦瓜、冬瓜、南瓜、洋葱、茭白、豇豆、豌豆、山药等。

12. 具有降脂、降压、防血管硬化的食物 紫菜、海参、海蜇、芹菜、荸荠、洋葱、山楂、乌梅、黑木耳、香菇、西红柿、大蒜、生姜、大豆、蘑菇等。

13. 具有抗癌作用的食物 绿豆、大蒜、无花果、杏仁、荸荠、乌梅、百合、黑木耳、扁豆、白萝卜、胡萝卜、卷心菜、花菜、大白菜、西红柿、韭菜、莴苣、南瓜等。

14. 具有养血安神作用的食物 酸枣、黄花菜、百合、莲子等。

15. 具有止血作用的食物 黑木耳、茄子、萝卜、菠菜、乌梅、香蕉等。

16. 具有活血作用的食物 山楂、茄子、韭菜、栗子、生藕、红糖等。

第二节 生活起居护理的原则及方法

日常生活中，社区人群的起居、劳逸结合是生存和维护健康的需要，人体的起居动静应与四时昼夜阴阳之气相适应。社区护士应通过多种形式的健康教育活动，向中年人群、妇女、儿童、老年人等社区居民宣传相应的中医药预防保健、生活起居养生调摄知识，以增强居民的健康意识和自我保健能力，促使人们能根据时令气候变化、老幼强弱体质等具体情况自觉采纳有益于健康的起居，增强体质，消除或减轻影响健康的危险因素，预防疾病，促进健康，提高生活质量。

一、生活起居护理的原则

（一）顺应自然

中医学非常重视"天人相应"，认为人与自然是一个统一的整体，自然界的各种变化，都会影响到人的生命活动，使之发生相应的变化。因此，顺应春生、夏长、秋收、冬藏的四时阴阳变化的自然规律，是人们生活起居不可违背的基本法则之一。

1. 顺应四时阴阳 自然界有春、夏、秋、冬四季变化，人的生理活动也会相应改变。善于养生者，就要使机体与四季变化相适应，保持人与自然环境的协调统一，以祛病延年。若违背自然界的变化规律，就等于削伐、伤害了生命的根本，对于维护和恢复健康极为不利。因此，要做到春防风，夏防暑，长夏防湿，秋防燥，冬防寒。春养阳，早起锻炼，抒发气机吸取新鲜空气；防止体内阳气过分消耗，尤其是对慢性阳虚的个体，抓紧春季时间用食物或药物补益阳气，还要注意"春捂"，以防止风邪侵袭。夏养阳护阴并重，健身宜于清晨或傍晚；白天当阴居避暑，夜间不贪凉夜露，以防多汗伤津或感受寒凉之邪，并应适当饮用生津止渴的降温饮料。此时体内阳气若无过多损耗，有所贮备，则到秋冬就能抵御寒邪侵扰，预防秋冬发生腹泻、咳喘等证。长夏时尤应注意湿邪侵袭。秋天应以"收养之道"为主，注意收敛精气，燥邪较甚，昼夜温差悬殊，还应注意冷暖，保养阴津。冬季养精固阳，防寒保暖，饮食宜热，对慢性阴虚津亏个体，借此季节以食物或药物来填补阴津，使阴津积蓄，才能预防春夏阳亢之时对阴津的耗散。

2．顺应昼夜晨昏 一日之中有昼夜晨昏的变化，而人体的生理活动也会随着昼夜晨昏的变化出现相应的改变。人体的阳气随着昼夜晨昏阶段的不同，在一天中呈现朝生夕衰的变化规律。因此，当一些个体处于虚弱或病后，机体阴阳失去平衡，自身调节能力减弱，对昼夜的变化反应特别敏感，从而使疾病出现"旦慧""昼安""夕加""夜甚"的现象。所以，对虚弱患者尤其是老年患者应加强夜间的观察，以防出现意外情况。

顺应自然是人们生活起居不可违背的基本原则，必须根据四时阴阳的变化规律来进行生活护理，以达到天人合一，病却康健。

（二）平衡阴阳

中医护理的整体观认为：生命活动是外环境和内环境在不同层面，阴阳两个方面保持对立统一的协调关系的结果。而患病的最根本原因，则是阴阳失衡。护理时重要的是调理阴阳，根据患者阴阳偏胜偏衰的病理变化情况去制定护理措施，进行生活起居护理，既要顺应外界自然环境达到阴阳平衡，同时也要调整机体内环境的阴阳平衡，做到内外环境的平衡，以达到"阴平阳秘，精神乃治"的境地。

（三）起居有常

起居有常，指日常作息时间的规律化。起居作息要符合自然界阳气消长的规律及人体的生理常规，其中最重要的是昼夜节律，否则，会引起早衰与损寿。古代养生家认为，春夏宜养阳，秋冬宜养阴。因此，春季宜晚睡早起，外出散步，无拘无束，保持情志舒畅，以应生发之气；夏季宜晚睡早起，使志无怒，以应长养之气；秋季宜早睡早起，神态安静，以应收敛之气；冬季宜早睡晚起，神态静谧，避寒就暖，减少运动，以应潜藏之气。不仅一年四季的作息时间因季节而异，一天中也应根据昼夜晨昏的变化而有所不同，人们应在白昼阳气隆盛之时从事日常活动，夜晚阳气衰微之时卧床休息，即所谓"日出而作，日入而息"，这样可以起到保持阴阳协调平衡的作用。所以，在社区护理过程中，应指导人们按时起居，养成有规律的睡眠习惯，不要过长，也不要过短，过长会导致精神倦怠，气血瘀滞；过短则因睡眠不足，使正气耗伤。

（四）劳逸适度

劳，即是人体产生疲劳的一种状态或活动。逸，即改变产生疲劳状态或活动，使人体产生舒适并得到休息的活动及状态。劳逸之间的转化是辩证的，也是动态的。

每天要保持适度的活动，以促进气血流畅，使筋骨坚实，神清气爽，增强抗御外邪的能力，有利于机体各功能的恢复与促进，但活动要遵循相因、相宜的原则，根据不同的体质、爱好、客观环境、身体状况等进行安排，如散步、打太极拳等，一定要适度,避免剧烈运动。尤其是恢复期或慢性病患者,在病情允许情况下更应注意动静结合,以不感劳累为原则。对虚证、体弱者,虽以静养为主,但也应在床上或室内行内养功、放松功等活动。做到劳逸适度应注意以下几点:

1．体力活动　包括劳动和运动。适度的劳动和运动,有利于气血通畅,活动筋骨,增强体质,提高抵御外邪的能力。过度安逸易使气血瘀滞,诱发各种疾病;劳累过度,超出了自身的承受能力,就会损伤正气,影响康复能力。所以社区护士应指导人们做到"动静结合""形劳而不倦"。

2．脑力活动　包括精神和娱乐活动。适当的娱乐活动,可使人保持心情舒畅,精神愉悦,有利于疾病的康复。因此,社区护士应根据居民个体特点、个人爱好等,安排好适当和适度的娱乐活动(如下棋、打牌、看电视、参加或观看文艺节目等),以调节人们的精神生活。

3．房事活动　性生活是人的正常生理需求,但必须适度。在患病期间,因患者正气受损,节制房事、保存肾精,"惜精"和"节欲"养生,尤为重要。

4．休息和睡眠　每个人都应该注意休息,以消除疲劳,恢复体力和精力,增强机体抗病能力。睡眠是休息过程中的一种必要的重要形式和保证。充足、高质量的睡眠,可消除疲劳,恢复精力,增强免疫力,有助于健康的维护及疾病的好转和康复。

（五）慎避外邪

慎避外邪,即注意避免外邪的侵入,防止疾病的发生。中医学认为,任何疾病的发生和发展都是正气与邪气双方斗争的结果。正气虚弱者,更易感受风、寒、暑、湿、燥、火六淫和疫疠之气等外邪的侵袭。"虚邪贼风,避之有时""避其毒气"等是"治未病"的预防观和养生观在中医护理中的具体体现。对患者的护理要特别注意气候反常和疫疠之气的流行,"避其毒气",及时采取有效措施,增强机体防御能力,提高适应性,以避免外邪的侵袭。

（六）形神共养

中医学强调"形乃神之宅,神乃形之主"。形神统一是生命存在的重要表现形式。养形,就是要对人的五脏六腑、气血津液、五官九窍、四肢百骸等形体的保养和护理,通过适当的休息和活动,提供良好的医疗护理和物质条件来实现。养神,主要是对人的精神调摄,通过各种方式调节人的精神情志活动,使其保持精神愉快、心情舒畅的最佳精神状态,从而达到邪退正复之目的。

二、生活起居护理的方法

人们生活起居环境的好坏,直接影响着健康的维护和疾病的康复。社区护士应指导社区相关机构和社区民众努力创造一个安静、安全、整洁、舒适、便利的生活起居环境,使人们心情愉悦,安居乐业,真正达到社区健康的目的。

（一）优化环境

1．自然环境　良好的自然环境,气候适宜,阳光充足,空气清新,水源洁净,景色秀美,有益于人体的新陈代谢活动。因此,应加强社区内环境的绿化、美化,给社区居民创建一个有利于身心健康的自然环境。

2．居室环境　居室安静,通风整洁,适宜的温湿度,适度的光线。

居室安静、整洁,不但能使人心情愉快,身体舒适,还能使人睡眠充足,食欲旺盛，有利于健康。反之，嘈杂的环境，不利于休息，还可使人产生很多不良症状如心悸、坐卧不安、烦躁、惊悸等，这些不仅不利于健康，还会影响疾病的康复，甚至诱发疾病的发生，如心脏病患者常可因骤听高声喊叫或突然开门而惊恐万分，甚至引起心痛发作；失眠者稍有声响就难以入睡；高血压患者也可因噪声而至血压升高等。

居室经常通风换气，能使人神清气爽，肺气宣通，气血通畅，食欲增进。每日通风的次数和每次持续的时间，应根据季节和室内的空气状况而定，但每天至少应通风1～2次。夏季天气炎热，易感暑热，一般宜在上午8～10点钟通风换气，保持凉爽；冬季气候寒凉，可短时间轮流开窗通风换气。通风时避免对流风，尤其是对身体虚弱或已经感受寒邪者，要在通风时穿好衣服或盖好被子，避免寒邪侵犯。对于刚装修的居室，尤需注意加强通风换气，以防急性或慢性中毒的发生。

适宜的温湿度，可使人感到轻松、舒适、安宁。室温过高，会使人感到燥热难受，易感热邪；室温过低，又会使人感到寒冷不适，易感寒邪。一般来说，年老、体弱、阳虚或感受风寒者，应安排在向阳的房间，室温宜高；青壮年、阴虚、实热证或感受暑热者，常怕热喜凉，可安排在阴面房间，室温宜低。湿度过高，汗液蒸发受阻，会使人感到胸中满闷，困倦乏力，特别是一些慢性风寒湿痹者，可使病情加重；湿度过低，则口干唇燥，咽喉干痛，特别是阴虚肺热者，会出现呛咳不止。因此，对感受燥邪等而致病的阴虚者，室内湿度宜偏高，可在地面洒水或应用加湿器等；对感受湿邪等而致病的阳虚者，室内湿度宜偏低，可经常开窗通风，降低湿度。

自然的光照使人舒适、欢快、明朗，有利于健康。应根据时间和患者病情不同，对光线进行相应的调节。如休息时光线宜暗；长期卧床者，床的位置应尽量摆放在靠近窗户，以得到更多的阳光，有利于患者早期康复；热证、肝阳亢盛、肝风内动的患者，光线宜稍暗；寒证、风寒湿痹证患者，光线则需充足。

（二）安卧有方

睡眠是人的一种生理需要。人在睡眠状态下，身体各组织器官大多处于休整状态，气血主要灌注于心、肝、脾、肺、肾五脏，使其得到补充和修复。安卧有方可以保证人的高质量睡眠，从而消除疲劳，恢复精力，有利于人体健康长寿。若要安卧有方，需注意以下几个方面：①必须保证足够的睡眠，一般说来，中老年人每天睡眠时间以8～10小时为宜；②注意卧床宜软硬适宜。过硬，全身肌肉不能松弛从而影响休息；过软，脊柱周围韧带和椎间关节负荷过重，会引起腰痛；③枕头一般离床面5～9cm为宜，过低，可使头部血管过分充血，醒后出现头面浮肿；过高，可使脑部血流不畅，易造成脑血栓而引起缺血性中风；④正确的睡眠姿势，一般都主张向右侧卧，微屈双腿，全身自然放松，一手屈肘平放，一手自然放在大腿上。这样，心脏位置较高，有利于心脏排血，并减轻负担，同时，由于肝脏位于右侧较低，右侧卧可使肝脏获得较多供血，有利于促进新陈代谢；⑤养成良好的饮食习惯，晚饭不宜吃得过饱，也不宜吃刺激性和兴奋性食物，中医认为"胃不和则卧不安"。睡前宜梳头，宜用热水浴足。

（三）衣着宜忌

衣着服饰对人体健康的影响，主要是与衣服的宽紧、厚薄、质地、颜色等密切相关。古今养生学家认为，服装宜宽不宜紧，并提出："春穿纱，夏着绸，秋天穿呢绒，冬装是棉毛。"内衣应是质地柔软、吸水性好的棉织品，可根据不同年龄、性别和节气变化认真选择。同时，要特别强调"春不忙减衣，秋不忙增衣"的春捂秋冻的养生措施。

第三节 常用情志护理的原则及方法

情志护理是指在社区护理工作中,护理人员要注意观察、了解服务对象的情志变化,掌握其心理状态,设法预防和消除不良情绪的影响,使服务对象处于最佳心理状态,以利于健康的维护和疾病的康复。

中医学非常重视人的精神活动和情绪变化,早在《内经》中即把人的情志归纳为喜、怒、忧、思、悲、恐、惊七种情感变化。在正常情况下,七情仅是精神活动的外在表现,并不成为致病因素。然而长期或突然遭受某种精神刺激,则可能使人体阴阳失调、气血紊乱、脏腑经络功能失常而发生疾病,如"怒伤肝,喜伤心,忧伤肺,思伤脾,恐伤肾",这时七情成为一种致病因素。同时,人的精神状态好坏,对疾病的发展和治疗也有着很大的影响。因此,应加强对患者的情志护理,设法避免并消除紧张、恐惧、忧虑、烦恼、愤怒等不良情志,使其树立战胜疾病、恢复健康的信心和勇气,以提高社区整体健康水平。

一、情志护理的原则

(一)诚挚体贴,无微不至

人患病后或在健康状态不佳时,以及一些老年人,往往会产生各种心理反应和改变,导致情志状态和行为不同于正常人,如依赖性增强,猜疑心加重,主观感觉异常,情绪容易激动和不稳定,而表现为寂寞、苦闷、忧愁、悲哀、焦虑等不良的精神情绪。护理人员应善于体谅他们的疾苦,动态了解他们细微的情志变化,同时,态度要和蔼,语言要亲切,动作要轻盈,衣着要整洁,室内外环境尽量保持安静、舒适,使他们从思想上产生安全感,以乐观的情绪,良好的精神状态去面对目前的状况。

(二)有的放矢,因人施护

由于人的年龄、体质、性格、性别不同,加之家庭背景、生活阅历、文化程度、所从事的职业和所患疾病等都有差异,即使面对同样的情志刺激,也会有不同的情绪反应。因此,要因人而异,有的放矢地对每位个体进行耐心细致的情志护理,以减轻其心理压力,尽快从不良状态中解脱出来。

1. **年龄差异** 儿童脏腑娇嫩,气血未充,大脑发育不完善,易因惊、恐致病;成年人,血气方刚,奋勇向上,又处在各种复杂的环境中,易为恼怒、忧思致病;老年人,常有孤独感,易因忧郁、悲伤、思虑而致病等。

2. **性格差异** 一般而言,性格开朗乐观之人,心胸宽广,遇事心气平静而自安,故一般较配合治疗和护理;性格忧郁之人,心胸狭窄,感情脆弱,情绪常波动,缺乏战胜疾病的信心。因此要耐心安慰和开导,使其消除顾虑,积极配合治疗和护理。对情绪激动者,应注意交谈的态度和语气,待其情绪稳定后,再进行劝导和安慰。

3. **体质差异** 人的体质有阴阳禀赋之不同,对情志的反应也有很大差异。偏阳体质者,性格多外向,喜动好强,易急躁,爱慕虚荣,自尊心强,自制力较差,可通过培养钓鱼爱好来磨练自己,以消除心脾燥热;偏阴体质者,性格多内向,喜静少动,或胆小易惊,多忧愁悲伤,郁郁寡欢,可选择弈棋等,以扩大社交领域,促进人际关系的和谐。

4. 性别差异　男性属阳，以气为主，情感粗犷，刚强豪放，易为狂喜大怒而致病；女性属阴，以血为先，情感细腻而脆弱，一般比男性更易于为情志所困，常因忧郁、悲伤而致病。

（三）清静养神，宁心寡欲

七情六欲为人之常情，但七情过激，可使人气血紊乱，导致疾病的发生或加重，患病之人对情志刺激更为敏感。因此，精神调摄非常重要，要采取多种措施，保持其情绪的稳定，避免不良刺激。疾病恢复期的患者，尤其是高血压或脑出血患者，常因过度兴奋，使病情加重，因此保持平和的心态尤为重要。

（四）怡情畅志，乐观愉快

保持乐观愉快的情绪，能使人体气血调和，脏腑功能正常，有益于健康。对于有病之躯而言，不管其病情如何，乐观的心情均可以促使病情的好转。所以，社区护士要帮助其尽快适应角色转换，患同种疾病的患者间可现身说法相互鼓励，同时营造一种轻松的气氛环境，如适时播放音乐、相声等，使他们能保持乐观的情绪和愉悦的心情。

二、情志护理的方法

（一）说理开导

说理开导是指通过正面的说理，使人们认识到情志对人体健康的影响，从而使人们自觉地调和情绪，增强战胜疾病、促进健康的信心，积极配合治疗护理，使机体早日康复。

首先要不断提高护理人员的自身综合素质，态度要真诚热情，要有同情心和责任感，以取得社区居民的信任，再针对人们不同的症结，做到有的放矢，动之以情，晓之以理，喻之以例，明之以法，从而使人们以良好的精神状态投身于维护和促进健康的活动中。在疾病的初始阶段，对不重视或对疾病认识不足的个体，应告知疾病的原因、性质、危害及病情的程度，使他们对疾病有正确的认识和态度，既不轻视忽略，又不畏惧恐慌；在疾病的发展阶段，针对某些忧心忡忡、对治疗失去信心的患者，及时地进行劝告，阐明只要很好地与医护人员配合治疗和护理，可达到恢复健康的目的，以增加患者战胜疾病的信心；在疾病的恢复阶段，应指导他们如何进行调养，并提出具体的方案，督促其实施；对完全丧失生活能力，精神压力较大者，应该在生活上全面照顾，在精心护理的同时，多向其介绍身残志坚的残疾人事迹或请取得显著疗效的患者亲自介绍体会，帮助他们坚定生活的信心和勇气。同时，提倡护理人员提出观点，启发患者自我分析，及时化解焦虑、沮丧、恐惧、愤怒等不良情绪，帮助其从各种不正常的心态中解脱出来，以加速康复进程。另外，在进行说理开导时，护理人员应注意对患者隐私之事保密。

（二）移情易性

移情，是指排遣情思，把思想焦点转移他处，在护理工作中，主要是指将患者的注意力，从疾病转移到其他方面；易性，是指改易心志，包括排除或改变患者的不良习惯或使不良情绪适度宣泄，使其能恢复正常习惯或心态，以有利于疾病的康复。身心疾病患者，其注意力往往在疾病上，怕病情加重，怕不易治愈，怕因疾病影响工作学习和生活，怕家人嫌弃等，整天胡思乱想，陷入忧愁、烦恼之中而不能自拔。护理人员应采用言语诱导的方法转移患者的注意力，使其忘却病痛，克服紧张、烦闷之感，自我解脱，达到心态平衡。移情易性的方法有很多，如听广播、看电视、看书读报、下棋交友等。也可配合群体心理治疗，其目的是通过参加群体活动，互相介绍同疾病作斗争的经验，使患者相互启发，相互鼓舞。通过群体活动，可自然形成一种亲近合作的内部关系，建立相互帮助、支持，产生一种轻松、愉快、超脱的共鸣，以增强治疗效果。护理中应根据个体自身的素质、爱好、环境与条件等决定具体的方法。

（三）以情胜情

以情胜情以中医五行相克的理论为依据，创立的独特的情志护理方法。即有意识地采用一种情志抑制另一种情志，达到淡化，甚至消除不良情绪，以恢复正常精神状态的一种护理方法。根据五行相克的规律，怒胜思，思胜恐，恐胜喜，喜胜悲，悲胜怒。朱丹溪进一步提出："怒，以忧胜之，以恐解之；喜，以恐胜之，以怒解之；忧，以喜胜之，以思解之；思，以怒胜之，以喜解之；恐，以思胜之，以忧解之；惊，以忧胜之，以恐解之；悲，以喜胜之，以怒解之。"这种五行模式的以情相胜法，正是中医学独特的情志护理方法。所以在护理时，对于过怒所致疾病，可以怆恻苦楚之言感之，如值患者嗔怒之际，晓之以理，尽最大可能地宽慰劝解患者，若能令其感动，则气可随之而泄；对于突然或过度喜悦所造成的精神散乱，施恐怖以治之，如对患者骤然施予平素畏惧的事物，则有以水折火之效；对于过度思虑所得疾病，以怒而激之等，如夺其所爱，使患者气结得以尽情宣泄。

以情胜情主要包括采用悲哀、喜乐、惊恐、激怒、思虑等情志刺激，以纠正相应所胜的情志。但应注意，运用时并不能完全按照五行制胜的原理简单机械地生搬硬套，而应具体情况具体分析。

（四）顺情从意

顺情从意是指顺从个体的意志、情绪，特别是精神状态忧郁和感到压抑之人，应尽可能地满足其合理的心身需要。患者在患病的过程中，情绪多有反常，对此，尽可能顺其情，从其意，以利于身心健康。所以对于患者心理上的欲望，若是合理的，应尽力满足其所求或所恶，如创造条件以改变其环境，或对其想法表示同情、理解和支持等。对那些胡思乱想、淫欲邪念、放纵无稽等错误、不切实际的欲望，自然不能纵容迁就，而应当采用说服教育等方法处理。尤其在患者对所患疾病有思想顾虑时，可以为患者讲述有关的医学知识，帮助其消除疑虑，丢掉思想包袱。对重病者，更应耐心地向其解释，尽量解除心中不安及悲观失望的情志状态。对完全丧失生活能力的患者，应在生活上全面照顾、精心护理的同时，更要帮助他们树立克服疾病的信心和勇气。

（五）发泄解郁

发泄可使人的压抑和忧郁得以释放，情释开怀，身心得舒。发泄解郁，要求患者能自我调节，发泄抑情，化郁而畅。患者如能将病情或郁闷的情绪向护士或好友诉说出来，不仅对分析病情大有好处，本身也是一种"心理疏泄"，可使心情得以舒畅，为治疗创造条件。

社区中西医结合护理模式的构建

　　1999 年卫生部等八部委下发的《关于发展城市社区卫生服务若干意见》中明确指出："社区卫生服务机构要积极采用中医药、中西医结合与民族医药的适宜技术,充分发挥中医药在社区卫生服务中的特色和优势"。中医护理重视三因制宜、因人施护,在面对社区不同人群提供个性化服务方面具有独特优势,但要在社区进一步开展中医护理,真正满足社区人民的健康需求,必须走中西医结合护理的道路,两者互相补充,优势互补。中医护理必须坚持主体发展与开放兼顾的原则,广泛开展包括现代医学在内的多学科协作,从而不断自我完善。

第四节　常用中医护理技术

一、穴位注射

　　穴位注射是指将药物注射在选定的穴位上,通过针刺、药物对穴位的刺激和药效作用,达到治疗目的。

（一）适应证

　　穴位注射适用于各种原因引起的腰腿痛,肩背痛,关节疼痛及软组织扭伤,如原发性高血压、胃病、胆绞痛、肝炎、支气管炎、神经衰弱等疾病。

（二）物品准备

　　治疗盘、弯盘、75% 乙醇棉球、注射用药液（如当归液、红花液、丹参液、维生素 B_{12}、维生素 B_1 等）、无菌注射器（5～20ml）、针头（6～7 号）、镊子、棉球。

（三）操作方法

　　1. 操作者洗手,戴口罩。

　　2. 选择大小合适的注射器和针头,抽吸药液。

　　3. 选好穴位（2～4 个）,常规消毒皮肤。

　　4. 持注射器,针头对准穴位快速刺入皮下,然后用直刺或斜刺方法推进至一定深度并上下提,得气后,若抽无回血,即将药物注入。

　　5. 如用药量较多,可在推入部分药液后将针头提起再注药。

　　6. 药液注完后快速拔针,用干棉球轻按针孔,以防出血。

（四）注意事项

　　1. 注意药物配伍禁忌、副作用和过敏反应。副作用较大的药物应慎用。凡可引起过敏的药物（如青霉素）须先做皮试。

　　2. 推药速度根据刺激量而定,要求强刺激者宜快速推药,要求轻刺激者宜慢速推药。

　　3. 每穴注入药量一般为 1～2ml,头面等表浅处为 0.3～0.5ml,四肢及肌肉丰厚处可达 5～10ml。

　　4. 进针后如患者有触电感,应稍退针后再推进,以免损伤神经。

　　5. 注意忌将药物注入关节腔、脊髓腔、血管内。

二、熏洗疗法

熏洗法是将药物煎汤,趁热在患处进行熏蒸、坐浴、冲洗的方法。此法具有宣通表里,活血化瘀,消肿止痛,清热解毒,祛风杀虫止痒,清洁疮面,生肌收口等作用。

（一）适应证

熏洗法适用于疮疡,筋骨疼痛,目赤肿痛,皮肤病,阴痒带下,肛门疾病等。

（二）物品准备

治疗盘、治疗碗、中药液、毛巾、橡皮单、镊子、绷带或胶布、纱布、面盆或坐浴盆、坐浴架、大浴巾等(根据熏洗部位选用以上物品)。

（三）操作方法

1. 四肢熏洗法　先将煎好的药液倒入盆内,加热水至所需容器,然后将橡皮单垫于盆下,将患者的患肢架于盆上,用浴巾围盖患肢及盆,用药液的蒸气熏蒸患部,再待药液不烫时揭去浴巾,将患部浸入药液中泡洗。

2. 眼部熏洗法　将煎好的药液趁热倒入治疗碗中,碗口围一纱布,中间露一小孔。将患眼对准小孔,接受熏蒸,待药液不烫时,用镊子夹纱布蘸药液轻轻擦洗患眼。

3. 坐浴法　先将煎好的药液倒入坐浴盆内,加热水至所需容量,置盆于坐浴架上,盖上有孔木盖,必要时用屏风遮挡患者。让患者暴露臀部坐在木盖上,使患部对准盖孔,进行熏蒸,待药液不烫时,拿掉木盖,臀部坐于盆内泡洗。

（四）注意事项

1. 注意保温。室内应温暖避风,暴露部位尽可能采取保暖措施。

2. 熏洗时药液不可过热,防止烫伤皮肤。

3. 包扎部位熏洗时,应揭去敷料,熏洗完毕,应更换消毒敷料,重新包扎好。

4. 孕妇及月经期禁用坐浴法。

三、拔罐疗法

拔罐法,是一种以罐为工具,借助热力排除其空气,造成负压,使之吸附于腧穴或应拔部位的体表而产生刺激,使局部皮肤充血、瘀血,以达到防治疾病目的的方法。

（一）适应证

本法具有通经活络、行气活血、消肿止痛、祛风散寒等作用,其适用范围广泛,如风湿痹痛、各种神经麻痹、腹痛、背腰痛、痛经、头痛、感冒、咳嗽、哮喘、消化不良、胃脘痛、眩晕、丹毒、红丝疔、毒蛇咬伤、疮疡初起未溃等。

（二）罐具

常用的罐具有竹罐、陶罐、玻璃罐、抽气罐等。

（三）操作方法

1. 拔罐方法　拔罐常用以下几种方法:

(1) 火罐法:利用燃烧时火焰的热力,排去空气,使罐内形成负压,借以将罐吸附在皮肤上。具体操作方法有投火法和闪火法两种。闪火法:用镊子或止血钳夹住95%乙醇棉球,点燃后在罐内绕一圈后,立即退出,然后速将罐扣在施术部位。投火法:将酒精棉球或纸片点燃后投入罐内,迅速将罐扣在施术部位。此法适用于侧面横位拔罐。

(2) 水罐法:此法一般适用于竹罐。先将竹罐倒置在清水或药液中,煮沸1～2分钟。然后用镊子夹住罐底，颠倒提出液面，甩去水液，趁热按在皮肤上，即能吸住。

（3）抽气罐法：将罐紧扣在穴位上，抽出空气，使其产生负压即能吸住。或用抽气筒，套在塑料杯罐活塞上，将空气抽出，使之吸附在选定的部位上。

2.拔罐的应用

（1）留罐：又称坐罐，即拔罐后留置10～15分钟，罐大、吸拔力强的应减少留罐时间。单罐、多罐皆可应用。

（2）走罐：又称推罐，一般用于肌肉丰厚的部位，需选口径较大的玻璃罐，先在罐口或所拔部位的皮肤上，涂一些凡士林等润滑油脂，再将罐拔住。然后用右手握住罐体，上下反复推移，至所拔皮肤潮红充血甚或瘀血时为止。

（3）闪罐：此法是将罐拔住后，又立即取下，再迅速拔住，如此反复多次地拔上取下，取下拔上，直至皮肤潮红为度。

（4）针罐：此法是将针刺与拔罐相结合应用的一种方法。即先针刺待得气后留针，再以针为中心点将火罐拔上，留置10～15分钟，然后起罐起针。

（四）注意事项

1.拔罐时，要选择适当体位和肌肉丰满的部位。体位不当、移动或骨骼凹凸不平、毛发较多的部位均不适宜。

2.拔罐时要根据所拔部位的面积大小而选择大小适宜的罐。操作时必须迅速，才能使罐拔紧，吸附有力。

3.用火罐时应注意勿灼伤或烫伤皮肤。若烫伤或留罐时间太长而皮肤起水疱时，小疱无需处理，仅敷以消毒纱布，防止擦破即可。水疱较大时，用消毒针将水放出，涂以甲紫药水，或用消毒纱布包裹，以防感染。

4.皮肤有过敏、溃疡、水肿和大血管分布部位，不宜拔罐。高热抽搐者和孕妇的腹部、腰骶部亦不宜拔罐。

5.起罐时，手法要轻缓，以一手抵住罐边皮肤，按压一下，使空气进入罐内，即可将罐取下，切不可硬行上提或旋转提拔，以防拉伤皮肤。

四、刮痧疗法

刮痧法是采用边缘光滑的器具如刮痧板（多用水牛角、黄牛角制成）、铜钱、硬币、陶瓷片、小汤匙等物，蘸植物油或清水在患者体表部位从上到下、从内到外进行反复刮动，使局部皮下出现细小的出血斑点，状如砂粒，以促进全身气血流畅，邪气外透于表，从而达到防治疾病的一种治疗方法。

（一）适应证

本法临床应用范围较为广泛。过去主要用于痧症，现已扩展用于呼吸系统和消化系统等疾病。如痧症、中暑、伤暑、湿温初起、感冒、发热、咳嗽、咽喉肿痛、呕吐、腹痛、疳积、伤食、头痛、头晕、小腿痉挛、汗出不畅、风湿痹痛等。

（二）器具

取边缘光滑、没有缺损的铜钱或硬币或瓷汤匙一个。准备小碗或酒盅一只，盛少许植物油或清水。

（三）操作方法

1.刮痧部位　主要在背部，有时亦可在颈部、前胸、四肢。

2．刮痧方法　先暴露患者的刮痧部位，施术者用右手持拿刮痧工具，蘸取植物油或清水后，在确定的体表部位，轻轻向下顺刮或从内向外反复刮动，逐渐加重用力，刮时要沿同一方向刮，力量要求柔和均匀，应用腕力，一般刮 10～20 次，以出现紫色红斑点或斑块为度。一般要求先刮颈项部，再刮脊椎两侧部，然后再刮胸部及四肢部。刮背时，应向脊柱两侧，沿肋间隙呈弧线由内向外刮，每次 8～10 条，每条长 6～15cm。

（四）注意事项

1．室内空气要流通，但应注意保暖，勿使患者感受风寒。

2．患者体位要根据病情而定，一般有仰卧、俯卧、仰靠、俯靠等，以患者舒适为度。

3．凡刮治部位的皮肤有溃烂、损伤、炎症等，均不宜采用本法。

4．掌握好刮痧手法轻重，由上而下顺刮，并时时蘸植物油或清水保持肌肤润滑，不能干刮，以免刮伤皮肤。

5．刮痧时应注意患者病情的变化，如病情不减，反而更加不适者，应立即送医院诊治。

6．刮完后，应擦净油渍或水渍，让患者休息片刻，保持情绪平静。并嘱忌食生冷、油腻、刺激食品。

7．刮痧时间一般 20 分钟左右，或以患者能耐受为度。

五、灸法

灸法是指用某些燃烧材料熏灼或温熨体表的一定部位，借灸火的热力和药物的作用，通过刺激经络腧穴达到温经通络、活血行气、散寒祛湿、消肿散结、回阳救逆及预防保健的作用。《医学入门》说："凡病，药之不及，针之不到，必须灸之。"施灸的材料很多，但以艾叶制成的艾绒为主。因其味苦，辛温无毒，主灸百病。

（一）适应证

本法主要适用于慢性虚弱性疾病及风寒湿邪为患的病证。如中焦虚寒性呕吐、腹痛、腹泻；脾肾阳虚、元气暴脱所致久泄、遗尿、遗精、阳痿、虚脱、休克；气虚下陷所致脏器下垂；风寒湿痹而致腰腿痛。

（二）物品准备

治疗盘、艾条或艾炷、火柴、凡士林、棉签、镊子、弯盘、浴巾、屏风。间接灸时还应备用姜片、蒜片、食盐、附子饼等。

（三）操作方法

1．艾炷灸　将艾绒用手搓成圆锥形的艾炷，大小可根据病情而定。燃烧一个艾炷称一壮。

（1）直接灸：将大小适宜的艾炷直接放在皮肤上施灸的一种方法。根据施灸程度的不同，分为瘢痕灸和无瘢痕灸。施灸时，每壮必须燃尽，然后除去灰烬，继续易炷再灸，一般灸 7～9 壮，灸后局部起疱化脓，愈后留有瘢痕，叫瘢痕灸。每壮不必燃尽，当燃剩 2/5 左右，患者有灼痛感时，即换炷再灸，连灸 3～7 壮，以局部皮肤充血、红润为度，灸后不化脓、不留瘢痕，叫无瘢痕灸。

（2）间接灸：又称隔物灸，即在艾炷与皮肤之间隔上某种药物而施灸的方法。根据不同的病证选用不同的隔物。如隔姜灸、隔蒜灸、隔盐灸。

2. 艾条灸　将艾条一头点燃，置于距施灸皮肤约 2～3cm 处进行熏灸，或与施灸部位不固定距离，而是一上一下活动地施灸，使患者局部有温热感而无灼痛感。一般灸 5～10 分钟。

3. 温针灸　温针灸是针刺与艾灸相结合的一种方法。将针刺入腧穴得气后，将纯净细软的艾绒捏在针尾上，或用一段长 2cm 左右的艾条插在针尾上，点燃施灸。待艾绒或艾条烧完后除去灰烬，将针取出。

（四）注意事项

1. 灸时应防止艾火脱落，烧伤皮肤和点燃衣服被褥。

2. 施灸顺序，一般先灸上部，后灸下部；先腰背部，后胸腹部；先头身，后四肢。壮数先少后多，艾炷先小后大。

3. 黏膜附近、颜面、五官和大血管的部位，不宜采用瘢痕灸。实证、热证、阴虚发热、孕妇腹部和腰骶部也不宜施灸。

4. 灸后局部出现微红灼热感属正常现象，无需处理，如局部出现水疱，小者可任其自然吸收，大者可用消毒针挑破，放出水液，涂以甲紫，以消毒纱布包敷。

六、药熨法

药熨法是将中药加热用布包好，放在患者身体的一定部位或特定穴位上来回烫熨，利用其热和药物的作用以达到行气活血，散寒定痛，祛瘀消肿等治疗目的的一种治疗方法。

（一）适应证

1. 风湿引起的关节冷痛、酸痛、沉重、麻木。

2. 扭挫伤引起的局部青紫、肿痛、腰背不适。

3. 脾胃虚弱所致的消化不良、便溏、腹部闷胀、寒性呕吐、腹泻等。

（二）操作方法

1. 盐熨法　取粗盐 250～500g，放入铁锅内，用急火烧热至 60～70℃后，用布包好，在患处不停地烫熨。

2. 吴茱萸熨法　用吴茱萸 500g，或加生盐 90g，炒热，方法同前。

3. 姜熨法　取连皮生姜渣炒热，用布包好，烫熨患处，姜冷后加入姜汁炒热再烫。

4. 醋熨法　取粗盐 250g，放入铁锅爆炒，继取陈醋 250ml 慢慢洒入盐中，边炒边洒，洒完后再炒一会，然后用布包好敷患处。用于妇女月经病、小腿转筋。

5. 坎离砂熨法　将坎离砂放入治疗碗内，加 2% 醋酸或食醋适量，以竹片或木棒迅速拌至均匀潮湿，装入布袋，待温度升至 45～50℃后敷患处。

（三）注意事项

1. 凡热证、实证、局部皮肤破损或局部无知觉，以及麻醉后知觉尚未恢复者禁用。

2. 严格掌握热熨温度，温度太低效果差，太高患者不能忍受，易烫伤皮肤，应以患者感到舒适为度。热熨前局部可先涂以薄油脂保护皮肤，刚开始烫熨时药包较热、熨速要快，温度低时熨速要慢，注意患者对热感的反应，避免烫伤。

3. 准备两个热熨包交替使用，效果更好。

4. 随时观察皮肤有无潮红、水疱，如有烫伤，立即停止药熨，将受伤局部涂烫伤药物。

七、贴药法

贴药法又称薄贴法，是将药物贴附于患者体表局部或穴位上的一种操作方法，其剂型有膏贴、饼贴、叶贴、皮贴、花贴和药膜贴。

（一）适应证

适用于内、外、妇、儿、骨伤科等多种疾患，如疖肿、疮疡、瘰疬、乳核、风湿痹痛、哮喘、胸痹、偏头痛、口眼㖞斜、癥瘕积聚、腰腿病、腹痛、腹泻等。

（二）物品准备

治疗盘、遵医嘱配制的药物、酒精灯、火柴、剪刀、棉花、纱布、胶布、绷带、保险刀、滑石粉、松节油、棉签。

（三）操作方法

1. 备齐用物，携至床旁，做好解释，核对医嘱。

2. 协助患者取合适体位，暴露贴药部位，注意保暖。

3. 擦洗皮肤上的贴药痕迹，观察疮面情况及贴药效果。暴露患处（揭去原来贴药），清洁皮肤。

4. 遵照医嘱使用已经配制的药物并根据病灶范围，选择大小合适的膏药，剪去膏药周边四角，将膏药背面置酒精灯上加温，使之烊化便于贴于患处。

5. 操作完毕，协助患者着衣，整理床单位，安置舒适的体位。

6. 整理所用物品，做好记录并签字。

（四）注意事项

1. 贴药的时间一般视病情而定，膏药应逐渐加温，以烊化为度，过久烘烤易烫伤皮肤或使药膏外溢。

2. 使用膏药后，如出现皮肤发红，起丘疹、水疱、瘙痒、糜烂等，应停止用药，及时报告医师。

3. 膏药不可去之过早，以防创面不慎受伤，再次引起感染。

4. 皮肤过敏者慎用。

5. 除去膏药后，应用松节油擦拭残留的膏药痕迹。

八、耳穴贴压法

耳穴贴压法是用胶布将药豆或磁珠准确地粘贴于耳穴处，给予适度的揉、按、捏、压，使其产生热、麻、胀、痛等刺激感应，以达到治疗目的的一种外治疗法。

（一）适应证

本法适用于多种疾患，如胆石症、胆囊炎、腹痛、痛经、颈椎病、失眠、高血压、眩晕、便秘、哮喘、尿潴留等。

（二）物品准备

治疗盘、药豆（如王不留行籽等）或磁珠、皮肤消毒液、棉签、镊子、探棒、胶布、弯盘等。

（三）操作方法

进行耳穴探查，找出阳性反应点，并结合病情，确定主、辅穴位。皮肤消毒后，左手手指托持耳廓，右手用镊子夹取割好的方块胶布，中心粘上准备好的药豆或磁珠，对准穴位紧贴压其上，并轻轻揉按1～2分钟。每次以贴压5～7穴为宜，每日按压3～5次，隔3～7天换1次，两组穴位交替贴压。两耳交替或同时贴用。

（四）注意事项

1．贴压耳穴应注意防水，以免脱落。

2．夏天易出汗，贴压耳穴不宜过多，时间不宜过长，以防胶布潮湿或皮肤感染。

3．耳廓皮肤有炎症或冻伤者不宜采用。

4．对过度饥饿、疲劳、精神高度紧张、年老体弱者及孕妇按压宜轻，急性疼痛性病症的患者宜重手法强刺激，习惯性流产者慎用。

5．根据不同病症采用相应的体位，如胆石症取右侧卧位，冠心病取正处位，泌尿系结石取病侧在上方的侧卧位等。

（王红艳）

 复习思考题

扫一扫
测一测

1．简述中医饮食与情志护理的原则和方法。

2．简述社区常用中医护理技术应用程序。

3．案例分析

刘某，男，68岁。因腹泻来社区医院就诊，自诉近来常感觉胃部不适，食欲不振，稍进食即感腹部胀满，午饭后加剧，易打嗝，大便稀薄，间有排气不畅。脉濡而无力，舌苔白而润。医生诊断为肝脾不调。

请思考：作为一名社区护士，请你为杨某及其家属制定一份饮食指导方案。

第六章

社区常见慢性病护理

学习要点

社区常见慢性病及其危险因素，常见慢性病的社区护理方法。

随着医学的发展和社会的进步，以及人们生活方式的改变，我国社区人群的疾病和死亡原因已经从以传染病为主转变为以慢性非传染病（简称慢性病，chronic disease）为主，如慢性阻塞性肺疾病、冠心病、高血压、糖尿病、恶性肿瘤等已经成为威胁我国人民健康的主要疾病，在城市尤为突出。WHO 报告，发展中国家慢性病死亡已是 15 岁以上人口死亡的重要原因。慢性病直接影响着社区人群的身心健康和生活质量。同时，慢性病又通常是终身性疾病，疼痛、伤残、昂贵的医疗费等都给慢性病患者、家庭及社会带来了巨大负担。

第一节　概　　述

WHO 称慢性病为非传染性疾病，在我国称其为慢性非传染性疾病，主要包括慢性阻塞性肺疾病、心脑血管病、糖尿病、恶性肿瘤等一系列非传染性的疾病。

一、慢性病的定义

慢性病的定义有很多。1956 年美国慢性病学会将慢性病定义为"慢性病具有以下一种或一种以上的特征：是永久性的、会造成残疾、有不可逆转的病理变化、根据病情需要进行不同的康复训练和长期的治疗和照顾"。美国疾病控制中心将其定义为"一种长期的、不能够自然消退、几乎不能完全治愈的疾病"。慢性病不是特指某种疾病，而是对一类起病隐匿、病程长而且病情迁延不愈、缺乏明确的传染性生物病因证据、病因复杂或病因尚未完全确认的疾病的概括性总称。总之，慢性病是一个长期的、不可逆的患病过程，造成人体多种功能障碍，需要长期的治疗、护理和特殊康复训练。

二、慢性病的特点

1. 病因复杂，没有明确的病因。现代病因学研究证明，其发生与遗传因素、环境因素、生活行为因素、心理因素和卫生服务因素有关，故而有"一果多因，一因多果，一体多病"等特点。

2．慢性病起病隐匿，潜伏期长。早期没有明显症状或症状较轻而被忽视，在病因的长期作用下，器官损伤逐步累积。有些患者在体检时被发现，有些患者出现典型症状以后，意识到自己可能患病而就医得到证实。

3．慢性病不可治愈。慢性病的病理改变是不可逆的，在目前的医疗条件下是不可能根治和治愈的。但是通过现代医疗技术的控制，如治疗用药、护理、康复等，可以延缓或暂时控制疾病的发展，减少残疾的发生，最大限度地促进疾病的康复，提高患者的自我照顾能力，提高生活质量。

4．慢性病病程长。至少数年，有的长达二三十年，甚至终生。病情反复迁延，最终导致残废，甚至威胁生命。

5．一些危险因素可以预防。例如，吸烟、酗酒、肥胖、不健康生活行为等。

6．对生活质量影响大。因病程长，又不可治愈，多数患者还会同时患多种慢性病，需要患者改变原有生活方式或人生目标以适应疾病的变化，对患者生活质量影响较大。

三、慢性病的危险因素

慢性病的主要危险因素可分为行为因素、环境因素、不可改变因素及其他因素四大类。其中年龄、性别、遗传等因素是不可改变的，而行为和环境因素是可以改变的。慢性病的发生与流行不是单个因素引起，往往是多个危险因素综合作用的结果。而多个因素的作用，常常不是单个因素作用的简单相加，存在多个危险因素之间的交互和协同作用。

（一）行为因素

包括吸烟、饮酒、不合理膳食及缺乏体力活动等不良生活习惯。

1．吸烟　烟草中含有苯和焦油，还有多种能致癌物质。吸烟与肺癌、慢性支气管炎、高血压、冠心病等发生有关，还可引起肺部、心血管、胃肠道疾病和各种肿瘤，加重糖尿病，引起老年性痴呆。吸烟可导致不孕不育症，孕妇吸烟可影响胎儿的正常发育。

2．饮酒　饮酒与冠心病、原发性高血压密切相关，中度饮酒即可增加脑卒中和原发性高血压的危险性。饮酒可使某些癌症的发病率增加。饮酒和吸烟协同作用可使很多癌症的发病率明显增加。

3．不合理膳食　不合理的膳食结构是慢性病发生的主要原因之一。不合理膳食包括高胆固醇饮食、高脂肪饮食、高盐饮食、刺激性饮食及不良饮食习惯，如腌制食物、暴饮暴食、粗纤维食物摄入过少等。根据国家统计局有关数据显示，近十年来我国肉类和食油类消费持续上升，城市居民膳食中脂肪热能比已接近 WHO 推荐水平的最高限 30%，有的大城市如北京、广州等甚至达到 32%。而城市居民中谷类消费呈持续下降趋势，其热能比低于 50%。营养失衡造成一些相关慢性病发病率升高。

4．缺乏体力活动　现代社会中，由于生活节奏快和交通工具便利，常常以车代步，活动范围小，运动量不足，很多体力劳动被工具取代，越来越多的人采取了静息的生活方式。热量摄入增加而消耗减少，使得体重超重和肥胖的人数增加。体重超重或肥胖会导致 2 型糖尿病、冠心病、高血压、胆囊疾病、社会心理问题和某些类型的恶性肿瘤。WHO 的研究显示,每年全世界有 200 多万人因为缺乏体力活动而死亡。每个国家有 65%～85% 的成年人由于没有足够的体力活动而健康受到影响。

（二）环境因素

包括自然环境、社会环境和心理环境。

1. 自然环境　环境污染破坏了生态平衡和人们正常的生活条件,对人体健康产生直接、间接或潜在的有害影响。汽车尾气、工业废气、废水对外部大环境的污染,以及室内装修、厨房烹调油烟对生活环境的污染,都是导致肺癌、白血病等恶性肿瘤及慢性阻塞性肺疾病的危险因素。

2. 社会环境　政府的卫生政策,卫生资源的配置,医疗系统的可利用程度,社会风俗习惯,人口的构成与流动状况,个人的受教育程度,社会经济地位等社会因素也影响着居民的健康。

3. 心理环境　现代社会生活工作节奏加快,竞争激烈,人际关系复杂,使生活中的紧张刺激增加,生活、工作、家庭、社会等压力直接影响个体的精神心理。愤怒、紧张、恐惧、焦虑、忧愁、悲伤、痛苦等情绪虽然是适应环境的一种必要反应,但强度过大或时间过久,都会使人的心理活动失去平衡,导致神经系统功能失调,对健康产生不良影响。长期面对高强度压力,可使机体处于疾病易感状态,如血压升高、心率加快、机体的免疫功能降低。如果这些消极情绪经常反复出现,引起长期或过度的精神紧张,还可产生如神经功能紊乱、内分泌失调、血压持续升高等病理改变,从而导致某些器官、系统的疾病。

（三）不可改变因素

包括年龄、性别及生物遗传因素。这些因素在目前的医疗条件下是不可改变的。例如,许多慢性病的发病率与年龄成正比,即年龄越大,患病的机会越大。

（四）其他因素

如家庭因素。许多慢性病可能与家庭共同生活习惯有关。如高血压、糖尿病、乳腺癌、消化性溃疡、精神分裂症、动脉硬化性心脏病等都有家族倾向。

四、慢性病的不良影响

慢性病对患者的影响不仅仅局限于身体功能的损害,而且涉及患者生活的各方面,包括身体、心理、社会、经济,患者的家庭、家属、照顾者也会受到不同程度的影响。慢性病的影响程度受以下因素的制约:发病时间、疾病性质、患者年龄及个性、是否有残障及功能障碍,以及残障及功能障碍的程度。

（一）对患者的影响

慢性病的各种症状及后遗症,例如疲劳、疼痛、畸形和残疾等,会使患者身心受到很大的伤害。

1. 对身体功能和日常生活的影响　患者易因抵抗力下降而发生感染,胃肠消化、排泄功能紊乱等,而导致营养不良、便秘、尿失禁、尿潴留等。长期缺乏运动锻炼而出现关节挛缩变形、骨质疏松、肌肉废用性萎缩,以及各系统受损等问题。长期卧床易发生压疮、深静脉血栓等。永久性的病理损害影响患者的日常生活和自理能力。

2. 对心理的影响　由于疾病带来的痛苦和身体不适、长期用药、身心状况的改变,以及生活方式的改变等,使患者的情绪不稳出现烦躁、焦虑、忧郁、无助、失落等心理反应。有些患者还可能出现人格障碍,或因患病后的失落感可能会产生自我毁灭性行为如自杀。同时患者依赖性增加,行为幼稚,但自尊心强,敏感易激怒。另外,慢性病耗费大量的医疗费用,造成个人、家庭和社会的沉重负担,加重患者的精神压力。

3．对职业的影响　慢性病可能要求患者的生活方式发生一定程度的改变,势必对患者的工作性质、工作时间、工作责任等方面产生影响,成就感降低或丧失。有时需要患者调换工作,或放弃自己的工作提前退休。对事业成功者,职业的影响会使患者产生巨大的心理反差,导致产生悲观厌世的心理。

4．对社交功能的影响　因体能减低、病态的身体及自信的缺乏等,阻碍患者参与社交活动而疏远朋友、同事,拒绝或避免与他人交往,导致性格孤僻、情绪低落等。特别是当身体有残障时,患者不愿意将自己身体的残缺显露给别人,而拒绝参加社交活动,造成其社交孤立感。表现为缺少朋友,拒绝朋友及亲人的帮助,性格孤僻,从而导致情绪低落,甚至丧失生活的信心。

（二）对家庭的影响

慢性病患者的家庭扮演着多种角色,抢救生命、防止意外发生、协助并监督患者按计划接受治疗等。当某一家庭成员生病时,整个家庭必须全力应对疾病所造成的角色改变、精神心理压力、经济压力等问题,每一位家庭成员都会受到不同程度的影响。

1．对家庭成员情绪影响　由于患者的痛苦、对患者的照顾及经济方面的原因,使家庭成员的情绪发生变化,出现焦虑、内疚、否认、退缩、愤怒等不良情绪。

2．对家庭角色、家庭功能及关系的影响　有一些慢性病是突然发作的,例如脑卒中、心肌梗死等,家庭需要在较短的时间内做出必要的调整,包括家庭结构、个人角色和情绪等。慢性病患者在家中疗养,有利于其康复和生活质量的提高。长期照顾患者,会影响照顾者的身体和精神健康状况。他们会感到虚弱、筋疲力尽、孤独甚至绝望。

3．对家庭经济的影响　慢性病患者长期医疗、护理、营养保健费用,以及疾病对患者工作的影响使家庭收入减少,给家庭经济造成严重负担。因此这些都会直接影响家庭的结构、功能的完整性、有效性,甚至导致家庭系统不能正常运转。

（三）对社会的影响

1．社会负担加重　由于慢性病患者工作能力的衰退和生活自理能力的减弱,导致社会工作效率降低,社会负担、经济负担加重,对整个社会产生了一定的影响。在某些地区,慢性病与贫困的恶性循环,将使人们陷入"因病致贫,因病返贫"的困境。

2．需要完善医疗保险制度和福利保障体系　由于慢性病患者需要终身的疾病治疗,而目前的医疗费用又不断上涨,使得慢性病患者对社会医疗保险制度的完善和社会互助措施等福利保障体系的需求更为迫切。

第二节　常见慢性病的社区护理

一、慢性阻塞性肺疾病

慢性阻塞性肺疾病（又称慢阻肺,简称 COPD）是由慢性支气管炎或肺气肿所导致的以气流受限为特征的一组疾病。慢性支气管炎是指各种感染或非感染因素引起的慢性气道黏膜炎症；肺气肿是指终末细支气管远端气腔的持久扩大。阻塞性肺气肿是慢性支气管炎最常见的并发症。气流受限一般呈进行性发展，可伴有气道高反应性。COPD 是一种反复发作、病情不断恶化的慢性疾病，每次发作之后，临床症状有所缓解，但往往肺功能继续恶化，最终导致肺心病。COPD 是呼吸系统的常见病和多发病，常并发肺动脉高压、肺源性心脏病、心肺功能衰竭，严重影响患者的生活质量。

（一）病因

COPD 的确切发病原因至今尚不清楚，但国际公认的致病因素分为个体因素和环境因素两类：

1. 个体因素

（1）遗传因素：已知的遗传因素为 α1- 抗胰蛋白酶缺乏。重度 α1- 抗胰蛋白酶缺乏与非吸烟者的肺气肿有关。

（2）气道高反应性：与机体一些基因和环境因素有关。

（3）其他因素：如机体防御和免疫功能减低、自主神经功能失调、营养、气温变化也可诱发 COPD 的发生和加重。

2. 环境因素

（1）吸烟：为重要的危险因素，同时也是发病的最主要的原因之一。根据流行病学调查，吸烟者死于肺气肿的几率较不吸烟者大 10 倍，吸烟时间越长、量越大死亡率越高。

（2）大气污染：职业粉尘和化学物质，如烟雾、过敏原、工业废气及室内空气污染等，浓度越大或接触时间越长，均可导致 COPD 的发生。大气污染严重的地区较污染轻的地区发病率高。

（3）感染：是 COPD 发生发展的重要因素之一，长期、反复感染，尤其是病毒、细菌和支原体感染是本病急性加重的主要因素。

（4）社会经济地位：COPD 发病与社会经济地位呈负相关，可能与室内外空气污染程度不同、营养状况差异及其他社会经济地位有一定的内在联系。

（二）流行病学特点

COPD 目前居世界死亡原因的第四位。目前我国 COPD 患病率、死亡率高。患者总数大约 2700 万，每年由于 COPD 造成的死亡可达 100 万，发病率随年龄的增长而增加。15 岁以上人口中 COPD 患病率 3%，40 岁以上人口患病率可达 8%。COPD 的流行和死亡率，男性高于女性；我国北方高于南方，农村较城市高，山区较平原高。COPD 病程长，影响健康和劳动能力，给社会生产和经济带来了巨大的损失。

（三）临床表现

1. 咳嗽、咳痰　咳嗽常为首发症状。咳嗽后可咳少量白色黏液或浆液性泡沫痰，晨间咳嗽咳痰较明显，合并感染时痰量增多，可呈脓性痰。由慢性支气管炎引起的肺气肿，咳嗽、咳痰已有多年历史。慢性咳嗽随病情的发展可终身不愈，咳痰量在急性发作期增多，并可有脓性痰。

2. 呼吸困难　进行性加重的呼吸困难是 COPD 的标志性症状。早期仅在活动时出现，以后逐渐加重，轻微活动甚至休息时也出现明显的呼吸困难，感染时呼吸困难加重。

3. 肺气肿的体征　桶状胸,呼吸浅快;触觉语颤减弱或消失;叩诊过清音,心浊音界缩小,肺下界和肝浊音界下降;两肺呼吸音减弱,呼气延长,可闻及干性啰音和(或)湿性啰音。

4. 其他表现　患者随病情发展可出现桶状胸、缩唇呼吸、语颤减弱或消失,叩诊过清音,肝下界及肺下界下移,部分可闻及干啰音或湿啰音。病情晚期有疲劳、体重下降、食欲减退等。

（四）治疗原则

COPD 的治疗原则是保持呼吸道通畅以改善呼吸功能,积极控制感染,合理使用抗生素。此外,还应合理给氧、解痉、平喘、止咳、祛痰等药物,加强运动及呼吸肌功能锻炼改善呼吸功能,增强体质。治疗目的是控制各种症状及并发症,阻止病情的发展和疾病反复加重;延缓肺功能减退;改善患者活动能力,提高生活质量。

（五）家庭与社区护理

1. 家庭护理指导　保持室内空气清新,室内温度 18～20℃,湿度 50%～60% 每天定时通风 2 次,每次 15～30 分钟,避免刺激性气体、粉尘、烟雾等吸入。指导患者采取舒适体位,保证充足睡眠;视患者具体情况适当安排活动量,以不感到疲劳为宜,病情较重者应卧床休息。注重患者个人卫生,加强口腔护理及皮肤护理,预防感染。提高患者的抗病能力,根据患者的情况,针对不同的季节进行循序渐进的耐寒锻炼;可在初春、秋末及发病前用药,如注射疫苗等,提高机体免疫力和预防感冒;保持心情舒畅,避免情绪对疾病的影响;创造有利条件促进患者睡眠;对吸烟的患者劝导戒烟,同时也要避免被动吸烟;鼓励患者坚持治疗,按时服药,定期体检;注意合理饮食,增加营养;加强康复训练,最大限度地改善患者的预后。

2. 饮食护理指导　保证充足的营养以利于身体的恢复,给予高蛋白、高热量、高维生素、易消化的食物;少量多餐,以免过饱引起不适;避免食物过冷、过热、生硬;避免食用汽水、啤酒、豆类、马铃薯等易产气的食品,以防腹胀影响膈肌运动。忌烟、酒、油炸等刺激性食物。

3. 肺呼吸功能健康指导

（1）教会患者有效咳嗽及排痰:指导患者尽可能取坐位,先缓慢深呼吸（腹式呼吸）,然后屏气片刻,躯干前倾,将两臂屈曲用肘部轻轻向两下肋部加压,突然咳嗽时腹壁内陷,连续咳嗽 2～3 声,张口咳出痰液。

（2）呼吸肌训练:加强胸、膈呼吸肌肌力和耐力,改善呼吸功能。

1）腹式呼吸训练:训练时让患者取立位、坐位或半卧位。指导患者用鼻吸气,经口呼气,呼吸要缓慢、均匀,切勿用力呼气。一手放于腹部,一手放于胸前,吸气时尽力挺腹,胸部不动,让膈肌最大限度下降,腹肌松弛,腹部鼓起。呼气时用口缓慢呼气,腹肌收缩,膈肌松弛,因腹腔内压力增高而使膈肌上抬,促使气体排出,腹部内陷,吸与呼时间之比为 1:2 或 1:3。每分钟呼吸速度保持在 7～8 次左右,可减少能量消耗。每日 2 次,每次 10～20 分钟,随后可增加训练次数和时间。

2）缩唇呼吸法:通过缩唇形成微弱阻力延长呼气时间,在呼气时将口唇缩成吹笛状,使气体经缩窄的口唇缓慢呼出,其作用是提高呼气时支气管内压,防止小气道过早陷闭,利于肺泡气体的排出,改善肺泡有效通气量。吸气和呼气时间比 1:2 或1:3,尽量深吸慢呼,每分钟 7～8 次,每次 10～20 分钟,每天 2 次。

（3）全身运动锻炼：根据患者病情选择各种锻炼方式，如行走、慢跑、骑自行车、做操、太极拳等，逐渐提高患者呼吸肌耐力，改善肺功能。餐后 2 小时内避免运动，强度以能与人交谈不发生明显气促为宜。

（4）家庭氧疗的指导：长期家庭氧疗可提高患者的生活质量，延长寿命。要指导患者进行家庭氧疗，向患者讲明长期家庭氧疗的目的、作用和注意事项。采用鼻导管持续低流量、低浓度吸氧，氧流量 1～2L/min，浓度在 25%～29%，每天持续 15 小时以上，保持流量和浓度恒定。用氧要注意安全，严格做到防火、防热、防油、防震，防止发生意外。鼻导管要每天更换，防止阻塞。氧气装置定期更换、清洗、消毒，防止感染。

（5）心理指导：COPD 患者由于长期缺氧，患者感到生命受到威胁，甚至对治疗失去信心和勇气。病情较轻处于疾病代偿期的患者，往往抱有侥幸心理，对疾病的预防和康复不重视，而不能有效地控制疾病的发展。因此，要做好患者的心理指导，使患者在短时间内，接受现实，稳定情绪，积极主动预防疾病发作，坚持治疗和康复训练，最大限度地改变疾病的预后和身心状况。鼓励患者以积极心态对待疾病，培养听音乐、种植花草等生活爱好以分散注意力，缓解焦虑、紧张情绪。

（六）预防

1. 一级预防　是降低 COPD 发生率的关键。教育社区群众了解和预防 COPD 的重要性及基本方法是做好一级预防的基础和前提。针对健康人群尤其是高危人群进行各种形式的健康教育，降低和控制危险因素。在生活中避免 COPD 的病因和各种诱因，保持健康的生活习惯，戒烟、酒；注意环境卫生，避免污染，房间经常通风，保持合适的温度和湿度；注意体育锻炼和耐寒锻炼提高抗病能力；在寒冷和气候变化时，注意保暖，防止感冒；注意饮食，增加营养；加强劳动保护减少有害气体吸入；提高健康人群对疾病危险因素的认识，增强自我保健意识。

2. 二级预防　早诊早治并坚持长期随访是成功治疗 COPD 的关键。通过对危险因素的筛查发现潜在的患者，对这些患者进行管理、监测，做到早发现、早诊断、早治疗。并建立健康档案，及时监测各种指标，分析查找危险因素，确定可干预的危险因素，如吸烟、职业接触、环境污染等，采取有针对性的干预措施。

3. 三级预防　对患者进行规范化治疗和康复指导，重点是控制或打断慢性支气管炎—哮喘—肺气肿—右心衰—死亡的传统病理模式演进过程。通过健康教育，提高患者对疾病的认识，改变态度，纠正不良的生活行为，戒烟，适量健身，开展家庭氧疗，避免呼吸道感染。医患共同制定治疗方案，及时将药物和保健知识技能送达患者。指导患者做到积极防治呼吸道疾病，多喝水，湿润呼吸道稀释痰液；使用抗生素、解痉、平喘、止咳、祛痰等药物。恢复期给予康复训练指导，积极进行呼吸肌和全身运动锻炼，维持健康状态，延缓疾病的发展和并发症的出现，提高患者的生活质量。

二、高血压

高血压是指在静息状态下动脉收缩压和（或）舒张压增高（≥140/90mmHg），常伴有脂肪和糖代谢紊乱及心、脑、肾和视网膜等器官功能性或器质性改变，以器官重塑为特征的全身性疾病。病因不明的血压升高称为原发性高血压（essential hypertension），占高血压患者总数的 95% 以上，也称为高血压病。有明确病因，血压升高仅是某些疾病的一种症状，称为继发性高血压（secondary hypertension），占高血压患者总数的 5%以下。高血压是常见病、多发病，可引起心、脑、肾等脏器的并发症。在世界许多国家，高血压都是造成残废和死亡的主要原因之一，严重危害着人类的健康。我国高血压人群的特点可以用"三高"和"三低"描述，即患病率高、危害性高、增长趋势高，知晓率低、治疗率低和控制率低。高血压被列为国家社区慢性病的管理和预防的重点疾病。高血压的分级标准，见表 6-1。

表 6-1　血压水平的定义和分级（WHO/ISH，1999 年）

类别	收缩压（mmHg）		舒张压（mmHg）
理想血压	<120	和	<80
正常血压	<130	和	<85
正常高值	130～139	或	85～89
1 级高血压（轻度）	140～159	或	90～99
亚组：临界高血压	140～149	或	90～94
2 级高血压（中度）	160～179	或	100～109
3 级高血压（重度）	≥180	或	≥110
单纯收缩期高血压	≥140	和	<90
亚组：临界收缩期高血压	140～149	和	<90

注：当收缩压和舒张压分属于不同分级时，以较高的级别作为标准。

（一）病因

原发性高血压的病因尚未完全清楚，危险因素一般分为不可改变因素和可改变因素两类。前者主要包括遗传因素、年龄、性别等。后者主要由不良生活方式引起，在高血压的预防中起着至关重要的作用。目前认为高血压是遗传因素和环境因素共同作用的结果，主要病因包括：

1. 遗传　高血压有明显的家族聚集性，父母均为正常血压者，其子女患高血压的概率低于父母一方有高血压者；父母都有高血压，子女发生高血压的概率高达 46%，但并不是每个子女都会患高血压。约 60% 的患者有高血压家族史，环境因素也起着重要作用。遗传性体现在血压升高发生率、血压程度、并发症发生及其他有关因素等。

2. 肥胖　肥胖是高血压的重要危险因素。一般采用体重指数（BMI）来衡量肥胖程度，即体重（kg）/［身高（m）］^{2}（20～24 为正常范围）。肥胖的人发生高血压的机会比体重正常的人多 2～4 倍，并且肥胖的高血压患者比体重正常的高血压患者更容易患冠心病。对肥胖者和中度超重的人，减肥可降低血压。

3. 饮食因素　食盐摄入过高与高血压的发生密切相关，高钠摄入可使血压升高，而低钠饮食可降低血压。世界卫生组织发布的标准是每人每天盐的摄入量不超过6g，中国营养学会发布的标准是每人每天盐的摄入量不超过 10g，但目前我国每人每天盐的摄入量达到 15～20g。每人每日食盐平均摄入量增加 2g，收缩压和舒张压分别增高 2.0mmHg 和 1.2mmHg。此外，钾、钙和镁食量过低、优质蛋白质的摄入不足，也被认为是使血压升高的因素之一。摄入过多的饱和脂肪酸，即不饱和脂肪酸和饱和脂肪酸的比值降低，也会使血压升高。

4. 高脂血症　血液中过量的胆固醇和脂肪会引起动脉粥样硬化，广泛的动脉粥样硬化又导致高血压。

5．吸烟　烟雾中的有害物质可损伤动脉内膜，引发动脉粥样硬化，并刺激交感神经引起小动脉收缩，使血压升高。吸烟者高血压患病率明显高于非吸烟者。

6．大量饮酒　少量喝一些红葡萄酒，可能有预防冠心病的作用，但长期大量饮酒是高血压发病的危险因素，还容易引起顽固性高血压。酒精可使高血压患者对降压药物的敏感性下降。

7．心理因素　长期劳累、精神紧张、睡眠不足、焦虑、恐惧和抑郁，长期的噪音及视觉刺激都可引起高血压。

8．缺乏锻炼　运动不仅可使收缩压和舒张压下降（约 6～7mmHg），且对减轻体重、增强体力、降低胰岛素抵抗有利。缺少运动及体力活动是造成超重或肥胖的主要原因之一，可增加高血压患者心血管疾病的发生危险。

（二）流行病学特点

高血压的患病率在全球均较高，其患病率与工业化程度有关，同时也存在着地区和种族的差别。欧美等发达国家的成人高血压患病率为 10%～20%。我国高血压患病率有逐年上升趋势，统计资料显示每年新增高血压病例 300 多万，患病率和流行存在地区、城乡和民族差别，北方高于南方，城市高于农村，东部高于西部，高原少数民族地区患病率较高。在性别上男性高于女性。发病率随年龄的增长而升高，60 岁以上可达 33%，65 岁以上可达 50%，其中半数以上是收缩期高血压。

（三）高血压的临床表现

高血压的主要危害是持续血压升高所致的重要组织器官损害。95% 的原发性高血压起病隐匿，病情发展缓慢，早期常无任何症状，易在精神紧张、情绪波动或劳累后增高，去除病因或休息后血压能降至正常。随着病情的发展，高血压经休息不能转为正常，需要服降压药治疗。早期高血压患者可表现出头痛、头晕、耳鸣、心悸、眼花、注意力不集中、记忆力减退、手脚麻木、疲乏无力、易烦躁等非特异性症状。后期血压常持续在较高水平，并伴有脑、心、肾等靶器官受损的表现。

1．脑部损害　头痛、头晕是高血压常见症状，如血压急剧升高可引起脑血管痉挛，多发生于早晨，位于枕部、前额或颞部；短暂的脑血管痉挛可引起一时性脑缺血，可出现头痛、失语、肢体瘫痪等，数分钟或数天恢复；广泛而急剧的脑血管痉挛可引起脑水肿，使颅内压增高，表现为血压急剧升高，剧烈头疼、呕吐、抽搐或昏迷，又称高血压脑病；长期高血压使血管发生病变，当血压急剧升高时可导致脑出血，表现为头痛、失语、偏瘫、呕吐、嗜睡或昏迷。

2．心脏损害　患者会出现心悸、气短、胸痛、踝部水肿，高血压性心脏病时心尖搏动向左下移动，心界向左下扩大，心尖搏动呈抬举性，主动脉瓣区第二心音亢进，心尖部收缩期吹风样杂音，最终导致充血性心衰。长期高血压可引起心脏结构和功能的改变，包括心肌肥厚、心脏扩大、冠状动脉硬化等。在心功能代偿期可无明显症状，到失代偿期时常发生左心衰竭；到病变的晚期可出现心律失常，合并冠状动脉硬化的患者可发生心绞痛或心肌梗死。

3．肾脏损害　长期高血压可引起肾小动脉硬化，导致肾功能减退。表现为夜尿增多，蛋白尿、血尿、管型尿。晚期可出现氮质血症和尿毒症等肾衰竭表现。

4．眼底改变　高血压可引起眼底病变，表现有视力下降、视物模糊、视网膜动脉痉挛、变细；逐步发展致视网膜动脉狭窄，动静脉交叉压迫，眼底出血或棉絮状渗出、视神经乳头水肿。

（四）诊断、治疗原则

1．诊断　根据 2005 年《中国高血压指南》，成人在未服用抗高血压药物的情况下，不同日 3 次测量血压，收缩压≥140mmHg 和（或）舒张压≥90mmHg，同时，排除由其他疾病导致的继发性高血压，即可诊断为高血压。患者既往有高血压史，目前正在用抗高血压药，血压虽然低于 140/90mmHg，亦应诊断为高血压。

2．治疗　高血压的治疗目的是：最大限度地降低心血管并发症的发病率、病残总危险和死亡率；同时干预患者检查出来的所有可逆性危险因素，并适当处理患者同时存在的各种临床情况；降低血压，防止或减少心、脑、肾并发症，降低病死率和致残率。血压控制目标一般低于 140/90mmHg；糖尿病或慢性肾病合并高血压患者，血压控制在＜130/80mmHg；老年收缩期高血压的降压目标为收缩压 140～150mmHg，舒张压＜90mmHg 但不低于 65～70mmHg。

高血压的治疗方法分为非药物治疗和药物治疗两种。

（1）非药物治疗：主要是改变不良生活方式，消除不利于心理和身体健康的行为和习惯。首先是通过减少总热量的摄入和增加体育锻炼减轻体重；其次采用合理膳食，降低血脂、限制钠盐；再次减轻精神压力，保持心理平衡；做到严格戒烟。非药物治疗是轻度高血压的主要治疗方法，也是控制中、重度高血压的基础。

（2）药物治疗：原则是采用较小剂量以获得可能有的疗效而使不良反应减至最小；24 小时内稳定降压，有效防止靶器官损伤；低剂量单药效果不佳时可采用两种或两种以上联合用药；避免频繁换药；个体化治疗，坚持长期用药。

抗高血压药物种类很多，大致可分六大类：利尿剂，β 受体阻滞剂，钙拮抗剂，血管紧张素转换酶抑制剂，血管紧张素Ⅱ受体拮抗剂及 α 受体阻滞剂。当出现高血压急症时必须紧急处理，常静脉应用硝普钠、硝酸甘油迅速降压。

（五）高血压的家庭及社区护理

对高血压的治疗，主要是通过健康教育，提高患者及家属的遵医嘱行为，提高药物治疗的依从性，保证药物的作用，将血压控制在理想水平，防止血压大范围的波动。

1．用药指导　高血压的治疗原则是选用中、西降压药物治疗。轻、中度高血压一般只选用一种降压药物，先从小剂量开始，逐渐增加剂量，达到降压目的后，改用维持剂量，保持血压稳定。必要时采用合理的药物联合使用达到最佳的降压效果。不要随意增减剂量或更换药物，更不要随意停药。尽量使用长效降压药，改善治疗依从性和预防血压波动过大。用药期间定期测量血压，观察药物的作用和副作用。

2．饮食指导　限制钠盐摄入，高血压患者每天盐的摄入量应不超过 6g；避免食入过多盐腌食品，不吃腌菜、腐乳、腌熏食物，少用含钠盐的味精、小苏打、饮料中的防腐剂。限制能量的摄入，控制体重。指导患者可适当进食瘦肉、家禽、鱼、蛋、奶等，适当增加降脂食物的摄入，如洋葱、大蒜、香菇、木耳等，避免刺激性食品。减少脂肪的摄入，食用油每日 20～25g，其中饱和脂肪酸不超过 10%，少食用动物性脂肪；每日摄入足量新鲜蔬菜水果，多食用绿叶菜类；可补充适量的蛋白质，如豆制品、牛奶、鱼类等。保证足够的钾、钙的摄入，有研究报道，人所进食物中含钾量每增加 1mg，则血压下降 1 个百分点，指导患者多食用香蕉、橙、多叶蔬菜等（注意：适用人群是肾功能正常者）。高血压患者还应补充钙质，多食入含钙丰富的绿色蔬菜、萝卜、海带及鱼虾、奶等。增加维生素和纤维素的摄入，富含维生素 C 的食品对高血压患者十分有益，纤维素能预防便秘。因酗酒、吸烟是高血压发病的危险因素，故需指导患者适量饮酒、逐渐戒烟。

3．生活指导　指导患者做到：劳逸结合，坚持有规律生活，保证充足睡眠，不熬夜、不长时间看书、看电视、上网等。心理平衡，保持积极向上的生活态度，消除或避免各种不良因素对情绪的影响。少量多餐，不宜过饱，保持大便通畅，坚持低盐、低脂、低胆固醇和少糖、高纤维素的饮食原则，坚持戒烟限酒。洗澡应在血压稳定期，且水温不宜过热或过冷，以保持在 40℃为宜，洗澡时间不要过长，不要洗蒸汽桑拿浴。适量运动，选择骑自行车、健身操、快步行走、游泳等方式进行循序渐进的有氧运动，做到持之以恒，避免参加举重、俯卧撑等强度大的运动，避免参加竞争性质的运动。

4．家庭随访　定期对社区高血压患者家庭随访，教会患者自测血压，评价患者健康状况及护理后的效果，建立健康档案。并要定期复查以便及时发现问题及时处理。

（六）高血压的预防

高血压的预防以提高知晓率、服药率和控制率，预防和控制高血压并发症，降低致残率和死亡率为目标。采用三级预防措施。

1．一级预防　目的是避免或推迟高血压的发生。一级预防可以使高血压的发病率下降55%，并发症的发生率也随之下降。对一般人群，通过以倡导健康生活方式为主要内容的健康教育和健康促进活动，提高自我保健意识和防护能力。指导人群合理膳食，适当运动，保持心态平衡，戒烟限酒建立健康良好的生活方式。定期测量血压，每年至少测量一次血压，可以早发现，早诊断。对高危人群，每年至少测量一次血压，35 岁以上人群，首诊时必须有血压记录；同时实施危险因素筛查和监测，例如血脂、体重指数等；开展行为干预，例如，指导戒烟、减轻体重等。

2．二级预防　目的是早发现、早诊断、早治疗，在落实一级预防的措施的基础上进行系统正规的抗高血压治疗。对已患有高血压的人通过建立健康档案、定期随访、用药指导和健康教育等手段，进行规范化治疗和管理，防止高血压加重，预防并发症。对高血压人群的血压动态变化、影响因素变化、认知情况变化、行为变化等进行评估，根据实际情况，采取合适有效的干预措施。

3．三级预防　目的是抢救重度高血压患者，有效预防并发症，同时积极进行康复治疗，减少残障的发生。高血压患者，除坚持健康的生活方式外，还需遵医嘱服药。目前高血压患者的用药存在着三大误区，即不愿服药、不难受不服药、不按医嘱服药。其实除了少数早期发现，病情轻，又能遵照科学生活方式的患者外，绝大多数的高血压患者都需终生服药。一旦停药，血压会升高，反反复复，不仅损害心、脑、肾等靶器官，而且会加大治疗难度，因此要指导患者，根据病情、季节、工作情况调整药物用量。提高患者的服药依从性，保证血压控制在理想水平。

三、冠心病

冠心病是冠状动脉粥样硬化性心脏病的简称，又称为缺血性心脏病，是指冠状动脉粥样硬化，使血管腔狭窄或阻塞，和（或）冠状动脉功能改变（痉挛）导致心肌缺血、缺氧，甚至坏死而引起的心脏病。冠心病分无症状性心肌缺血、心绞痛、心肌梗死、缺血性心肌病和猝死五种类型。冠心病患病率和死亡率高，严重危害人民健康。

（一）病因

冠心病的病因是多方面的，其发生发展主要与以下因素有关：高脂血症、高血压、糖尿病、吸烟、饮酒、肥胖、饮食习惯和体力活动、性格和社会心理因素等。主要病因是冠状动脉粥样硬化。促使动脉粥样硬化的因素很多，主要的易患因素（危险因素）包括以下两大方面。

1. 可改变的易患因素

（1）血脂异常：血脂与粥样动脉硬化密切相关，目前认为总胆固醇与低密度脂蛋白胆固醇增高，高密度脂蛋白胆固醇降低，载脂蛋白 A 和载脂蛋白 B 上升都被认为是冠心病的危险因素。

（2）高血压：高血压与冠心病的发病密切相关，血压增高，无论是收缩压还是舒张压，都是冠心病的主要危险因素之一。冠状动脉粥样硬化患者中 60%～70% 有高血压，高血压患者患冠心病较血压正常者高 3～4 倍。

（3）糖尿病：糖尿病患者冠心病的发病率是非糖尿病患者的 3～5 倍，而冠心病患者糖耐量降低也非常常见。冠心病是糖尿病的重要并发症，糖尿病患者中粥样硬化发生较早并更为常见。由于糖尿病患者多伴有血脂代谢紊乱，同时高血糖对动脉血管内膜的损伤、凝血因子Ⅷ增高、血小板黏附增加，使动脉硬化发病率明显增加。

（4）吸烟：本病的发病率和病死率吸烟者比不吸烟者高 2～6 倍，且与每日吸烟的支数成正比。吸烟可造成动脉壁氧含量不足，促进动脉硬化的形成；烟草中的尼古丁可使心率加快，心肌耗氧量增加，外围血管和冠状动脉收缩，并使血压升高；同时还可以使血液中一氧化碳浓度增高，导致血液携氧能力下降，诱发和加重动脉粥样硬化。被动吸烟也是冠心病的危险因素。

（5）体力活动减少：缺乏运动常与肥胖、血中高密度脂蛋白减少有关。不同职业的发病率回顾性研究表明：久坐职业人员与积极活动的职业人员相比，冠心病的危险增加 1.9 倍。经常锻炼者血脂异常发生率低，从事中等强度的体力活动的人冠心病的死亡率比活动少的人降低三分之一。

（6）肥胖：肥胖多并发血脂异常、高血压等。体重超过标准体重的 20% 者易患冠心病，尤其是短期内体重明显增加者。

（7）饮食习惯：常进食高热量、富含动物脂肪、胆固醇、高糖、高盐食物者易发生冠心病，因胆固醇、动物脂肪、饱和脂肪酸及热量摄入过多而体力活动较少的人易发生营养过剩，导致肥胖，使冠心病发病率增高。

（8）性格和社会心理因素：研究表明 A 型性格者易急躁、争胜心较强和竞争意识重，若再不注意劳逸结合，很容易诱发冠心病。

2. 不可改变的易患因素

（1）年龄：任何年龄均可发生，但 40 岁以上的中老年人多见，50 岁以后进展较快。致死性心肌梗死患者中约 80% 是 65 岁以上的老年人。

（2）性别：男性多于女性，男性的冠心病死亡率为女性的 2 倍，但女性更年期后发病率增加，绝经后发病率与男性相同。

（3）遗传：动脉粥样硬化有家族聚集倾向，具有早发冠心病家族史（男 60 岁前，女 50 岁前）的子女易患冠心病。有早发缺血性心血管疾病、高血压、糖尿病、冠心病家族史者，以及家族性高血脂症发生率明显增高。

（二）流行病学特点

冠心病多发生在 40 岁以后，脑力劳动者较多，男性多于女性，城市多于农村，北方高于南方，在我国没有欧美多见。但近年来，中国冠心病的发病率和死亡率迅速上升，随着生活方式的改变，冠心病发病率还呈现出年轻化的趋势，严重威胁人民的健康。我国 2004 年统计结果显示，冠心病死亡率占心脏病死亡人数的 48%，是威胁人们心脏健康的"头号杀手"。总之，目前我国冠心病的特点是发病率高、控制率低、死亡率高，但控制危险因素能降低发病率和死亡率。

（三）临床表现

1. 疼痛　主要表现为发作性胸痛或胸部不适。疼痛多发生于胸骨中、上段，可波及心前区或放射至左肩部，疼痛可表现为压榨性紧缩、发闷感，有时可呈窒息样且伴有濒死感。心绞痛持续时间多为 3～5 分钟，一般不超过 15 分钟，休息或服硝酸甘油可缓解；如果持续时间延长，超过 30 分钟，服硝酸甘油无效，则高度怀疑急性心肌梗死，应立即开始抢救。

2. 心律失常　见于 75%～95% 的患者，多发生在起病 1～2 天内，尤以 24 小时内最多见，可伴乏力、头晕、昏厥等症状。以室性心律失常最多，尤其是室性期前收缩。冠心病患者如发生急性心肌梗死常伴有心律失常，前壁心肌梗死易发生室性心律失常，下壁心肌梗死易发生房室传导阻滞。这些都是导致急性心肌梗死患者死亡的主要原因。

3. 心力衰竭　发生率约为 32%～48%。主要是急性左心衰竭，可发生于最初几天内，或在疼痛、休克好转阶段出现。患者突然出现呼吸困难、咳嗽、发绀、烦躁等，严重者可发生肺水肿，随后可发生右心衰竭表现。

4. 低血压和休克　心肌梗死多在起病后数小时至 1 周内出现疼痛期引起的血压下降，休克的发生率约为 20% 左右，主要为心源性休克，为心肌广泛（40% 以上）坏死，心排血量急剧下降所致。若疼痛缓解而收缩压仍低于 80mmHg，有烦躁不安，面色苍白，皮肤湿冷，脉搏细数，大汗淋漓，尿量减少（少于 20ml/h），神志迟钝，甚至昏厥者，则为休克表现。

5. 发热　急性心肌梗死的患者在起病后 24～48 小时可出现中等热度的发热。

（四）诊断、治疗原则

1. 诊断　主要通过临床表现、心肌酶学检查和心电图诊断心绞痛或心肌梗死。近年来，发展了许多新的检查方法和技术，如放射性核素检查、超声心动图、冠状动脉造影、血管内超声等。其中冠状动脉造影是诊断冠心病的"金标准"。

2. 冠心病病人急诊就医指征　睡眠中突然呼吸困难；不能平卧，坐起症状稍缓解；喘息伴咳嗽，吐泡沫痰或粉红色泡沫样痰；持续性胸前区绞痛、压榨感、脉律不齐等。

3. 治疗　冠心病的治疗原则改善冠状动脉的供血和减轻心肌耗氧，动脉粥样硬化要根据患者的具体情况，选择不同的治疗方法。冠心病的治疗方法主要有以下三种：

（1）药物治疗：主要有抗血小板聚集药物，以阿司匹林最为常用。扩张冠状动脉的药物，以硝酸甘油类为主。

（2）介入治疗：主要针对药物治疗不能控制的冠心病患者，方法有经皮腔内冠状动脉成形术（PTCA）、冠状动脉内斑块旋切术、冠状动脉支架术等。

（3）外科手术治疗：主要是冠状动脉搭桥手术。

（五）冠心病的家庭与社区护理

1．一般护理　心绞痛发作时应及时镇痛和安慰患者，以稳定患者情绪避免病情加重；发作时应让患者立即休息，减少心脏负担；休息环境应保持安静，尽量减少干扰；并迅速舌下含化硝酸甘油 0.5～1mg，有条件的给予氧气吸入。指导患者夜间不要猛然起床，以免诱发心绞痛。心肌梗死的患者应及时送医院治疗，以免贻误救治时机。

2．家庭用药指导　冠心病的药物治疗主要是针对导致冠心病的主要因素和已经发生的相关并发症进行处理。如选用调节血脂的药物控制患者的高脂血症；用小剂量阿司匹林抗血小板聚集；老年妇女可适当使用雌激素、孕激素治疗，以降低低密度脂蛋白（LDL），增加高密度脂蛋白（HDL），防止心脏病发作；使用长效硝酸盐类、β受体阻滞剂、钙拮抗剂等抗心肌缺血；使用抗血栓药对晚期冠心病有一定作用。指导冠心病患者及家属提高服药的依从性，督促患者按时服药，提醒患者外出时随身携带硝酸甘油、速效救心丸等药物，在胸痛发作时每隔 5 分钟含服硝酸甘油 0.5mg，直至疼痛缓解，并注意用药后平卧休息，防止发生低血压；疼痛如果持续 15～30 分钟不能缓解，应立即就诊。

3．建立良好的生活方式　要帮助患者改变不良生活方式，指导患者消除或避免危害心脏健康的危险因素，建立良好的生活方式。

（1）合理膳食，防止高脂血症：限制总热量，限制脂肪，特别是动物脂肪的摄入，宜摄入低热量、低盐、低脂、低胆固醇富含维生素和纤维素的食物，提倡清淡饮食，多食用富含维生素 C 的新鲜蔬菜水果，以及粗纤维食物，如芹菜、粗粮等，避免暴饮暴食，定时定量，少食多餐，忌食兴奋及刺激性食物或饮料。

（2）控制体重：超重者要改变饮食结构，适当控制饮食量，增加体力活动，减轻体重。

（3）适当运动：运动量应循序渐进，以不增加心脏负荷和不引起不适为原则。生活有规律，劳逸结合。应根据患者的具体情况决定活动量和时间，可做一些力所能及的家务活，进行骑自行车、散步、做广播操、游泳等有氧运动，要循序渐进，持之以恒。

（4）戒烟、限酒：吸烟是冠心病的危险因素，应积极劝导患者戒烟，并监督实施戒烟计划，同时也要防止患者被动吸烟。可限制饮酒，少量饮用一些酿造酒如葡萄酒。

（5）心理指导：指导患者保持乐观、平和、舒畅的心情，正确对待疾病。指导家属要积极支持和配合患者，为患者创造一个良好的身心修养环境，如患者出现紧张、焦虑或烦躁等不良情绪时，应予以理解，并设法给予疏导，减轻患者的压力。

（6）日常生活指导：指导患者洗澡时水温要适中，不宜过高或过低，洗澡的时间要适当，一般不超过半小时，以免加重心脏负担。平时要预防和治疗便秘，最好使用坐式马桶，不要用力排便，以免诱发心绞痛。要注意休息，避免劳累。

（六）冠心病的预防

降低发病的危险因素是社区人群预防冠心病的关键。对社区人群实施健康教育，通过实施三级预防措施，提高社区人群的自我保健意识和能力。

1．一级预防　主要针对有危险因素存在，但未发生疾病的社区人群。措施有：

（1）控制原发疾病，预防高血压：高血压是冠心病的主要危险因素之一，通过对高危人群的健康教育，改善生活方式、降低危险因素和发病率，做到早期预防。

（2）改善饮食结构：建立合理的膳食营养结构和良好的饮食习惯，减少膳食中的饱和脂肪酸和胆固醇，增加不饱和脂肪酸的含量。同时，膳食脂肪应限制在总热量的30%以内，胆固醇的摄入量限制在300mg/d以内。限制食盐的摄入，以每人每日盐摄入量控制在 5～8g 或以下为宜。控制每日总热量的摄入，预防热量过剩，达到控制体重的作用。食物应以谷物、豆类、蔬菜、水果等高碳水化合物、高纤维、低脂肪食物为主；控制肥肉、内脏、蛋黄、全脂奶制品。

（3）建立健康生活方式：社区护士应鼓励社区人群参加各种活动和体育锻炼，如步行、慢跑、骑自行车、上楼、游泳等，一般每日或隔日做 30 分钟，以达到调剂精神情绪和改善心肺功能的目的。

（4）改变不良生活习惯，戒烟：我国人群吸烟率较高，其致病危险度很高，因此，控制人群的吸烟率是冠心病一级预防的关键问题。通过健康教育和卫生宣传，帮助社区人群建立不吸烟的健康保健观念，降低人群吸烟率。

2．二级预防　重点是社区的监测和发病的筛查，做到早发现，早治疗。采取药物或非药物方法预防冠心病复发或加重。如高血脂合并冠心病，首先应治疗原发病，控制高血脂，然后才是冠心病的治疗。同时要做好用药和改变生活方式的指导，提高患者用药的依从性，维持治疗效果，避免和减少并发症的发生。

3．三级预防　是针对患者采取的预防措施，包括抢救危重患者，预防并发症发生和患者死亡，康复治疗，功能恢复。对已确诊的患者，通过健康教育和指导，使其坚持药物治疗，控制病情，最大限度地改善生活质量。

四、脑血管疾病

脑血管疾病（cerebrovascular disease，CVD）是由各种病因使脑血管发生病变而导致脑部神经功能受损的一组疾病。按病程将脑血管疾病分为急性脑血管疾病和慢性脑血管疾病，前者又称脑血管意外或脑卒中，俗称中风；后者包括脑动脉硬化、脑血管病性痴呆、脑动脉盗血综合征等。按病变性质将脑血管疾病分为出血性脑血管病和缺血性脑血管病，前者包括脑出血和蛛网膜下腔出血；后者包括短暂性脑缺血发作、脑梗死（脑血栓形成、脑栓塞、腔隙性脑梗死）。临床上以脑血栓形成最常见，以脑出血病情最严重。是社区常见病、多发病，死亡率和致残率均高，严重危害人们的健康。本病与心脏病、恶性肿瘤构成人类的三大致死疾病。

（一）病因及危险因素

1．病因　高血压、动脉粥样硬化是本病最常见的病因。常见的病因有：

（1）血管壁病变：动脉粥样硬化及高血压性动脉硬化最常见，其次为动脉炎（钩端螺旋体、风湿、结核、梅毒所致）、发育异常（先天性脑动脉瘤、脑动脉畸形）、外伤所致的动脉损害等。

（2）血液流变学异常及血液成分改变：血液黏滞度增高：如高脂血症、高血糖症、高蛋白血症、白血病、严重贫血、红细胞增多症等。凝血机制异常：如血小板减少性紫癜、血友病、使用抗凝剂、DIC 等。此外妊娠、产后及术后也可出现高凝状态。

（3）血流动力学改变：如高血压、低血压或血压急骤波动、心功能障碍、心律失常等。

（4）其他：如各种栓子（如空气、脂肪、肿瘤和寄生虫等）引起的脑栓塞、脑血管痉挛，颈椎病、肿瘤等压迫大血管影响供血等。

2. **危险因素** 我国近年来在城市和农村广泛进行神经流行病学调查和病例对照分析，对脑血管疾病的危险因素获得了进一步的了解。共有以下两类危险因素：

（1）一类是无法干预的因素，如高龄、性别、遗传性等。

（2）另一类是可以干预的因素，具体如下：

1）高血压：是最重要的、独立的危险因素，血压升高与脑血管病发病率、死亡率上升有密切关系。无论是收缩压或舒张压，两者的升高都与脑血管疾病的发生率呈正比。高血压对于出血性和缺血性脑血管疾病都是重要的发病原因。控制血压可明显减少脑血管病，同时也有助于预防和减少其他靶器官的损害。

2）心脏病：各种类型的心脏病都与脑血管病密切相关，心脏病也是世界公认的脑血管疾病危险因素，如心脏瓣膜病、冠心病、高血压心脏病、心律失常、心力衰竭等。无论在何种血压水平，有心脏病的人发生脑血管意外的危险都比无心脏病者高2倍以上。心脏病诱发脑血管疾病的原因有：心源性栓子脱落发生脑栓塞；在动脉硬化及心脏病的基础上，由血流动力学及血液黏稠度的改变易诱发脑血栓形成。

3）糖尿病：是缺血性脑血管疾病的重要危险因素。同时是缺血性脑卒中的独立危险因素。长时间的糖尿病可引起人体大血管发生动脉粥样硬化及微血管病变，又可使血液凝固性和血液黏稠度增加形成脑血栓。脑血管病的病情轻重和预后与糖尿病患者的血糖水平和病情控制有关。

4）高胆固醇血症和高脂血症：高脂血症可增加血液黏稠度，加速脑动脉硬化的发生。高胆固醇血症，特别是低密度脂蛋白（LDL）水平增加与缺血性脑血管疾病发生有关。

5）短暂性脑缺血发作（TIA）：TIA 是各种脑血管疾病特别是缺血性脑血管疾病的危险因素。约 20% 脑梗死患者有 TIA 病史；TIA 患者脑血管疾病的年发病率为 1%～5%；TIA 发生越频繁，发生脑血管疾病的危险率越高。

6）吸烟与饮酒：经常吸烟是一个公认的缺血性脑卒中的危险因素，其危险度随吸烟量增加而增加，长期被动吸烟也可增加脑血管病的发病危险。吸烟可提高血浆纤维蛋白原的含量，增加血液黏稠度及血管壁的损伤；尼古丁刺激交感神经使血管收缩，血压升高；脑血管疾病的危险性与吸烟量及持续时间有关。酒精摄入量与出血性脑卒中有直接的剂量相关性，长期大量饮酒和急性酒精中毒是导致年轻人脑梗死的危险因素，同样，老年人大量饮酒也是缺血性脑卒中的危险因素。酗酒可引起血压升高，酗酒者脑血管疾病的发病率是一般人的 4～5 倍，特别是可增加出血性脑血管疾病的危险。

7）其他因素：包括体力活动减少、饮食（高盐、高脂、高胆固醇）、肥胖、药物滥用及社会心理因素等。

（二）流行病学特点

我国脑血管病的特点是发病率、死亡率高，致残率、复发率高，医疗费用高。我国目前有脑卒中患者 700 万人，每年有 200 万人新发脑卒中。我国该病的发病率为（120～128）/10 万，死亡率（60～120）/10 万。与其他国家相比，中国脑血管病有两个比较大的特点：一是欧美国家发病率在降低，中国还在持续上升；二是中国脑血管病的复发率位居世界前列。脑卒中死亡率占我国居民死因第二位，仅次于恶性肿瘤。脑卒中也是重要的严重的致残疾病。据统计，在存活的脑血管疾病患者中，3/4 的患者有不同程度的丧失劳动力，其中重度致残占 40% 以上，给社会和家庭带来极大的负担。

（三）临床表现

1. 脑卒中的先兆症状　大约 60% 以上患者在发病之前数小时至 1 个月内可能出现先兆症状，如脸部、手臂或腿部麻木，尤其是身体单侧；说话困难或理解困难；单眼或双眼视力出现问题，视物不清；行走困难，头晕眼花，失去平衡或协调能力；不明原因的剧烈头痛等。

2. 出血性脑卒中的临床表现　多突然发病，临床表现轻重主要取决于出血量和出血部位。症状在数分钟至数小时内达高峰，多有血压明显升高，常有头痛、呕吐、肢体瘫痪、失语和意识障碍。蛛网膜下腔出血时突发头部剧烈胀痛或炸裂样痛，位于前额、枕部或全头部，常伴恶心、喷射状呕吐。50% 的患者发病时有短暂的意识障碍或烦躁、谵妄等精神症状，脑膜刺激征。

3. 缺血性脑卒中的临床表现　脑血栓形成的患者多在安静状态下发病，发病较缓，有先兆症状，意识清楚，偏瘫，失语，症状和体征因受累血管不同而不同。脑栓塞的患者有心梗等病史，发病急、偏瘫、短暂意识丧失、肢体抽搐。

4. 功能障碍　由于病变的性质、部位和大小的不同，患者可能发生一种或同时发生几种功能障碍，常见的有：①运动障碍：为最常见的障碍，多表现为一侧肢体的瘫痪，即偏瘫。②共济障碍：四肢协调动作和行走时的身体平衡发生障碍。③感觉障碍：痛觉、触觉、温度觉、视觉、本体觉出现减退或丧失。④言语障碍：可出现失语症、构音障碍等。⑤认知障碍：主要包括意识障碍，记忆力障碍，智力障碍，失认症，失用症等。⑥日常生活活动能力障碍：脑卒中患者由于出现多种功能障碍，常导致日常生活活动能力严重障碍。⑦心理障碍。⑧自主神经功能障碍等。

（四）诊断、治疗原则

1. 诊断　根据病史、临床表现怀疑为脑卒中的患者应尽快进行头颅 CT 检查；对蛛网膜下腔出血的患者应争取进行全脑血管造影或磁共振成像检查，以明确出血原因及病变性质。对条件不具备又需要尽快明确诊断者，可行腰穿。

2. 治疗

（1）急性期治疗：缺血性脑卒中的治疗要点是溶栓、抗凝治疗，防止并发症的发生。溶栓：发病后越早开始治疗，效果越好，病残程度就有可能越低。但必须严格掌握适应证和禁忌证，否则容易合并颅内出血或其他内脏出血，增加死亡率和致残率。出血性脑卒中的治疗要点是止血和降颅压，以免导致急性脑功能障碍。采取止血、控制脑水肿、降低颅内压、处理并发症的综合措施。

（2）恢复期治疗：目的是纠正脑卒中病因或危险因素，防止复发。促进瘫痪肢体的功能恢复，改善脑功能，减少后遗症。可选用非药物治疗的方法，如功能锻炼、理疗、体疗、针灸等；也可选用促进神经代谢的药物，如吡拉西坦、胞二磷胆碱、脑活素、辅酶 Q、B 族维生素、维生素 E 及扩张血管的药物等，还可选用活血化瘀、益气通络、益肝补肾、化痰开窍的中药方剂。避免情绪激动，生活规律，合理膳食，预防和治疗便秘。

（五）脑血管疾病的家庭与社区护理

通过家庭与社区康复护理，使多数患者能达到生活自理，争取回归社会。少数重度残疾或高龄者，其康复护理目标为提高生存质量，最大限度地保留生活自理能力，防止功能衰退，回归家庭。

1. 家庭日常生活护理　长期卧床患者除保持清洁外，要定时翻身，按摩，对突出易受压部位使用气圈、气垫等，特别要保护骨突部位的皮肤完整、无破损。床铺要保持清洁干燥，防止压疮发生。口腔护理：保持口腔清洁，饭后及时漱口，及时清除呼吸道分泌物，并定时翻身、拍背，促进排痰，预防呼吸道感染及肺炎的发生。指导患者使用方便的生活用具，如拐杖、轮椅，吃饭时可选用汤勺等。

2. 饮食护理　对脑卒中的患者要摄入足够的营养和水分。评估患者的呕吐反射与吞咽情况，对口腔、咽喉部有部分瘫痪的患者，要耐心地喂饭，让患者取半卧位，将食物放入患者口中的健侧，慢慢咽下，不要催促患者，避免发生呛咳或吸入。患者常常害怕呛入或因进食困难，感到窘迫或挫折，拒绝进食或进食减少，无法获得足够的营养。鼓励患者尽量自己进食、适量多进食，对无法吞咽，不能进食的患者，应协助及鼓励患者进行鼻饲。

3. 康复护理　康复治疗是脑血管疾病治疗的重要组成部分，通过康复治疗可促使神经功能的恢复和代偿，最大限度减少其损害，减轻残废程度。社区护理人员应到患者家中进行康复护理。与患者、照顾者一起制定康复护理计划，身体条件允许的患者可以到社区医院的康复训练室，在专业康复师的指导下，进行康复训练，并与康复治疗人员积极配合，协同工作，做好患者的康复护理，达到回归家庭、回归社会的理想目标。

（1）肢体功能锻炼：保持卧床患者身体各关节功能位，注意瘫痪肢体的位置摆放，防止关节变形而失去功能。系统进行患侧肢体运动，在瘫痪期间可早期进行被动运动，原则是：先上肢后下肢，先大关节后小关节，运动幅度由弱到强，运动时间由短到长，逐渐增加活动量，鼓励患者多使用患肢，以加强患肢的肌力。协助患者练习床上翻身、床上坐起、床边行走、室内行走及一些小关节的精细运动。使患者主动活动和被动活动相结合，床上锻炼和下地锻炼相结合，全身锻炼和局部锻炼相结合。鼓励患者完成力所能及的生活自理，如床上移动、翻身、坐起、吃饭、梳头等，循序渐进，坚持锻炼，以逐渐恢复生活自理。①保持肢体功能位置，对抗痉挛。健侧卧位时患侧上肢伸展置于前面的枕头上，下肢屈髋、屈膝，踝背屈，足不要悬空。患侧卧位时，头用枕头支撑，躯干稍后仰，后方垫枕头，患髋伸展，膝轻度屈曲，健肢上肢置于体上或稍后方，注意手中不握任何物品。②体位变换，一般每1～2小时变换体位一次。可使肢体的伸屈肌张力达到平衡，预防痉挛模式出现，还可预防压疮和肺感染。③肢体被动运动，以防止关节疼痛、挛缩。一般从肢体的近端到远端，动作要轻柔缓慢。但被动运动不能防止废用性肌萎缩，也没有直接促进功能恢复的作用，因此还要尽早进行主动训练。

（2）语言功能锻炼：指导家属与失语患者说话时要有耐心不要催促患者，给患者充分的思考和反应时间。与患者讲话时，语言尽量简练、易懂，不要过于复杂，一次只说一件事情。要与患者交谈其最感兴趣的话题，鼓励患者讲话。在交流过程中，要维持双目接触，也可利用手势等身体语言进行沟通，患者在回答问题时可以用最简单的词语回答,如"是"或"否",并多鼓励患者,减轻其挫折感,增加患者的自信心。对失语患者可采用发音训练,可从字、词、然后句子,强化刺激,反复矫正直至患者理解。

(3)进食训练:首先要确定患者吞咽障碍的程度,调整食物的种类,先给糊状食物,然后是碎状食物加浓液,最后是正常食物与稀液。进食速度宜慢。体位采取躯干后倾,轻度颈屈曲位,能较好地防止误咽。对咽部施压力和冰冷刺激都有助于咽反射恢复。

(4)排便功能训练:患者出现便秘或尿失禁的原因往往是注意力不集中、记忆力缺失或情绪障碍、无法沟通等。保证患者有充足的入量,使排尿次数增加,以防泌尿系统感染,晚间适当减少饮水,以免影响患者夜间睡眠。保持会阴部清洁,指导患者按时排尿。尽量不要行导尿,要进行大小便训练。如每2小时给患者使用便盆或尿壶一次。尿失禁的患者要勤换衣裤和床单,女患者要及时清洗外阴。若导尿,应间歇导尿,以增强膀胱括约肌的功能。防止便秘,应增加患者饮水量及粗纤维食物的摄入,行腹部按摩,并养成定时排便的习惯,利用胃结肠反射,必要时给予通便剂,于每日早餐后30分钟排便可增强训练效果。

4.心理护理 脑血管疾病患者,不仅存在着不同程度的语言、肢体功能障碍,同样也存在着不同程度的心理功能障碍,并引起患者社会适应能力障碍。告诉患者和家属有关病情,让患者了解自己功能残废情况,如何适应及促进患者的独立。鼓励患者以语言表达自己的感受。社区护士应帮助患者承受这巨大的打击,指导家属关心患者,不要嫌弃,为患者创造良好的生活环境,有利于患者的康复,提高患者的自我适应能力和社会适应能力。

(六)脑血管疾病的预防

1.一级预防 即发病前预防,通过早期改变不健康的生活方式,积极主动地控制各种危险因素,从而达到使脑血管病不发生或者推迟发生的目的。在社区进行健康教育和健康管理,加强早期干预,使人人都能了解脑血管病的基本知识,可利用一切与患者及家属接触的机会,采用专题讲座、板报及宣传资料等多种形式,使社区居民了解脑血管疾病的危险因素,在生活中改变不良的生活习惯,如避免精神紧张和过度劳累,注意合理饮食,戒烟戒酒,多食水果蔬菜,控制体重,积极治疗高血压、冠心病、糖尿病等。避免一切危险因素,力求预防或推迟脑卒中发生。让社区人群能了解自己的血压,定期体检,克服不良习惯;加强社区高危人群预防,筛选出具有脑血管病危险因素的高危个体,让其在一般预防的基础上进行强化预防。

2.二级预防 主要是预防或降低再次发生脑血管病的危险,减轻残疾程度。脑血管病的再次发病率比较高,再次发生,可导致患者已有的神经功能障碍加重,使死亡率明显增加。所以首次发病后应尽早开展二级预防工作,避免复发。具有脑卒中危险因素,但未合并其他慢性病者,要加强脑血管疾病危险因素的监测。主要监测内容为血压、血糖、血脂和短暂性脑缺血发作。通过监测,争取做到早期发现,及早采取有效的干预措施,避免脑卒中的发生。脑卒中患者的家属也应被纳入高危人群进行管理,尤其是已患有高血压、糖尿病、高血脂的家属,应与患者同步管理,并加强脑血管疾病的预防措施。

3.三级预防 三级预防即针对脑血管病的早期诊治和康复。三级预防的目标是减少后遗症和并发症的发生,提高生活质量。通过健康教育使患者尽快稳定情绪,并明确脑卒中的管理目标,让患者及家属树立战胜疾病的信心,使患者能主动配合治疗护理及功能锻炼,使患者恢复部分或全部机体功能,可大大减轻残疾,减低致残率,提高患者的生活质量,减轻家庭和社会负担。

五、糖尿病

糖尿病是一组由遗传因素、免疫功能紊乱、微生物感染及其毒素、自由基毒素、精神因素等各种致病因子作用于机体,引起的胰岛素分泌缺陷和(或)作用缺陷引起糖、蛋白质、脂肪代谢紊乱而导致的慢性高血糖疾病。临床上出现多饮、多食、多尿、消瘦等,即典型的"三多一少"表现,久病可导致眼、肾、神经、心脏、血管等组织的慢性进行性损害,以致最终发生失明、下肢坏疽、尿毒症、脑卒中或心肌梗死等,甚至危及生命。重症或应激时可发生糖尿病酮症酸中毒、高渗性昏迷等急性代谢紊乱。是继心脑血管、肿瘤之后第三位"健康杀手"。糖尿病使患者生活质量降低、寿命缩短、病死率增高,因此应积极开展社区防治。

目前常将糖尿病分为四大类型:1 型糖尿病、2 型糖尿病、其他特殊类型和妊娠糖尿病。其中 1 型糖尿病占 5%~10%;临床上最常见的是 2 型糖尿病,占 90%~95%;其他类型糖尿病仅占不足 1%。妊娠糖尿病患者分娩后可恢复,但大部分患者以后可发展为 2 型糖尿病。

(一)病因

糖尿病的病因和发病机制尚未完全清楚,目前公认与遗传、自身免疫和环境因素有关,临床上以 2 型糖尿病最多见,2 型糖尿病的发病尤其与以下危险因素有关。

1. 遗传因素 国内外报道普遍认为糖尿病有遗传易感性,表现为有明显的家族、种族聚集现象。特别是 2 型糖尿病通常表现有遗传家族聚集性,美国卫生和营养调查发现约 35% 的 2 型糖尿病患者的双亲,有 1 或 2 个患有糖尿病,糖耐量减低中有 27% 的双亲中有 1 或 2 个患有糖尿病。

2. 肥胖 目前认为肥胖是糖尿病的一个重要诱发因素,且肥胖程度与糖尿病的发病率正相关。并且肥胖是 2 型糖尿病的一个极其重要的危险因素。肥胖者胰岛素受体减少,对胰岛素的敏感性减弱。特别是中心性肥胖或称腹型、内脏型、苹果型肥胖与糖尿病和心脑血管病的发生关系尤其密切。

3. 总热量摄入过多和(或)体力活动减少 在发展中国家,由于经济的快速发展,人民生活水平的不断提高,营养过剩,体力活动明显减少,超重和肥胖者越来越多,这是 2 型糖尿病患病的重要危险因素。

4. 人口老龄化 糖尿病的患病率随年龄的增加而升高,约 50% 的 2 型糖尿病患者 55 岁以后发病,年龄越大患糖尿病的机会越大。由于经济的发展、生活水平的提高、医疗条件的改善,使人均寿命延长,许多国家逐步进入老年社会,这也是糖尿病患病率增高的因素。

5. 其他 临床流行病学调查表明,糖耐量(IGT)降低、空腹血糖调节受损(IFG)、原发性高血压、高脂血症、吸烟、妊娠妇女和宫内营养不良出生低体重的人群都是 2 型糖尿病的高危人群。

(二)流行病学特点

随着社会经济的发展和居民生活水平的提高,糖尿病的发病率和患病率逐渐上升，已成为威胁人民健康的重大问题。据我国的一项调查显示，我国大中城市和乡镇20岁以上的人群中，糖尿病和糖尿病前期的患病率分别为11%和15%。1型糖尿病以青少年为主，2型糖尿病成年人多见，目前我国2型糖尿病正趋向低龄化，儿童中的发病率升高。患病率随年龄增长而升高，女性和男性发病高峰分别在60岁组和70岁组。城市发病率高于农村。

随着糖尿病人数的增加，糖尿病各种并发症成为糖尿病患者致残和早亡的主要原因，糖尿病患者并发冠心病者比非糖尿病患者高出2~3倍，并发脑卒中者高出4~10倍，因糖尿病肾病致尿毒症者高17倍，因糖尿病下肢血管病变截肢者高20倍，因糖尿病视网膜病变致盲者高25倍。据统计，1990年全世界280万人死于糖尿病的并发症，居死亡原因第5位，主要死于糖尿病的血管并发症。在糖尿病的住院患者中有52%死于各种慢性血管并发症，其中死于冠心病的占20.2%、脑血管病占17.8%、糖尿病肾病占13.2%、糖尿病足占1.3%。由此看来加强糖尿病的防治，降低发病率、减少并发症，是目前卫生保健工作的一项迫切任务。

知识链接

糖尿病的发病

据 WHO 1997 年报告，1995 年全世界已诊断糖尿病患者约 1.35 亿。估计目前有糖尿病患者约 1.48 亿，预计到 2025 年将达到 3 亿，新增加的主要是 2 型糖尿病患者，特别是在中国、印度、非洲等一些发展中国家。

我国糖尿病患病率也逐年上升，近年增长速度加快，成人患病率为 2.6%，估计全国糖尿病现患病人数 2000 多万。与 1996 年糖尿病抽样调查资料相比，大城市 20 岁以上人群糖尿病患病率由 4.6% 上升到 6.4%，血糖总体控制情况差，慢性并发症也较重。我国糖尿病还具有以下特点：发病年龄年轻化；血糖升高，但未达到糖尿病诊断标准者大量存在；各地发病状况差异大；农村城市化，糖尿病患病率增加。

（三）临床表现

糖尿病多起病缓慢，逐渐进展。临床表现归纳为两大方面：一是糖、脂肪和蛋白质代谢紊乱症候群；二是器官并发症和功能障碍的表现。初诊时患者可有以下表现：

1. 慢性代谢紊乱的表现　部分患者有典型的"三多一少"症状（即多饮、多食、多尿、体重减轻）。2型糖尿病患者症状多不明显，若出现典型的"三多一少"症状常提示发病已达5~10年并可能合并不同程度的并发症。

2. 急性代谢紊乱的表现　酮症酸中毒最常见。1型糖尿病有自发酮症酸中毒的倾向，2型糖尿病患者常在一些应激情况下发生，常见的有感染、手术、外伤等。糖尿病酮症酸中毒急诊就医指征：精神极差，软弱无力，神志恍惚；病情突然加重，多饮、多尿；食欲突然下降，并有轻度恶心、呕吐；病人出现高热；少数病人突起腹痛。早期酮症阶段常仅有多尿、多饮、疲倦等；当酸中毒出现病情恶化，出现食欲减退、恶心、呕吐、尿量增多，此外伴有头痛、嗜睡、呼吸加深加快（Kussmual 呼吸）、呼吸中有烂苹果味；患者后期脱水明显，尿少、皮肤干燥、弹性差、眼球下陷、脉细速、血压下降以至昏迷、死亡。高渗性非酮症糖尿病昏迷，虽然较少见，但死亡率高。多见于50~70

岁的老人。约 2/3 患者于发病前无糖尿病史或仅有轻症。常见诱因有感染、急性胃肠炎、胰腺炎、脑血管意外、严重肾脏疾患、血液或腹膜透析治疗，以及使用某些药物如糖皮质激素、免疫抑制剂、噻嗪类利尿药等。起病时先有多尿、多饮，但多食不明显，或食欲减退，失水随病程进展逐渐加重，出现嗜睡、幻觉、定向障碍、偏盲、偏瘫等，最后陷入昏迷。

3．慢性器官功能障碍表现　患者可有眼、肾、神经、血管并发症及器官功能障碍的表现。糖尿病的慢性并发症有大血管病变、微血管病变。大血管病变主要累及主动脉、冠状动脉、脑动脉和肢体动脉，引起冠心病、脑血管病、下肢动脉硬化等，会造成大血管的动脉粥样硬化发生率增高，病史超过十年患者可出现肾脏动脉硬化，可导致肾功能损害。微血管病变主要引起糖尿病肾病、视网膜病变和神经病变，糖尿病肾病是 1 型糖尿病主要死因，视网膜病变是患者失明的主要原因。神经病变表现为多发周围神经病变，出现肢端感觉异常，通常肢体对称性感觉异常如疼痛、烧灼感等。

慢性并发症是糖尿病的主要致残和致死原因。另外继发于神经病变、下肢血管病变和感染等因素的糖尿病足可致残，严重影响糖尿病患者的生活质量。

4．感染　糖尿病患者容易发生感染，皮肤组织血供不足，外伤后易引起营养不良性皮肤溃疡，多发生于下肢或足部，其特点是溃疡深、经久不愈、常合并感染，患者无痛觉。糖尿病患者皮肤还易发生疖痈等化脓性感染，有时可引起败血症，泌尿系统感染以肾盂肾炎、膀胱炎为多见。肺结核发病率亦高，病变以渗出性为主，其进展快且易形成空洞。发生这些感染就诊时可发现糖尿病。

5．无任何症状　有部分患者无任何症状，往往在常规体检，手术前及妊娠等常规化验中被发现。另外，糖尿病流行病学调查表明至少约一半糖尿病患者无任何症状，仅在检测血糖后确诊。

（四）诊断、治疗原则

1．诊断　糖尿病症状＋任意时间血浆葡萄糖水平≥11.1mmol/L，或空腹血浆葡萄糖水平≥7.0mmol/L，可诊断为糖尿病。若 OGTT 2 小时血糖≥11.1mmol/L 也可诊断为糖尿病。空腹血糖≥6.1mmol/L 但＜7.0mmol/L，可诊断为空腹血糖升高，需进行 OGTT 试验。血糖≥7.8mmol/L 但＜11.1mmol/L 为糖耐量异常。儿童的糖尿病诊断标准与成人一致。

2．治疗　糖尿病治疗的目标在于纠正代谢紊乱，长期稳定和控制血糖，使血糖接近正常水平，防止和延缓并发症的发生和发展，改善生活质量，延长寿命，肥胖患者减轻体重，儿童患者应保证其正常的生长发育；控制症状，预防和减少并发症的发生、发展，降低病死率。治疗原则强调早期、长期、综合治疗，以及治疗措施个体化。

糖尿病是一种终身性疾病，有人将它的治疗比喻为"五驾马车"，即糖尿病健康教育、饮食管理、运动疗法、药物治疗和血糖监测。其中糖尿病教育是提高患者自我管理能力和促进糖尿病长期管理的主要手段。饮食治疗是糖尿病治疗最基本的治疗措施，控制总热量为原则，给予适量碳水化合物、低脂肪、适当蛋白质、高纤维素、维生素，低盐的饮食。运动疗法应有规律地适当运动，注意循序渐进和长期坚持。口服降糖药/胰岛素治疗是糖尿病患者控制血糖的主要手段。目前常用的降糖药物有：磺脲类、双胍类、α- 糖苷酶抑制剂、非磺脲类胰岛素促分泌剂、胰岛素增敏剂等。胰岛素分为速效、中效和长效等制剂。血糖监测是判断血糖控制效果的有效手段。

（五）糖尿病的家庭和社区护理

糖尿病的家庭和社区护理也同样包括"五驾马车"的五个方面。

1．糖尿病教育　属于"五驾马车"首位，是糖尿病治疗的根本。糖尿病的管理人员尤其是社区护理人员是健康教育的主力军，肩负着糖尿病教育的重任。其核心问题是促使个体或群体改变不健康的行为和生活方式。通过健康教育可以提高患者对糖尿病的认识，了解持久高血糖的危害性及控制高血糖的可能性和重要性，加强自我监护和自我保健能力，主动与医务人员配合治疗。控制糖尿病，需要患者、家属和医务人员之间的密切合作，应为每一位患者制定一份有针对性的健康教育计划。

2．饮食疗法　每一位糖尿病患者都应充分认识到"饮食管理是糖尿病治疗的基石"。许多轻度糖尿病患者只需进行恰当的饮食管理并配合适当的运动，即可达到防治要求，无需再用降糖药物。而对于需要药物治疗的糖尿病患者，如果忽视饮食管理，即使进行药物治疗也难以奏效。

饮食疗法的目的是限制饮食中总热量的摄入，改善胰岛素的敏感性，降低血糖。其原则：平衡膳食，保证营养需要；避免高糖食物、油腻食物，多吃富含食物纤维的食品；烹调以清淡为主；定时定量，少量多餐。忌烟酒，食盐＜10g/d。良好的糖尿病饮食管理，有以下四方面要求：

（1）固定热量：根据个人的理想体重和劳动强度，制定其每餐所需的热量，然后针对特定食物所含热量做换算，使每餐摄取的热量基本保持一致。

（2）均衡营养：在等热量的情况下，尽可能选择多种类别的食物，以争取全面均衡的营养。其中关键是合理安排碳水化合物、蛋白质、脂肪、维生素、矿物质、水和膳食纤维这七大营养素比例。

（3）控制血糖：选择对血糖影响较小的食物，例如杂粮、粗粮等。

（4）改善血脂：选择较好的脂肪来源，例如菜油、豆油、橄榄油等。

3．运动疗法　糖尿病运动治疗是指糖尿病患者在专业人员指导下，每天进行适当强度的某种体育活动，并持续相当一段时间的治疗方法。

（1）运动疗法的作用：运动可提高胰岛素敏感性，促进葡萄糖进入肌肉细胞，增加肌肉和组织利用葡萄糖，使血糖下降；改善脂类代谢，促使肌肉利用脂肪酸，降低血清甘油三酯、极低密度脂蛋白，提高高密度脂蛋白，从而减少胆固醇，降低血压，有利于预防冠心病、动脉硬化及血栓形成等并发症的发生；改善血液循环与肌肉张力，防止骨质疏松；还可减轻患者的压力和紧张，使心情舒畅。

（2）运动疗法的原则：糖尿病患者运动应循序渐进，持之以恒；不宜参加比赛和剧烈活动；运动场地应空气新鲜，地面平整；最好与他人一起运动，发生意外时可得到及时救助；选择自己喜爱的运动项目；运动时间每周至少4次以上，每次30～60分钟。运动强度以轻中度的有氧运动为宜，以身体能耐受，无不良反应为准。

（3）运动治疗的适应证：病情控制稳定的2型糖尿病患者，尤其体重超重的2型糖尿病患者是最佳适应证；稳定期的1型糖尿病患者；稳定期的妊娠糖尿病。

（4）运动治疗的禁忌证：糖尿病控制状态很差者；严重的眼底病变；严重心血管并发症；严重糖尿病肾病；严重糖尿病足；新近发生的血栓。总之，糖尿病患者中老年人居多，常伴发心脑血管病或其他系统病症，所以运动疗法应严格掌握适应证，并在医生指导下进行。

（5）运动治疗的方式和类型：长期的运动治疗是主要运动治疗方式。建议采取有氧运动，例如，步行、慢跑、骑自行车、游泳、登山、太极拳、气功和保健体操等。

（6）运动中的注意事项：运动时间相对固定；运动前后应测血糖；做好准备活动；运动中出现胸痛、胸闷症状，应立即停止运动，原地休息，含服硝酸甘油，如不缓解应立即就医；发生低血糖时应立即停止运动，口服含糖饮料或食品，若不能缓解，应立即就医；病情控制不佳的患者、有急性并发症的患者、慢性并发症在进展期的患者不宜参加运动；运动时随身携带糖尿病急救卡，注明姓名、地址、电话号码，以便得到救助。

4．用药指导　强调坚持长期服药及饮食配合的重要性，必要时家属参与提醒和督促患者。对于使用胰岛素的患者，应教会患者或家属辨认不同类型、准确抽吸和注射，注意轮换注射部位，并定期评估注射部位，预防脂肪萎缩和硬结形成。同时要防止发生低血糖，教会患者及家属掌握低血糖的表现及处理措施。

5．并发症的护理

（1）低血糖：是糖尿病治疗过程中常见的并发症。轻度低血糖时可出现心慌、手抖、饥饿、出冷汗等表现。严重时可抽搐、意识障碍、昏迷、甚至死亡。预防低血糖应注意以下几点：药物治疗逐渐加量，谨慎进行调整；定时、定量进食；在体力活动前吃一些碳水化合物食物；不要饮酒过多。如出现上述低血糖症状，意识清醒的患者应尽快口服含糖饮料，如橙汁、糖水、可乐等，或吃一些糖果、点心。意识不清的患者应立即送医院治疗。要注意检查低血糖的原因，予以纠正。有服用阿卡波糖史者，只能用葡萄糖液治疗。对重症或无法口服者用 50% 葡萄糖液 50ml 静脉注射。大剂量应用胰岛素或口服降糖药的患者，存在再发低血糖危险，需要持续维持静脉滴注葡萄糖液。

（2）糖尿病足：糖尿病足是指糖尿病患者由于合并神经病变及各种不同程度末梢血管病变而导致下肢感染、溃疡形成和（或）深部组织的破坏。糖尿病足的主要表现有下肢疼痛、皮肤溃疡，间歇跛行和足部坏疽。创口久不愈合，严重者不得不截肢致残。预防糖尿病足要做到：经常检查双脚；鞋袜要舒适；正确修剪脚趾甲；每天坚持小腿和足部运动 30～60 分钟；小心处理伤口。对于小伤口应先用消毒剂（如酒精）彻底清洁，然后用无菌纱布覆盖。避免使用碘酒等强烈刺激性的消毒剂。不要使用甲紫等深色消毒剂，因为药品的颜色会遮盖伤口感染的征兆。不要使用鸡眼膏等腐蚀性药物，以免发生皮肤溃疡。若伤口在 2～3 天仍未愈合，应尽早就医。同时要每日做足部检查，及时发现微小损伤和感染，以便采取处理措施。泡脚水温不宜超过体表温度，以免足部烫伤，泡脚的时间一般不超过 10 分钟，不要用力搓揉以免造成皮肤破损。洗完脚后要用软的、干的、浅色毛巾将脚擦干，注意一定要擦干趾缝之间的水迹。

（3）感染的预防护理：要注意保持皮肤清洁，做到勤洗澡，勤换衣服，衣服要柔软、透气，避免皮肤感染；做好口腔护理，保持口腔清洁，做到勤漱口、刷牙，防止口腔感染；保持会阴部清洁，特别是女性患者要勤清洗会阴，并教会清洗会阴的方法，防止发生会阴及泌尿系感染；同时要做好足部护理，防止足部感染或损伤导致糖尿病足；避免与结核患者接触，防止发生肺结核。

（六）糖尿病的预防

糖尿病的社区管理，我国在 1996 年—2000 年糖尿病防治规划中提出：糖尿病的有效控制应包括：旨在减少糖尿病发病率的一级预防；以早发现、早诊断和早治疗为主要内容的二级预防；以及减少糖尿病并发症的三级预防。

1. 一级预防 一级预防以社区为基础，以一般人群和重点人群为对象，目的是预防和延缓高危人群发生糖尿病。目标是纠正可控制的糖尿病危险因素，预防糖尿病的发生。

（1）在一般人群中宣传糖尿病的防治知识：通过健康教育和健康促进手段，提高全社会对糖尿病危害的认识。提倡健康的生活方式，加强体育锻炼和体力活动。注意蛋白质、脂肪和碳水化合物摄入的比例，多吃蔬菜和水果，戒烟限酒，限盐，防止能量的过度摄入，预防和控制肥胖。

（2）在重点人群中加强糖尿病筛查：一旦发现有糖耐量受损（IGT）或空腹血糖受损（IFG），应及早实行干预，以降低糖尿病的发病率。重点人群是指年龄≥45岁，BMI≥24，以往有 IGT 或 IFG 者；有糖尿病家族史者；有高密度脂蛋白胆固醇降低（≤35mg/dl，即0.91mmol/L）和（或）高甘油三酯血症（≥250mg/dl，即2.75mmol/L）者；有高血压（成人血压≥140/90mmHg）和（或）心脑血管病变者；年龄≥30岁的妊娠妇女；有妊娠糖尿病史者；曾有分娩巨大儿（出生体重≥4kg）者；有不能解释的滞产者；有多囊卵巢综合征的妇女；常年不参加体力活动者；使用一些特殊药物者，如糖皮质激素、利尿剂等。

2. 二级预防 二级预防的目标是及早发现无症状糖尿病患者，预防糖尿病并发症。它包括对以社区为单元的人群或高危人群的筛查，对早期发现的糖尿病患者和IGT 人群进行早期干预治疗和管理，防止和减少糖尿病并发症的发生。筛选的依据以血糖为准。对2型糖尿病（T2DM）患者定期进行糖尿病并发症及相关疾病的筛查，了解患者有无糖尿病并发症及有关的疾病或代谢紊乱，如高血压、血脂紊乱或心脑血管疾病等，以加强相关的治疗措施，达到全面治疗的目标。糖尿病并发症筛查：对于新发现的糖尿病患者，尤其是2型糖尿病患者，应尽可能早地进行并发症筛查，以尽早发现和处理。初步检查项目应包括：①眼部视力、扩瞳查眼底。②心脏标准12导联心电图、卧位和立位血压。③尿常规、镜检、24h尿白蛋白定量或尿白蛋白与肌酐比值、血肌酐和尿素氮。④四肢腱反射、立卧位血压、音叉振动觉或尼龙丝触觉。⑤足背动脉、胫后动脉搏动情况和缺血表现、皮肤色泽、有否破溃、溃疡、真菌感染、胼胝、毳毛脱落等。⑥血脂（总胆固醇、甘油三酯、LDL-C、HDL-C）、尿酸、电解质。干预治疗有行为方式和药物干预两方面。行为方式的干预限制总热量、降低脂肪摄入、增加纤维素的含量，增加体育活动等。药物干预可采用二甲双胍、α-糖苷酶抑制剂（阿卡波糖）、胰岛素增敏剂等。对于每一位糖尿病患者，都应确立血糖控制目标。为患者制定饮食计划、运动计划、血糖监测计划；教会患者如何监测血糖及尿糖；纠正可能导致并发症的危险因素。

3. 三级预防 三级预防的目标是减少糖尿病的致残率和死亡率，提高糖尿病患者的生活质量。针对已确诊的糖尿病患者采取综合措施，预防和延缓糖尿病各种慢性并发症及其导致的残废。具体措施有：

（1）积极进行糖尿病教育：提高患者对糖尿病慢性并发症的认识、顺从性和自我管理能力。

（2）积极控制与各种慢性并发症有关的危险因素：如严格控制血糖；肥胖症尤其是内脏型肥胖者，要合理联合饮食和运动治疗逐步予以纠正；高血压者建议血压控制在不超过 130/80mmHg；血脂异常者应根据不同类型予以饮食和药物治疗；糖尿病患者的血液呈高黏、高凝状态，促进血管病变，可应用小剂量的阿司匹林、双嘧达莫和丹参、川芎等；高血糖可使体内各种蛋白进行非酶糖化，自由基的产量明显增加，造成组织损伤，可适量补充氧化剂，如维生素 C、E，胡萝卜素和氧化物歧化酶等。

（3）并发症的早期诊断、早期治疗：糖尿病慢性并发症起病隐匿，早期常无明显表现。一旦出现临床表现，病变和功能已不可逆转，并呈进行性恶化，因此，督促患者定期进行肾功能、视网膜、周围血管、周围神经等检查，发现问题及时处理，减少糖尿病肾病、糖尿病眼病、周围神经病变等慢性并发症的发生。

六、肿瘤

肿瘤是机体在各种致瘤因素的作用下，局部组织的细胞在基因水平上失去了对其生长的正常调控，导致细胞异常增生而形成的新生物，是一类慢性渐进发展性疾病。肿瘤可分为良性肿瘤和恶性肿瘤。良性肿瘤通常不致侵蚀破坏邻近组织，也不向远处转移，危害性比较小。恶性肿瘤（也称癌症）则往往向周围组织浸润并会转移。早期发现、早期诊断、早期治疗在肿瘤治疗上具有重要的意义。早期发现是早期诊断和早期治疗的基础，肿瘤患者首先接触到的是社区卫生保健人员，因此，了解常见恶性肿瘤的发病特点及早期的症状至关重要。

（一）病因

肿瘤发生的具体病因尚未明确，可与许多危险因素有关，一般认为是环境与机体内外因素交互作用的结果。引起肿瘤的病因很多，而且随着工业文明的发展还会越来越多。肿瘤的病因学十分复杂，一个肿瘤的形成可能涉及几种因素。同一类型的肿瘤，在不同的个体、不同器官可以由不同的因素引起，相反，同一致癌因素也可引起不同类型的肿瘤。

1. 环境因素 据统计，80%～90% 肿瘤的发病与环境中各种因素有关，如水质污染、农作物污染、空气污染、放射性污染、吸烟、不恰当染发剂、调味品、合成激素等。归纳起来主要是化学、物理、生物三类。

（1）化学致癌物：化学致癌因素在人类恶性肿瘤的病因中占有重要地位。目前发现的致癌物质达 1000 多种，分布非常广泛。常见的化学致癌物有以下几类：

1）多环芳烃类化合物：以 3,4- 苯并芘具有代表性，纸烟、煤炭、石油的不完全燃烧产物和用烟直接熏制的鱼、肉中含有这类化合物。可诱发皮肤癌、肺癌和宫颈癌等。

2）芳香胺类化合物：如联苯胺、2- 萘胺是人膀胱癌的肯定致癌物，并可诱发鼠类的肝癌、皮肤癌、乳腺癌等。

3）氨基偶氮染料：染料类易诱发膀胱癌、肝癌；动物实验显示二甲基偶氮苯（奶油黄），可诱发大鼠的肝癌。

4）亚硝基化合物：可引起 40 多种动物的肿瘤。与人食管癌、胃癌、肝癌发生有关。

5）烷化剂：如有机农药、硫芥、乙酯杀螨醇等易诱发肺癌及造血器官肿瘤等。

6）真菌和植物毒素：如黄曲霉污染的粮食可导致肝癌，也可诱发肾、胃、结肠的腺癌。

7）其他：砷可引起皮肤癌和肺癌，铬和镍可引起肺癌，镉可引起前列腺癌，苯可引起肝癌，氯乙烯能诱发人肝血管肉瘤。

（2）物理因素

1）电离辐射：长期接触 X 线及镭、铀、钴等放射性同位素可引起白血病、恶性淋巴瘤、多发性骨髓瘤等多种恶性肿瘤。二战期间日本的长崎和广岛受原子弹爆炸放射性污染后，其居民癌症发病率一直较高。

2）纤维性物质：长期大量吸入石棉、玻璃纤维、氧化铝等可诱发肺癌。

3）日光和紫外线：长期暴露增加皮肤癌的发病。

4）其他：慢性灼伤、外伤性刺激及地理环境等物理因素也与某些恶性肿瘤的发生有关。

（3）生物因素：15%～20% 的肿瘤与病毒等生物因素有关。

1）病毒和寄生虫：一些病毒含有癌基因，这些癌基因整合到人体细胞的遗传物质上，可使细胞发生癌变。目前认为，乙型和丙型肝炎病毒与肝癌相关；EB 病毒与鼻咽癌和伯基特淋巴瘤的发生有关；人 T 淋巴细胞白血病病毒是成人 T 淋巴细胞白血病的病原；人乳头状瘤病毒与宫颈癌的发生有关；HIV 长期感染及免疫抑制与卡波西肉瘤和霍奇金淋巴瘤有关。幽门螺杆菌与胃癌有关，日本血吸虫与直肠癌有关，华支睾吸虫与肝癌有关，埃及血吸虫与膀胱癌有关。

2）霉菌：黄霉菌产生的黄霉菌素是肝癌肯定的致癌物质。其他如交链孢霉、杂色曲霉等产生的毒素都有诱癌作用。

（4）生活中有致癌作用的行为或物质

1）吸烟：许多研究已经证实吸烟是致癌因素，如吸烟可增加肺癌死亡率 10 倍以上。吸烟与呼吸道、消化道、胰腺、肾盂和膀胱肿瘤有关。焦油中含有多种致癌物质，当烟草燃烧的烟雾被吸入时，焦油颗粒便附着在支气管黏膜上，经长期刺激，可诱发癌变。吸烟年龄越早，量越大，时间越长，越易诱发恶性肿瘤，吸烟还与某些职业性因素有很强的协同致肺癌效应。肺癌是我国的第一大癌症，而控制吸烟可减少大约 80% 以上的肺癌和 30% 的总癌死亡。同时控制吸烟还可减少慢性肺病、脑卒中、缺血性心脏病和肺结核等疾病的发病率。

2）膳食不合理：膳食不合理是仅次于吸烟的第二个重要的、可避免的癌症危险因素。人类癌症中约有 1/3 与膳食不当有关。近二十年来，随着经济发展和人民生活的改善，居民的膳食结构及生活方式发生了明显的"西方化"趋势，城市和富裕农村中超重和肥胖已成为重要的公共卫生问题，同时也是结直肠癌及乳腺癌发病率上升的重要原因。高能量、高脂肪、高动物蛋白、少膳食纤维的饮食可增加乳腺癌、结肠癌和前列腺癌的患病机会。饮食缺乏新鲜蔬菜水果及过量食用烟熏、腌制品会增加胃癌患病率。饮酒与肝癌、口腔癌、咽喉癌、直肠癌有关。不洁饮水还可增加肝癌的发生。烹煮不当可产生亚硝胺等致癌物质。烹调油烟与我国女性肺癌的发生有关。另外，过多的食用酸菜或剩菜，霉变的花生、大豆和小麦等粮食作物，食用、饮用带染料的食品和饮料也可增加癌症患病几率。

3）工业污染：工厂的煤烟、汽车和其他内燃机排出的废气中含有芳香烃类化合物，长期生活在这些污染的环境中易患肺癌。一些工厂、造纸厂排出的废水中含有致癌物质。人食用污染的水或用水浇灌的农作物可导致癌的发生。

4）职业危害：随着经济的发展，我国职业危害以及由此导致的癌症逐年增加。国家于 2002 年印发的"职业病目录"中，将石棉所致肺癌、间皮瘤，联苯胺所致膀胱癌，苯所致白血病，氯甲醚所致肺癌，砷所致肺癌、皮肤癌等明确列为职业性恶性肿瘤。

2. 机体内在因素　引起癌症的因素很多，环境因素很重要，但人群生活在同一种环境，只有少数人患癌症，这说明癌症的发生与机体的内在因素有一定的关系；外界致癌因素作用于人群中易感者才能引发癌症的发生。与癌症发生的内在因素有：

（1）遗传因素：有些恶性肿瘤有明显的家族聚集现象，如胃癌、乳腺癌等。有些存在着明显的种族差异，如欧美国家乳腺癌、结肠癌发病率高，而日本和中国胃癌发病率高，东南亚和非洲多见肝细胞癌。

（2）激素紊乱：内分泌紊乱及激素失调可使某些组织和细胞发生癌变。有关激素与肿瘤的关系是雌性激素在乳腺癌、宫颈癌等中的作用。动物实验表明，雌性激素可诱发小鼠的乳腺癌、宫颈癌、阴道癌、卵巢癌等。

（3）免疫功能低下：肿瘤常发生在免疫抑制或免疫耐受者。先天免疫缺陷、艾滋病或因器官移植等使用免疫抑制剂的患者，恶性肿瘤的发病率比一般人显著增加。

（4）心理因素：长期焦虑、悲伤、抑郁、绝望、愤怒等不良情绪与恶性肿瘤的发生有关。

（二）流行病学特点

癌症严重威胁人类健康和生命，它和心脑血管疾病构成全世界死亡原因的前两位。全世界每年约有 700 万人新患癌症，500 多万人死于癌症。

1. 肿瘤的发病与分布规律　发达国家主要肿瘤为肺癌、直 / 结肠癌、乳腺癌、胃癌及前列腺癌等。而发展中国家主要为宫颈癌、胃癌、口 / 咽癌、食管癌和乳腺癌等。我国由于人口老龄化，以及吸烟、感染等问题的存在，目前每年平均约有 150 万人新患癌症，每年约有 80 万人死于癌症。其中以肺癌、胃癌、食管癌、肝癌、乳腺癌、宫颈癌最为多见，约占全部恶性肿瘤的 70%～80%。并且肿瘤的分布具有地理独特性，华东以肝癌为主；华南以鼻咽癌为主；华北以食管癌为主；东北以胃癌为首，其次是肺癌、宫颈癌；西北以消化道肿瘤为主。

2. 人群分布

（1）年龄：任何年龄均可患病，但大多数肿瘤的发病危险性随年龄的增长而增大，老年人发病的危险最高。儿童期常见的是白血病、脑瘤和恶性淋巴瘤等，青壮年常见肝癌、白血病和胃癌，肺癌、食管癌、胃癌等则从壮年到老年都常见。

（2）性别：一般恶性肿瘤，男性比女性高发。在各部位肿瘤中，以上消化道和呼吸道肿瘤男性发病率显著高于女性；女性的多发肿瘤有乳腺、生殖器官、胆囊和甲状腺肿瘤。

（3）职业：扫烟囱的工人好发阴囊癌，联苯胺生产厂工人膀胱癌多发，石棉厂工人多发肺癌、间皮瘤等，皮革厂和油漆工人易患白血病，研究证实这些都与化学致癌物质有关。

（4）婚姻状况：某些恶性肿瘤与婚姻状况有关。如早婚、过早性生活或者性生活紊乱、多配偶、多产与宫颈癌高发有关；未婚或修女宫颈癌低发。

（三）癌症的临床表现

大多数的癌症早期无特殊症状，易被忽视，晚期癌症患者根据癌症原发及转移部位不同会出现各种局部症状，同时伴随有一些全身症状，例如疼痛、疲乏、恶病质等。几种常见恶性肿瘤的发病特点及早期症状：

1．肺癌　是最常见的恶性肿瘤之一，40 岁以上多发，男性多于女性。发病与吸烟和大气污染有直接关系。早期症状有：顽固性咳嗽、咯血或痰中带血、发热、固定胸痛、胸闷等。

2．食管癌　在我国太行山周围地区是高发区，它的发病在 30 岁以下少见，以后随年龄增加发病率迅速增高，以男性多见。其早期症状有：咽食物有哽噎感，进食时在食管某一部位有异物停留感或在胸骨后、心窝部有刺痛、烧灼或摩擦样疼痛，食管内有异物感，咽部干燥与颈部紧缩感。

3．胃癌　我国是胃癌的高发国家。其主要发生在 45 岁以上，男性多于女性，早期常无明显症状，如有新近出现上腹部不适和疼痛、消瘦、食欲减退，应建议患者做进一步检查。

4．原发性肝癌　我国肝癌的发病沿海高于内地，东南和东北高于西北、华北和西南，男性发病高于女性。临床上若出现不易治愈的消化不良或有进行性肝脏肿大、黄疸、持续性肝区疼痛，特别 30 岁以上的患者，应考虑肝癌的可能。

5．乳腺癌　乳腺癌主要发生于女性，是妇女中最常见的恶性肿瘤。妇女月经初潮前很少，在 20 岁以后发病率逐年上升。20 岁以后妇女如果发现乳房上（特别是外上象限）出现单发小肿块，触之较硬且不易活动，表面皮肤凹陷有橘皮样改变，乳头糜烂、回缩及溢液等，应疑诊为乳腺癌。

6．宫颈癌　是妇女中仅次于乳腺癌的第二个恶性肿瘤。20～50 岁已婚妇女多发。早期一般无特殊表现，能引起患者注意的有：不规则阴道出血、性交后出血、阴道排液增多等，尤其发生在绝经后，应怀疑宫颈癌。妇女应定期做宫颈检查，是发现早期宫颈癌的有效方法。

7．子宫内膜癌　多发生在 50 岁以上的妇女。早期的主要表现是阴道出血，其次是阴道分泌物增多。如发现下腹部肿块，更应高度怀疑。

8．白血病　在我国白血病的发病率为（2.6～2.9）/10 万，男性高于女性，白血病的发病也有随年龄增大而增加的特征。不同类型的白血病年龄分布不同，如急性淋巴细胞白血病在我国主要见于儿童及青少年。白血病的主要表现有：先后出现不明原因的出血（鼻腔、牙龈、妇女月经过多、损伤后出血不止等）贫血、发热和肝脾及淋巴结肿大。

9．大肠癌　发病率随着年龄的增大而逐步上升。出现下列情况应怀疑大肠癌：近期出现持续性腹部不适、腹痛、腹胀，由正常排便习惯变为腹泻和便秘交替出现，大便带脓血或黏液，大便变细等。

10．胰腺癌　发病年龄多在 45 岁以后，男性多发。胰腺癌的首发症状有：腹痛、黄疸、消化道症状（食欲不振、消化不良、恶心、呕吐、腹泻、便秘）、消瘦、发热等。

11．鼻咽癌　据估计，世界上 80% 的鼻咽癌发生在我国南方各省。其发病年龄由 30 岁开始迅速上升，50～59 岁达最高峰。男女发病之比为（2.5～4）：1。不明原因的鼻出血、耳鸣、听力减退、鼻塞、头痛是其早期表现。

12．肾癌　高发年龄为 50～70 岁，男性多于女性。肾癌的早期表现主要是无痛性血尿和腰部钝痛。

（四）癌症诊断与治疗原则

1．诊断　癌症的诊断方法包括影像学检查、病理学检查、内镜检查、放射免疫学检查等。相当一部分肿瘤可以通过详细询问病史、全面的体格检查而被发现。另外，通过开展区域性防癌普查，能够发现早期癌症患者，使患者得到早期治疗，对提高癌症患者的生存率非常重要。

2. 治疗原则　目前，临床治疗癌症比较有效的方法主要是外科手术、放射疗法和化学疗法。外科手术和放射疗法作为局限性恶性肿瘤的根治疗法。一旦发生局部复发、播散和远处转移，化学疗法为全身性治疗手段，对于全身性恶性肿瘤（如白血病、骨髓瘤、淋巴瘤等）和临床及亚临床远处转移性恶性肿瘤或局部晚期恶性肿瘤，化学疗法常是唯一的有效治疗手段。近年，介入疗法、生物疗法、基因疗法等新的治疗方法在临床得到应用。另外，我国一些传统的中药具有抗癌作用。

（五）癌症的家庭与社区护理

1. 癌症患者的日常生活护理

（1）饮食：进食高蛋白、高维生素、高热量、易消化、可口的饮食，根据患者的消化功能，可给流食、半流食和软饭为佳，少量多餐。向患者说明保证营养的重要性，鼓励其主动进餐。若患者食欲较差且恶心、呕吐严重，必要时可用高能量静脉营养疗法。营养改善是进行化疗、手术后恢复的重要保证。

（2）休息与活动：保证身心休息，以降低基础代谢率，间断起床活动，在室内或到室外空气新鲜、人群稀少的地方，活动量以自觉无疲劳感为度，少量多次活动为宜。

2. 症状护理　观察病情变化，倾听患者的不适主诉，积极对症处理，提高其舒适度，尽可能提高其生活质量。如出现呼吸困难，应根据医嘱给予吸氧；出现疼痛，让患者采取舒适体位，可尝试转移其注意力，听音乐、做深呼吸、按摩、针灸等缓解疼痛，如效果不佳可遵医嘱给予止痛剂，目前多推荐 WHO 的"三阶梯止痛法"。

3. 手术后患者的护理　社区护士要了解患者所接受手术治疗的方式、范围，评估患者伤口愈合情况，制定护理计划。如果患者有造口，要了解造口的情况及患者和家属是否掌握护理方法。

4. 放疗与化疗患者的护理　了解患者放化疗方案及常见副作用及其出现时间。化疗药物静注速度要慢，以减轻对血管壁的刺激。若有药物外渗至血管外，应立即停止静脉滴注并给局部普鲁卡因封闭；化疗前注射止吐药以减轻恶心、呕吐反应，化疗期间患者出现心悸、胸闷应及时听心率，有条件者做心电图。注意监测患者的白细胞、血小板计数，有呕吐、腹泻的患者要注意防止脱水和水电解质失衡，督促有口腔溃疡的患者保持口腔清洁，防止并发感染。事先向患者说明有脱发的可能，经过一段时间，头发还可长出，解除思想顾虑，期间可推荐假发。加强放疗照射部位的皮肤护理，避免搔抓和搓擦，不用肥皂，不涂化妆品和难以清洗的软膏、红汞等，如有渗出性皮炎，局部可涂具有收敛、保护作用的鱼肝油软膏。教会患者及家属观察放化疗的副作用，并掌握应对措施。副作用严重时指导患者及时就医。

5. 带有管道患者的护理　部分处于化疗间歇期的患者可能带有深静脉插管或静脉高营养管道回家休养。社区护士要定时进行管道护理，教会患者及照顾者观察感染征象，注意保持局部干燥。

6. 癌症患者的康复护理　一些术后患者需要进行康复，如乳腺癌患者需要进行上肢功能的锻炼；喉癌术后患者需要接受人工喉发音的训练。社区护士要了解患者的需要，制定个体化的康复护理计划，协助患者恢复功能，必要时为患者联系专业康复师。

7. 临终患者的护理　尽管恶性肿瘤治疗所取得的巨大进展提高了恶性肿瘤的治愈率,延长了恶性肿瘤患者的生存期。但就目前的治疗水平,只有大约三分之一的患者获得治愈的机会,其余大多数恶性肿瘤患者经历各种治疗后复发、转移并最终走向死亡的过程。对这些濒临死亡的"终末期"患者的护理是社区肿瘤护理工作的重要任务。护理时应注意下面几个问题:

(1) 满足患者的需要:对于临终患者生理上、精神上、心理上的要求,社区护士应与家属配合,尽量满足,让患者在生命的最后时刻保持做人的尊严,没有遗憾地离去。

(2) 缓解症状:主要是疼痛及其他一些癌症常见症状的控制。WHO 建议采用"三阶梯镇痛法"提高镇痛效果。社区护士应及时准确地评估患者的疼痛程度,和医生一起制定个体化的用药方案,正确选择给药时间与途径,注意观察患者用药后的反应。某些非药物方法也有一定的镇痛效果,例如放松术、音乐疗法、生物反馈、针刺疗法等。另外,通过有效交流,用同情、安慰、鼓励和分散注意力等方法也可消除患者对疼痛的恐惧感,提高其痛阈。呼吸困难是临终患者的另一个常见症状,呼吸困难得不到缓解的患者会有濒死感。可给予患者低流量低浓度吸氧。雾化吸入、人工辅助呼吸及必要时气管切开均有助于缓解呼吸困难。患者的居住环境要整洁、室内保持适宜的温湿度,空气新鲜。

(3) 精神安慰:临终患者更需要精神安慰,护士应该了解患者面对死亡时的各种心理反应,鼓励患者说出内心的忧虑和痛苦,帮助他们从对死亡的恐惧与不安中解脱出来,使他们能够平静、安详地离去。

(4) 安慰家属:临终患者的家属也需要护士的安慰与帮助。他们长时间照顾亲人,目睹亲人的病痛,又面临失去亲人的悲痛,同样会出现心理反应。护士可以通过语言交流、指导他们照顾临终亲人等方法,减轻他们的痛苦。同时也应关注他们的身体状况。

（六）癌症的预防

目前虽然还没有根治癌症的方法,但是国内外的经验证明 1/3 的癌症可以预防。1/3 的癌症如能及早诊断,则可能治愈。合理而有效的姑息治疗可使剩余的 1/3 癌症患者的生存质量得到改善。要实现这三个 1/3,做好社区癌症管理工作对于癌症患者是非常重要。

1. 一级预防　目的是认识危险因素,采取各种有效措施,减少和消除各种致癌因素对人体产生的致癌作用,治疗癌前病变,防止癌症发生。如评估社区、家庭及个人的危险因素,在社区开展各种形式的活动,教育和帮助居民改变不健康的生活习惯和行为(戒烟、限酒,少吃或不吃油炸及烟熏食物),合理膳食,积极接种乙肝疫苗、控制环境污染,改变生活和工作环境等,防治与肿瘤形成有关的感染性疾病,积极治疗癌前病变,从而做到有效降低恶性肿瘤的发病率。

2. 二级预防　目的是早发现、早诊断、早治疗。社区护士的主要任务是通过各种形式的健康教育帮助居民掌握癌症的一些早期表现及自我检查的方法。组织特定人群的癌症普查工作。

3. 三级预防　目的是延长生存时间,提高生活质量。癌症患者接受手术、放疗或化疗后,要设法预防复发和转移,防止并发症和后遗症。出院回到社区生活,社区护士要根据患者的情况,进行伤口护理、造口护理、管道护理,对照顾者进行必要的居家护理指导,使患者能够尽快地回归社会,和健康人一样地生活和工作。对于那些选择在社区临终关怀病房或家中度过人生最后阶段的患者,社区护士要与其他专业人员一起制定姑息治疗计划,采取有效措施,控制症状,减轻患者的痛苦。

知识链接

慢性病患者社区护理网络的建立

　　慢性病患者的治疗及康复是一个长期的过程。患者一般在社区或家庭接受相应的治疗及护理。慢性病患者的治疗会涉及社会政治、医疗计划、社会福利计划等各个方面。社区护理服务机构应有一定的物质及其他资源,使慢性病患者获得长期的、良好的社区支持。为保证护理服务质量和服务的有效性,建立有关慢性疾病的管理体制及服务标准,并制定长期的治疗及规范是十分必要的。建立慢性病患者社区服务中心,中心由医生、护士、营养师、职业治疗师、理疗师、心理学家及社会工作者等共同保证满足患者的需要。完善社区及居家护理医疗体制,使家庭护理从整个医疗保健体制上得到保证。明确各种组织及专业的职责,使他们密切配合,在指导内容及方法上协调一致,使患者在社区或家庭发生紧急情况时能及时得到抢救及处理。

（任丽敏）

 复习思考题

1. 简述社区慢性病的特点。
2. 简述糖尿病患者的社区护理措施。
3. 简述高血压患者的社区健康宣传内容。

扫一扫
测一测

第七章

- - - - - - -

社区传染病护理

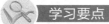

学习要点

传染病的概念及流行过程,社区常见传染病的护理。

社区护士作为居民健康的"守门人",对社区状况最为熟悉,在传染病预防、监控和管理上具有时间、空间、组织、人文等方面不可替代的优势。因此,社区护士掌握传染病的相关内容和预防控制的基本方法具有极其重要的意义。

第一节　概　述

一、传染病概念及流行过程

感染性疾病(infectious disease)是由病原生物引起的所有人类疾病的统称。传染病(communicable disease)是指由传染性病原体或它们的毒性产物所致的可以在人与人或人与动物间传播的感染性疾病。

传染病的流行必须具备传染源、传播途径和易感人群三个基本环节,亦称传染病流行的环节,是构成传染病流行的生物学基础,缺乏任何一个环节,传染病的流行就不可能发生。但是,流行过程常常会受到社会因素及自然因素的影响。若能正确认识各种传染病流行过程的规律性,及时采取有效措施,阻断其中任一环节的链接,即可阻止传染病的流行,从而达到控制、消灭传染病的目的。

(一)传染源

传染源(source of infection)是指体内有病原体生长、繁殖并且能排出病原体的人和动物。包括患者、病原携带者和受感染的动物。

1. 患者　患者作为传染源的意义取决于各阶段排出的病原体数量和频度。

(1)潜伏期:自病原体侵入机体到最早临床症状出现这一段时间称为潜伏期。受到病原体数量、毒力、侵入途径和机体状态的影响。流行病学意义在于可以:根据潜伏期判断患者受感染时间,用于追踪传染源,查找传播途径;根据潜伏期确定接触者的留验、检疫和医学观察期限;根据潜伏期确定免疫接种时间;根据潜伏期评价预防措施效果；潜伏期长短还可影响疾病的流行特征。

（2）临床症状期：出现疾病特异性症状和体征的时期。患者的传染性在临床症状期最强，严格的隔离措施有助于限制病原体的播散。

（3）恢复期：此时疾病的传染性逐步消失，有些传染病患者已不再作为传染源，如水痘；但也有些疾病如痢疾、伤寒等患者仍有恢复期排菌。患者排出病原体的整个时期，称为传染期（communicable period）。传染期的流行病学意义在于它是决定传染病患者隔离期限的重要依据，传染期的长短也可影响疾病的流行特征。

2. 病原携带者（carrier） 病原携带者是指没有任何临床症状而能排出病原体的人。按其携带状态和临床分期的关系，分为三类。

（1）潜伏期病原携带者：即在潜伏期内携带病原体者。可在潜伏期内携带病原体的疾病较少，如：霍乱、痢疾等。

（2）恢复期病原携带者：指临床症状消失后继续排出病原体者。相关的疾病包括痢疾、伤寒、白喉、流行性脑脊髓膜炎和乙型肝炎等。凡临床症状消失后病原携带时间在三个月以内者，称为暂时性病原携带者；超过三个月者，称为慢性病原携带者。少数人甚至可携带终身。慢性病原携带者因其携带病原时间长，具有重要的流行病学意义。

（3）健康病原携带者：指整个感染过程中均无明显临床症状与体征而排出病原体者。如白喉、脊髓灰质炎等。健康病原携带者作为传染源的意义取决于其排出的病原体量、携带病原体的时间长短、携带者的职业、社会活动范围、个人卫生习惯、环境卫生条件及防疫措施等。

3. 受感染的动物 某些传染病的病原体在动物间传播，在一定条件下可以传给人，所致疾病称为自然疫源性疾病。如鼠疫、森林脑炎等。也有些疾病是在动物和人之间传播的，并由共同的病原体引起，称为人畜共患疾病（zoonosis），如血吸虫病、狂犬病等。动物作为传染源的意义主要取决于人与受感染的动物接触的机会和密切程度，动物传染源的种类和密度，以及环境中是否有适宜该疾病传播的条件等。

（二）传播途径

传播途径（route of transmission）指病原体从传染源排出后，侵入新的易感宿主前，在外环境中所经历的全部过程。传染病可通过一种或多种途径传播。

1. 经空气传播 其传播方式包括经飞沫、飞沫核和尘埃。流行特征为：传播广泛，传播途径易实现，发病率高；冬春季高发；少年儿童多见，在未免疫预防人群周期性升高；受居住条件和人口密度的影响。经空气传播是呼吸系统传染病的主要传播方式，如流行性感冒、肺结核等传染病。

2. 经水或食物传播

（1）经水传播：包括饮用水污染和疫水接触。经饮用水传播的流行特征为：病例分布与供水范围一致，有饮用同一水源史；在水源经常受到污染处病例终年不断；除哺乳婴儿外，发病无年龄、性别、职业差别；停用污染水源或采取消毒、净化措施后，暴发或流行即可平息。经疫水传播的流行特征为：患者有疫水接触史；发病有季节性、职业性和地区性；大量易感者进入疫区接触疫水时可致暴发或流行；加强疫水处理和个人防护，可控制病例发生。多见于肠道传染病和某些寄生虫病，如伤寒、霍乱、痢疾等。

（2）经食物传播：当食物本身含有病原体或受到病原体的污染时，引起传染病的传播。受感染的动物食物未经煮熟或消毒即食用便可引起感染。1988年上海市发生甲肝流行就是因吃受甲肝病毒污染的半生毛蚶。流行特征为：患者有进食某一食物史，不食者不发病；一次大量污染可致暴发；停止供应污染食物后，暴发可平息。所有肠道传染病、某些寄生虫病及个别呼吸道病（如结核病、白喉等）可经食物传播。

3．经接触传播

（1）直接接触传播：是指在没有外界因素参与下，传染源直接与易感者接触的传播途径，如性病、狂犬病、鼠咬热等。

（2）间接接触传播：又称日常接触传播，是指易感者接触了被传染源的排出物或分泌物污染的日常生活用品所造成的传播。流行特征：一般呈散发，很少造成流行；无明显季节性；个人卫生习惯不良和卫生条件较差地区发病较多。例如，接触被肠道传染病患者的手污染的食品经口可传播痢疾、伤寒、霍乱、甲型乙肝；被污染的衣服、被褥、帽子可传播疥疮、癣等；儿童玩具、食具、文具可传播白喉、猩红热；用被污染的毛巾洗脸可传播沙眼、急性出血性结膜炎；便器可传播痢疾、滴虫病；动物的皮毛可传播炭疽、布鲁菌病等。

4．经虫媒传播

（1）机械性传播：医学节肢动物对病原体仅起携带、运输的作用，机械地从一个宿主传给另一个宿主，病原体可以附在节肢动物的体表、口器或通过消化道传播，但其形态特征不发生变化。如苍蝇、蟑螂等节肢动物携带肠道传染病病原体后，在觅食时接触食物或随其粪便将病原体排出体外，使食物污染，造成人群感染。常见于伤寒、细菌性痢疾等肠道传染病。

（2）生物性传播：又称经吸血节肢动物传播，指吸血节肢动物叮咬处于菌血症、立克次体血症、病毒血症、原虫血症的宿主，使病原体随宿主的血液进入节肢动物肠腔或体腔内经过发育及（或）繁殖后感染易感者。经吸血节肢动物传播的疾病为数极多，其中包括鼠疫、疟疾、丝虫病、流行性乙型脑炎、登革热等疾病外，还包括200多种虫媒病毒传染病。

5．经土壤传播 传染源的排泄物、分泌物或传染病患者及病畜的尸体处理不当，可使病原体污染土壤，易感者接触污染的土壤可感染某些传染病，常见于蛔虫、钩虫、鞭虫等肠道寄生虫和以芽孢形式存在的病原体，如炭疽、破伤风、气性坏疽杆菌引起的疾病。这些能形成芽孢的病原体污染土壤后可保持传染性达数十年之久，经土壤传播的疾病意义大小与病原体在土壤中的存活时间、个体与土壤接触的机会和个人卫生条件有关。

6．医源性传播 指在医疗工作中，由于未能严格执行规章制度和操作规程，人为地造成某些传染病的传播。常常由于器械消毒不严格，药品、生物制品污染，血制品污染引起传播。

7．围产期传播 在围产期病原体通过母体传给子代，也称为垂直传播或母婴传播。

（1）胎盘传播：指受感染的孕妇经胎盘血液使胎儿受感染。如风疹、乙型肝炎、腮腺炎、麻疹、水痘、梅毒、巨细胞病毒感染及虫媒病毒感染等。如孕妇在怀孕早期患风疹往往使胎儿遭受危害，使胎儿发生畸形、先天性白内障等。

（2）上行性传播：病原体经孕妇阴道通过子宫颈口到达绒毛膜或胎盘，引起胎儿感染，称为上行性传播。如葡萄球菌、链球菌、大肠杆菌、肺炎球菌及白念珠菌等。

（3）分娩引起的传播：胎儿从无菌的羊膜腔穿出而暴露于母亲严重污染的产道内，胎儿的皮肤、呼吸道、肠道均存在受病原体感染的机会。如孕妇产道存在淋球菌、结膜炎包涵体及疱疹病毒等病原体时，则有可能导致相应的感染。

8. 血液、体液传播　病原体存在于病人或病原携带者的血液或体液中，如通过输血、应用血制品传播乙型病毒性肝炎、艾滋病等。

（三）人群易感性

人群作为一个整体对传染病的易感程度称为人群易感性。其高低取决于该人群中易感个体所占的比例。与之相对应的是群体免疫力（herd immunity），即人群对于传染病的侵入和传播的抵抗力，可以从群体中有免疫力的人口占全人口的比例来反映。

1. 引起人群易感性升高的主要因素　①新生儿增加；②易感人口迁入；③免疫人口免疫力自然消退；④免疫人口死亡。

2. 引起人群易感性降低的主要因素　①计划免疫；②传染病流行：一次传染病流行后，总有相当部分人因发病或隐性感染而获得免疫。

二、传染病分类

我国第一部《传染病防治法》于 1989 年颁布，该法于 2004 年 8 月 28 日由中华人民共和国第十届全国人民代表大会常务委员会第十一次会议修订通过，并于 2004 年 12 月 1 日起施行。修订的《中华人民共和国传染病防治法》将传染病分为甲、乙、丙三类 37 种。

1. 甲类　也称为强制管理传染病，包括鼠疫、霍乱，共 2 种。

2. 乙类　也称为严格管理传染病，包括传染性非典型肺炎、艾滋病、病毒性肝炎、脊髓灰质炎、人感染高致病性禽流感、麻疹、流行性出血热、狂犬病、流行性乙型脑炎、登革热、炭疽、细菌性和阿米巴性痢疾、肺结核、伤寒和副伤寒、流行性脑脊髓膜炎、百日咳、白喉、新生儿破伤风、猩红热、布鲁氏菌病、淋病、梅毒、钩端螺旋体病、血吸虫病、疟疾、人感染 H7N9 禽流感，共 26 种。

3. 丙类　也称为监测管理传染病，包括流行性感冒（含甲型 H1N1 流感）、流行性腮腺炎、风疹、急性出血性结膜炎、麻风病、流行性和地方性斑疹伤寒、黑热病、包虫病、丝虫病，除霍乱、细菌性和阿米巴性痢疾、伤寒和副伤寒以外的感染性腹泻病、手足口病，共 11 种。

对乙类传染病中传染性非典型肺炎、炭疽中的肺炭疽和人感染高致病性禽流感，采取甲类传染病的预防、控制措施。

上述规定以外的其他传染病，根据其暴发、流行情况和危害程度，需要列入乙类、丙类传染病的，由国务院卫生行政部门决定并予以公布。2008 年 5 月 2 日我国卫生部宣布手足口病为丙类传染病。其他乙类传染病和突发原因不明的传染病需要采取甲类传染病的预防、控制措施的，由国务院卫生行政部门及时报经国务院批准后予以公布、实施。2009 年 4 月 30 日，卫生部报经国务院批准，将甲型 H1N1 流感纳入乙类传染病，并采取甲类传染病的预防、控制措施。

三、社区传染病管理

（一）传染病的预防和控制策略

1. **预防为主**　预防为主是我国的基本卫生工作方针。我国的传染病预防策略可概括为：以预防为主，群策群力，因地制宜，发展三级保健网，采取综合性防治措施。

（1）加强健康教育：改变不良卫生习惯和行为，切断传播途径。

（2）加强人群免疫：控制具有有效疫苗免疫的传染病发生的重要策略。

（3）改善卫生条件：提供安全的饮用水，粪便无害化处理，加强食品卫生监管等。

2. **加强传染病监测**　传染病监测是疾病监测的一种，其监测内容包括传染病发病、死亡；病原体型别、特性；媒介昆虫和动物宿主种类、分布和病原体携带状况；人群免疫水平及人口资料等。必要时还开展对流行因素和流行规律的研究，并评价防疫措施效果。我国的传染病监测包括常规报告和哨点监测。常规报告覆盖了甲、乙、丙三类共 39 种法定报告传染病。

（二）传染病预防和控制措施

包括传染病报告和针对传染源、传播途径和易感人群的多种措施。

1. **传染病报告**　凡执行职务的医疗保健人员、卫生防疫人员包括个体开业医生皆为疫情责任报告人。责任报告人发现传染病患者、病原携带者、疑似传染病患者，应依法填写疫情报告卡，向卫生防疫机构报告疫情。甲类传染病和乙类传染病中的艾滋病、肺炭疽的报告时限为城镇 6 小时以内、农村 12 小时以内，应以最快的通讯方式向发病地区的卫生防疫机构报告，并及时报出传染病报告卡。乙类传染病的报告时限为城镇 12 小时以内、农村 24 小时以内向发病地区的卫生防疫机构报出传染病报告卡。在监测区内发现丙类传染病的报告时限为 24 小时内向发病地区的卫生防疫机构报出传染病报告卡。发现传染病暴发、流行，应以最快的通讯方式向发病地区的卫生防疫机构报告疫情。省级政府卫生行政部门接到发现甲类传染病和发生传染病暴发、流行的报告后，应于 2 小时内报告国务院卫生行政部门。

2. **针对传染源的措施**

（1）患者：应做到早发现、早诊断、早报告、早隔离、早治疗。患者一经诊断为传染病或可疑传染病，就应按传染病防治法实行分级管理。甲类传染病患者和乙类传染病中的艾滋病、肺炭疽患者必须实施隔离治疗。必须在指定场所进行隔离观察、治疗。必要时可请公安部门协助。乙类传染病患者，根据病情可在医院或家中隔离。对传染源作用不大的可不必隔离。丙类传染病中的瘤型麻风患者必须经临床和微生物学检查证实痊愈才可恢复工作、学习。

（2）病原携带者：对病原携带者应做好登记、管理和随访至其病原体检查 3 次阴性后。

（3）接触者：凡与传染源有过接触并有受感染可能者都应接受检疫。检疫期为最后接触日至该病的最长潜伏期。

（4）动物传染源：对危害大且经济价值不大的动物传染源应予彻底消灭；对危害大的病畜或野生动物应予捕杀、焚烧或深埋；对危害不大且有经济价值的病畜可予以隔离治疗。此外还要做好家畜和宠物的预防接种和检疫。

3. **针对传播途径的措施**　对传染源污染的环境采取的措施。呼吸道传染病流行时，重点是开窗通风和空气消毒；肠道传染病发生后，对患者的排泄物消毒非常必要；而虫媒传染病流行时应注意杀虫。

4. 针对易感者的措施

（1）免疫预防：可采用被动免疫以保护易感者。如注射胎盘球蛋白或人体丙种球蛋白对麻疹、流行性腮腺炎和甲型肝炎有一定预防效果。麻疹、白喉局部流行时，在一定范围人群中采取应急疫苗接种，提高人群免疫力，可制止大面积流行。

（2）药物预防：如用磺胺类药物预防流行性脑脊髓膜炎；金刚烷胺预防流行性感冒；抗病毒冲剂、板蓝根等预防病毒性传染病，可降低发病率或减轻症状。

（3）个人防护：如戴口罩、手套、鞋套，用蚊帐、避孕套等都能对病原体起到一定的阻隔作用。

5. 传染病暴发、流行的紧急措施

（1）限制或停止集市、集会、影剧院演出或者其他人群聚集活动。

（2）停工、停业、停课。

（3）临时征用房屋、交通工具。

（三）社区传染病患者的访视管理

1. 访视时间　社区护士在接到疫情报告后的 24 小时内应对所辖区域进行首次家庭访视，其后还需要定期进行复访。复访的时间根据疾病的传播途径、潜伏期长短、预后情况等来决定。第一次复访时间一般为发病后 3～10 天，第二次复访一般在发病后 40 天左右。对一些病程不可能转为慢性的传染病患者可不做第二次复访，对于已转为慢性的患者，每年至少再访视 1 次。

2. 访视内容

（1）初访时，首先应调查传染来源，判断疫情的性质及蔓延情况；按照传染病的传播途径及特性，采取切实可行的防疫措施，并对患者及其家属进行健康教育，使之真正掌握传染病的预防及控制方法，从而达到治愈患者、控制传播的目的。在初访过程中，还应认真填写"传染病调查表"或其他相关表格，作好疫情调查处理记录，以备分析、总结之用。

（2）复访时，全面了解患者的病程，如有继发患者应及时立案管理；同时了解社区的防疫措施，督促其是否具体落实；认真填写"传染病调查表"或其他相关表格，作好疫情调查处理记录；患者痊愈或死亡停止本案管理。

知识链接

传染病的三级预防

传染病根据疾病的自然史分为三个阶段，即发病前期、发病期、发病后期。预防工作也根据疾病的自然史分为三级，也就是疾病的三级预防。

一级预防：为病因预防，主要针对病因及影响因素。受病原体污染的环境是许多传染病的危险因素，如性淫乱、吸毒是艾滋病的危险因素。和慢性非传染病不同的是，绝大部分传染病的致病因子比较清楚，如针对已知的病因积极采取各项预防措施预防疾病，可以做到防患于未然。

二级预防：又称三早预防。即：早发现、早诊断、早治疗，以及传染病发生后防止其传播、蔓延；同时强调早报告、早隔离。彻底治疗患者，防止复发和成为慢性病或病原携带者，防止继续造成疾病传播，也是非常重要的。

三级预防：积极治疗，预防伤残，做好康复；对于转为慢性传染病患者、病原携带者要登记、建档，对其进行管理，定期随访检查、治疗，防止其成为传染源再传播。

第二节　社区常见传染病护理

一、艾滋病

艾滋病又称获得性免疫缺陷综合征（acquired immune deficiency syndrome，AIDS），是由人类免疫缺陷病毒（human immunodeficiency virus，HIV）引起的一种慢性传染病。病毒主要侵犯和破坏人体的辅助性 T 淋巴细胞，导致机体细胞免疫功能严重缺损，最终并发各种严重机会性感染和肿瘤。

（一）病原体

HIV 是单链 RNA 病毒，属于逆转录病毒科、慢病毒亚科。HIV 分为 HIV-1 型和 HIV-2 型，世界各地的 AIDS 主要由 HIV-1 型引起，HIV-2 型在西非呈地方性流行。HIV 在室温下较稳定，经 4～7 天后病毒部分灭活但仍可能复制。对外界抵抗力弱，尤其对热敏感，56℃ 30 分钟或巴氏消毒均可使其灭活；常用消毒剂均可杀灭 HIV，能被 0.2% 次氯酸钠、2% 戊二醛、75% 乙醇及漂白粉灭活。但对 0.1% 甲醛溶液、紫外线和电离辐射不敏感。

（二）临床表现

艾滋病的潜伏期平均 9 年，有的可短至数月或长达 20 年，根据临床表现可分为 4 期。

1．急性感染期（Ⅰ期）　人体感染 HIV 病毒后，部分患者出现一过性传染性单核细胞增多样症状，此症状约数天到 2 周后消失，患者转入无症状感染期。

2．无症状感染期（Ⅱ期）　感染者无任何临床症状，血液中能检测到 HIV 病毒，血清 HIV 抗体检查呈阳性反应，此期可持续 2～10 年或更长，平均 5 年左右，被称为 HIV 病毒感染者或艾滋病病毒携带者。

3．艾滋病前期（Ⅲ期）　又称持续性全身淋巴结肿大期。本期浅表淋巴结肿大，至少持续 3 个月以上，除腹股沟淋巴结外，其他部位两处或两处以上淋巴结肿大，其直径大于 1cm，一般能自由活动、无压痛、无粘连，部分淋巴结肿大 1 年后可缩小、消失或重新出现。活检多为反应性增生。

4．艾滋病期（Ⅳ期）　本期可有 5 种临床表现：①出现非特异性的全身症状，如持续 1 个月以上的发热、腹泻、体重减轻 10% 以上，而找不到其他原因；②神经系统症状，如进行性痴呆、癫痫、脊髓病、末梢神经病变，找不到其他原因；③严重机会性感染，如单纯疱疹病毒、结核杆菌感染、卡氏肺囊虫肺炎、慢性隐孢子虫病、弓形虫病、念珠菌病、隐球菌病、巨细胞病毒感染等；④继发性肿瘤，如卡波西肉瘤、非霍奇金淋巴瘤等；⑤免疫缺陷继发的其他感染，如慢性淋巴性间质性肺炎等。

（三）传播途径与预防措施

1. **传播途径**   HIV 存在于患者的血液、精液和阴道分泌物中，唾液、眼泪和乳汁等体液也含有病毒。HIV 携带者和患者是主要的传染源。艾滋病目前公认的传播途径主要是性接触、血液传播和母婴传播。

（1）性接触传播：是本病的主要传播途径。同性恋和异性恋，尤其是多个性伙伴者可互相传播。

（2）血液传播：静脉滥用毒品是我国 HIV 传播的重要原因，主要是因为多次反复共用污染的注射器导致的感染。其次还包括输入被 HIV 污染的血液、血制品，通过污染的医疗器械及器官移植、人工授精等医源性传播途径引起的感染。

（3）母婴传播：感染 HIV 的母亲所生新生儿约 1/2 出生时被感染。多在分娩过程中感染，也可通过胎盘或产后哺乳感染。

2. **社区预防**   社区艾滋病的防治是关系到国计民生的大事，社区护士应切实做好此方面的工作。

（1）控制传染源：对艾滋病患者应做到早发现、早诊断、早报告、早隔离、早治疗。患者及 HIV 携带者的血液、排泄物和分泌物应进行消毒。被血液或体液污染的物品或器械可用 1:10～1:100 浓度的次氯酸钠液，或者用 1:10 稀释的含氯石灰液擦拭或浸泡，高温消毒也是杀灭 HIV 的有效办法。

（2）切断传播途径：禁止注射毒品，特别是静脉毒瘾者，不共用针头、注射器，使用一次性注射器；加强血制品管理，严格执行献血的规定及要求，血液抗 HIV 阳性者应禁止捐献血、血浆、器官、组织和精液；加强血站、血库的建设和管理；接触患者的血液或体液时，应戴手套、穿隔离衣，不共用牙具、餐具、剃须刀片等；取缔娼妓，严禁性乱，开展正确的性道德教育，洁身自好，防止与 HIV 感染者发生性接触；切断母婴传播，HIV 感染的妇女应尽量避免妊娠，哺乳期感染 HIV 的妇女应人工喂养婴儿。

（3）保护易感人群：由于 HIV 人群普遍易感，且缺乏有效的疫苗，因此对易感人群的保护主要是对社区人群进行艾滋病防治知识的宣传教育。同时建立有效的监测组织，定期对高危人群，如吸毒、卖淫、嫖娼等人群进行 HIV 抗体检测。

（四）社区护理

1. **家庭及社区护理**   家庭及社区护理对艾滋病患者及其家庭具有重要的意义，社区护士需要以极大的耐心和热情，从身心两方面加强护理。

（1）确诊为艾滋病的患者应坚持治疗，做到正规、全程、足量用药。

（2）加强营养，补充维生素 B 和叶酸。

（3）HIV 感染者每半年左右到指定医院检查健康状况；不能让 HIV 抗体阳性者提供血液或用该类人群血液制备血制品；为防止胎儿和新生儿的感染，HIV 抗体阳性的孕妇应终止妊娠。

（4）对密切接触艾滋病者的家属或怀疑接触者，要做病毒感染检查，定期（3 个月、6 个月及 1 年）进行血液检测。

（5）加强心理护理，对有感染者或患者的家庭要营造一个友善、理解、健康的生活环境，不要歧视艾滋病患者。应关心、鼓励患者采取积极的生活态度。

2. **家庭护理指导**   护士应对患者及其家庭成员在家庭生活中的角色进行评估，指导他们根据家庭环境来护理患者及预防疾病的自我保护方法，护士应向家庭成员介绍疾病的发展情况，患者的一般状况，观察病情变化的技巧和方法，家属应知道如何保护患者，如：

（1）根据艾滋病免疫力很低的情况，谢绝患有感冒等呼吸道传染病的亲友探访患者。

（2）进行各种注射时，应采取无菌技术和一次性注射器。

（3）接触患者前后要用肥皂洗手，必要时戴手套。

（4）各种食物要洗净，肉类要新鲜、煮透。

（5）注意患者的营养状况，给予合理、平衡的膳食。患者和感染者的饮食应以高蛋白质及较高热量的食物为主，并遵循"多样、少量、均衡"的饮食原则。有益的高蛋白质食物有：鱼虾类，如海水鱼、虾、墨鱼、贝、蟹等；家禽类，如鸡肉、鸽肉、兔肉；牛奶及乳制品，如优质奶酪；蛋类，如鸡蛋、鸭蛋；豆类，如豆腐、豆浆或其他豆制品；其他肉类。高蛋白质饮食会增加肾脏的负担，如果身体不适，请与医生和营养师取得联系，以便对饮食作适当调整。注意补充维生素和矿物质，应多吃新鲜的水果和蔬菜，特别是富含胡萝卜素（如菠菜、芥蓝、番薯、南瓜、胡萝卜）、维生素 C（如青椒、橘子、绿菜花、菠菜）、维生素 E（如榛子、松子、开心果、大杏仁）及含锌（如牡蛎、贝类、谷类）的食物。应尽量少吃高脂肪的食物，少吃甜食。目前还没有确切的证据表明食物能预防或降低 HIV 的感染，但有些食物可以增强患者的免疫力，减少并发症。

（6）活动受限及卧床的患者要注意保护肌肉及关节的功能，注意被动锻炼，勤翻身，按摩受压部位，保持皮肤卫生等。

3．自我保护指导　社区护士应指导患者家庭成员掌握自身防护的知识及方式，尤其是直接参与患者护理的人应注意：

（1）保持自己皮肤完整，在皮肤有破损或接触患者血液、体液、大小便时应戴手套或用不透水的胶布包好。

（2）不共用尖锐工具，不共用牙刷、剃须刀、理发工具等生活用品。

（3）患者的血液、体液、大小便污染过的衣物、被服等应用热水加消毒剂浸泡后再清洗。

（4）被患者污染的用物不要随便丢弃，应按指导分别消毒或销毁。

4．社区健康教育　开展丰富多彩的社区健康教育活动，定期对辖区内居民进行艾滋病相关知识的健康宣教。

二、病毒性肝炎

病毒性肝炎（viral hepatitis）是由多种肝炎病毒引起的，以肝功能损害为主的一组全身性传染病。病毒性肝炎依照其感染的病毒种类不同可分为甲型肝炎（hepatitis A）、乙型肝炎（hepatitis B）、丙型肝炎（hepatitis C）、丁型肝炎（hepatitis D）和戊型肝炎（hepatitis E）。其中甲型、戊型肝炎的主要传播途径是粪 - 口传播，丙型、丁型肝炎主要经体液和血液传播，乙型肝炎的传播途径较多，主要是通过输血和血制品的应用、使用消毒不严格的医疗器械、血液透析、器官移植及母婴传播等。另外，密切接触患者的唾液、乳汁、泪液、汗液、精液和阴道分泌物也是传播途径。

（一）病原体

甲型肝炎是由甲型肝炎病毒（hepatitis A virus，HAV）引起的传染病。HAV 属于微小 RNA 病毒科中的嗜肝 RNA 病毒属。HAV 对外界抵抗力较强,耐酸碱、热和有机溶剂。室温下可存活 1 周,干粪中 25℃ 能存活 30 天,在污水、淡水、海水、贝壳类动物、泥土中能存活数月;加热 60℃ 30 分钟仍具有传染性,80℃ 5 分钟或 100℃ 1 分钟才能完全灭活。在 −70～−20℃ 数年后仍有感染力。在 −80℃ 的甘油内可长期保存。对含氯消毒剂、醛类、紫外线和环氧乙烷等敏感。

乙型肝炎是乙型肝炎病毒(hepatitis B virus,HBV)感染引起的常见传染病。乙肝的发病机理为乙肝病毒感染人体后,病毒本身并不直接引起肝细胞的病变,只是在肝细胞内生存、复制,其所复制的抗原表达在肝细胞膜上,激发人体的免疫系统来辨认,从而对已感染灶发生攻击和清除反应。HBV 是嗜肝 DNA 病毒科正嗜肝 DNA 病毒属的一员。在电镜下观察,HBV 感染者血清中存在着三种形式的颗粒。①大球型颗粒:又名 Dane 颗粒,为完整的 HBV 颗粒,直径为 42nm,由包膜与核心两部分组成。包膜内含 HBsAg;核心内含环状双股 DNA,是病毒复制的主体。②小球型颗粒:直径 22nm。③丝状或核状颗粒(管型颗粒):直径 22nm。后两种颗粒由 HBsAg 组成,为空心包膜,不含核酸,没有感染性。HBV 抵抗力很强,对热、低温、干燥、紫外线及一般浓度的消毒剂均能耐受。在 37℃ 下能存活 7 天,56℃ 下 6 小时,血清中 30～32℃ 可保存 6 个月,−20℃ 可保存 15～20 年,100℃ 10 分钟或 65℃ 10 小时可使 HBV 传染性消失。对 2% 戊二醛及 0.5% 过氧乙酸敏感。压力蒸汽灭菌可将其灭活。我国属 HBV 感染高流行区,大约有 1.2 亿人口长期携带乙肝病毒。一般人群的 HBsAg 阳性率为 9.09%,现有慢性病毒性肝炎患者 2000 万,每年死于乙型肝炎相关肝病人数约 28 万例。

丙型肝炎是由丙型肝炎病毒(hepatitis C virus,HCV)引起的传染病。HCV 归为黄病毒科丙型肝炎病毒属。HCV 是一种直径 30～60nm 的球形颗粒,基因组为单股正链 RNA。HCV 对有机溶剂敏感,如 10% 氯仿可杀灭 HCV,煮沸和紫外线可使 HCV 灭活,经 1∶1000 甲醛溶液 37℃ 96 小时处理,加热 100℃ 5 分钟或 60℃ 10 小时可使 HCV 传染性丧失。血制品中的 HCV 可用干热 80℃ 72 小时或加入变性剂使之灭活。

丁型肝炎是由丁型肝炎病毒(hepatitis D virus,HDV)引起的传染病。HDV 是一种缺损病毒,必须有 HBV 或其他嗜肝 DNA 病毒辅助才能复制、表达。HDV 为直径 35～37nm 的球形颗粒,内部含 HDAg 和基因组 HDV RNA,外壳为 HBsAg。

戊型肝炎是由戊型肝炎病毒(hepatitis E virus,HEV)引起的传染病。HEV 属萼状病毒科。免疫电镜下为球形颗粒,直径 27～38nm,无包膜。基因组为单股正链 RNA。HEV 主要在肝细胞内复制,通过胆道排出。HEV 对高热、氯仿、氯化铯敏感。

(二)临床表现

不同类型病毒引起的肝炎在临床上具有共同性,按临床表现将病毒性肝炎分为急性肝炎(又分为急性黄疸型肝炎和急性无黄疸型肝炎),慢性肝炎,重型肝炎,淤胆型肝炎。甲型和戊型肝炎主要表现为急性肝炎。乙、丙、丁型肝炎除了表现急性肝炎外,慢性肝炎更常见。5 种肝炎病毒之间可出现重叠感染或协同感染,而使病情加重。甲型肝炎的潜伏期为 2～6 周,平均 1 个月左右;乙型肝炎的潜伏期为 1～6 个月,平均 3 个月;丙型肝炎的潜伏期为 2 周～6 个月,平均 40 天;丁型肝炎的潜伏期为 4～20 周;戊型肝炎的潜伏期为 2～9 周,平均 6 周。

1. 急性黄疸型肝炎

（1）黄疸前期：甲肝、戊肝起病较急，乙、丙、丁肝起病多较缓。出现发热、全身不适、乏力等症状，类似感冒。急性乙肝患者早期可有皮疹、关节痛，伴有食欲减退、恶心、厌油、腹胀、肝区痛、尿色加深等。肝功能异常主要表现为谷丙转氨酶（ALT）升高。此期可持续5～7天。

（2）黄疸期：自觉症状好转，发热消退，尿黄加深，巩膜及皮肤出现黄染，逐渐加重，2周左右达高峰。同时各项肝功能出现明显的异常。肝、脾可轻度肿大及触叩痛。本期可持续2～6周。

（3）恢复期：黄疸逐渐消退，各项肝功能逐渐恢复正常，症状和体征也随之消失。本期持续1～2个月。

2. 急性无黄疸型肝炎　其他临床表现与黄疸型相似，但起病较缓，症状较轻，病程多在3个月内，临床症状不明显者易被忽视。急性丙型肝炎无黄疸型占2/3以上。

3. 慢性肝炎　急性肝炎病程超过半年不愈者称为慢性肝炎。病原只限乙肝、丙肝和丁肝病毒。

（1）轻度慢性肝炎：过去称为慢性迁延性肝炎，急性肝炎患者迁延不愈，病程超过半年，有乏力、食欲不振、肝区隐痛、腹胀等症状，肝功能轻度异常或反复波动。病程可持续1年至数年不等。

（2）中度慢性肝炎：病程超过半年，除有乏力、食欲不振、腹胀、肝区痛等常见症状外，还可出现肝外多脏器损害的症状，如关节炎、肾炎等。肝、脾多肿大，常有压痛和质地改变。部分患者有皮肤黝黑、进行性脾肿大、蜘蛛痣、肝掌等表现。肝功能持续异常。

（3）重度慢性肝炎：除上述临床表现外，还具有早期肝硬化的肝活检病理改变与临床上代偿期肝硬化的表现。

4. 重型肝炎（肝衰竭）

（1）急性重型肝炎：又称急性肝衰竭，以急性黄疸型肝炎起病，多有劳累、精神刺激、妊娠等诱因。病情发展迅猛，黄疸急剧加深、消化道症状明显加重、肝脏迅速缩小、出血倾向严重，并出现精神神经症状，如嗜睡、性格改变、烦躁不安、昏迷，即肝性脑病的临床表现。

（2）亚急性重型肝炎：又称亚急性肝衰竭，发生于急性黄疸型肝炎病期2周到6个月内，表现为极度乏力、食欲缺乏、频繁呕吐、腹胀明显、黄疸进行性加重等重型肝炎的表现。肝细胞坏死明显，但同时伴有增生，故肝脏无明显缩小。可并发脑水肿、消化道大出血、严重感染、电解质紊乱等。如出现肝肾综合征，预后极差。

（3）慢性重型肝炎：按新标准又分为慢加急性（亚急性）肝衰竭和慢性肝衰竭，前者是在慢性肝病基础上出现的急性肝功能失代偿，后者是在肝硬化基础上，肝功能进行性减退导致的以腹水或门脉高压、凝血功能障碍和肝性脑病等为主要表现的慢性肝功能失代偿。

5. 淤胆型肝炎　主要表现为急性黄疸型肝炎较长期（2～4个月或更长）肝内梗阻性黄疸，黄疸具有三分离特征，即消化道症状轻，ALT上升幅度低，凝血酶原时间延长或凝血酶原活动度下降不明显与黄疸重呈分离现象。临床有全身皮肤瘙痒及大便颜色变浅或灰白，肝大及梗阻性黄疸的化验结果。

（三）传播途径与预防措施

1．控制传染源

（1）预防甲型或戊型肝炎，重点在于搞好卫生，加强粪便管理，保护水源，饮水消毒，注意食品卫生和餐具消毒。乙、丙、丁型肝炎重点则在于防止通过血液和体液传播。阳性血液不得使用。推广一次性注射用具，重复使用的医疗器械要严格消毒，生活用具应专用。接触患者后用肥皂和流动水洗手。

（2）各型急性肝炎患者，均应实施早期隔离治疗。处于传染期的患者应禁止从事食品加工、饮食服务、托幼保育等工作。

（3）对患者要早期治疗，合理用药，防止转为慢性和出现耐药性。性伴侣进行检查并服从治疗。给予心理、行为治疗，防止重复感染和减少传播。

（4）注意检查、供血员体检、国境检疫等，接触者追踪。如发现患者，按照疾病特点采取有效的隔离方法。

2．切断传播途径

（1）推进健康教育，普及疾病知识，如传播途径、症状体征、危害、预防方法等。

（2）避免性乱，不与有高度感染可能性的人进行性交，减少对疾病的暴露。

（3）提倡在危险情况下使用避孕套或其他预防方法。

（4）公共浴池加强检测和消毒。

（5）提倡淋浴，浴盆、毛巾等用品一人一用。

（6）做好餐具的消毒工作及防蝇、灭蝇灭蟑螂等工作，防止病从口入。公共厕所以蹲坑为好，注意对坐便器的清洁消毒。

3．保护易感人群

（1）正确对待疾病，保持乐观豁达的心情，建立战胜疾病的信心，避免不良情绪。

（2）规律的生活，劳逸结合，有症状者以静养为主，待症状消失，可逐渐恢复正常工作和学习，如肝功能恢复需静养3个月以上。

（3）加强营养，适当增加蛋白质摄入，但要避免长期高热量、高脂肪饮食，不吸烟，不饮酒，忌滥用药物，如吗啡、苯巴比妥类、磺胺类等药物，以免加重肝损害。

（4）实施适当的家庭隔离。对与甲肝患者近期有密切接触者可注射丙种球蛋白进行被动免疫。指导乙肝高危人群（新生儿、乙型肝炎密切接触者、医务工作者、同性恋者、药瘾者）进行乙肝疫苗的预防接种。

（5）定期复查，一旦发病，应合理治疗，规则用药。

（6）因接受输血，大手术，应用血制品的患者，出院后应定期检测肝功能及肝炎病毒标志物，以便早期发现由血液和血制品为传播途径所致的各型肝炎。

（四）社区护理

1．饮食护理指导　高糖、高蛋白、高维生素、低脂肪、易消化的饮食。急性期患者宜进食易消化、低脂、低盐、高糖、高维生素、热量足够的清淡饮食，少量多餐；恶心、呕吐者给予止吐药；不能进食者给予静脉补液；慢性肝炎应适当增加蛋白质的摄入，避免过高热量饮食，以防止肝脂肪变性；慢性肝炎合并肝硬化、血氨偏高者，应限制或禁食蛋白质，每日蛋白质摄入量小于 0.5g/kg；合并腹水、少尿者，应低盐或无盐饮食，每日钠盐限制在 500mg，进水量每日不超过 1000ml。

2．休息及活动指导　鼓励患者充分休息。急性肝炎早期应卧床休息，避免劳累、并发感染等，以免加重肝损害。待症状好转、黄疸消退、肝功能恢复正常后，可循序渐进增加活动量，以不感疲劳为度。肝功能正常 1～3 个月后可恢复正常活动及工作，避免过劳及重体力劳动。慢性肝炎症状明显时应以静养为主，重型肝炎应绝对卧床休息。

3．心理护理指导　急性肝炎患者由于起病急、病情重，慢性肝炎患者因久治不愈，均易产生紧张、焦虑、悲观等不良情绪，故应多与患者沟通，给予心理护理，指导患者正确对待疾病，保持豁达、乐观情绪，树立战胜疾病的信心。切忌乱投医，以免延误治疗。

4．密切观察病情　注意患者发热、食欲不振、恶心、呕吐、黄疸的情况，注意患者发生肝性脑病、出血、继发感染、肝肾综合征等潜在并发症。针对患者病情的变化及时采取有效对症治疗措施，必要时送医院救治。

5．用药管理　按照医嘱服药，切忌滥用药物，防止进一步损伤肝脏。督促患者按时到正规的医疗机构复诊，在医生指导下用药，以免损害肝功能。

6．皮肤护理指导　对卧床的患者应定时洗擦身体、更换衣服、勤翻身，防止压疮形成。穿着布质、柔软、宽松内衣裤，并保持床单清洁、干燥；不用有刺激性的肥皂与化妆品；皮肤瘙痒者给予温水擦拭身体，炉甘石洗剂擦拭瘙痒部位，也可口服抗组胺药物；及时修剪指甲，避免搔抓，以防止皮肤破损，如已有破损应注意保持局部清洁、干燥，预防感染。

7．健康宣教　向患者及家属做好有关病毒性肝炎的预防、护理、治疗等方面的教育，提高患者及家属对病毒性肝炎的认知程度。解释隔离的必要性，使患者消除因隔离产生的焦虑情绪，并能配合隔离消毒的要求，做好个人卫生。指导患者家庭消毒隔离。肝炎病毒对含氯消毒液敏感，可用于患者餐具、排泄物等的消毒。家庭成员之间不要混用餐具、牙刷、剃须刀等物品。不可口对口给婴儿喂食。

三、肺结核

肺结核（pulmonary tuberculosis）是由结核分枝杆菌引起，经呼吸道传播的肺部慢性感染性疾病。主要病变为结核结节、浸润、干酪样坏死和空洞形成，以长期低热、咳痰、咯血为主要临床表现。结核病严重威胁人类的健康，成为全球重大的公共卫生问题。近 10 年来结核病流行具有高感染率、高患病率、高病死率和高耐药率的特点。

（一）病原体

结核杆菌属于放线菌目、分枝杆菌科、分枝杆菌属。是一类细长略弯曲的杆菌，因有分枝生长的趋势而得名。可分为人型、牛型、非洲型和鼠型，对人致病主要是人型，牛型少见。结核杆菌需氧、无鞭毛、无芽孢、无运动力，生长慢，培养 4～6 周繁殖成菌落，对苯胺染料不易着色，且着色能抵抗强脱色剂（盐酸酒精）的脱色，故又称抗酸杆菌。结核杆菌对外界抵抗力强，能在潮湿的环境生存 20 周以上，干痰中可活 6～8 个月。对湿热敏感，60℃半小时，100℃ 1 分钟可将其灭活。烈日暴晒 2～7 小时、5% 甲酚皂消毒液作用 2～12 小时、70% 乙醇作用 2 分钟可将结核杆菌杀灭。将痰吐在纸上直接焚烧是最简易的灭菌方法。

（二）临床表现

因结核的类型、病灶性质、病变范围、机体反应性和肺储备功能等不同而临床表现多样。

1．全身表现　缓慢起病，午后或傍晚低热，次晨降至正常，可伴有倦怠、乏力、夜间盗汗。病变扩展可出现高热、咳嗽和胸痛等。通常伴有食欲减退、体重减轻、女性月经不调，还可出现易激惹、心悸、面颊潮红等神经功能紊乱症状。

2．呼吸系统症状　浸润性肺结核咳嗽轻微，干咳或仅有少量黏痰；粟粒性肺结核，有时可并发呼吸窘迫综合征，表现为严重呼吸困难、顽固性低氧血征。肺出现空洞时痰量增加，继发细菌感染痰呈脓性；合并支气管结核时，出现刺激性呛咳，伴局限性哮鸣音；病变损伤肺小血管可引起咯血或痰中带血；病变侵及胸膜，患者可出现胸痛或胸腔积液。肺内病变严重时可出现胸闷、气短、少数还可并发肺心病、心肺功能不全等。

3．体征　依病变性质、部位、范围、程度而异。患者肺部有较大范围渗出性病变时，在其相应部位叩诊呈浊音，可闻及支气管呼吸音和细湿性啰音。如空洞型病变位置表浅、支气管引流通畅时，可闻及支气管呼吸音或伴湿性啰音，巨大空洞时可闻及带金属调的空嗡音。慢性空洞性肺结核患者可出现患侧胸廓塌陷、肋间隙变窄，气管和纵隔移位。

（三）治疗方案

抗结核治疗应遵循"早期、联合、适量、规律、全程"的原则。联合用药是正规、合理化疗的基础，其目的是发挥药物的协同作用，提高疗效，同时可延缓或避免产生耐药性。临床常用的抗结核药物有 10 多种，理想的抗结核药物应具有杀菌或有较强抑菌作用，毒性低，不良反应少；价廉、使用方便；口服或注射后血中有效浓度高，并能渗入细胞内及浆膜腔。一般首选的一线药物有异烟肼（isoniazid，INH，H）、利福平（rifampin，RFP，R）、吡嗪酰胺（pyrazinamide，PZA，Z）、乙胺丁醇（ethambutol，EMB，E）及链霉素（streptomycin，SM，S）等。

（四）传播途径与预防措施

肺结核患者，尤其长期排菌的开放性肺结核患者是主要传染源。肺结核主要通过空气传播，患者咳嗽、喷嚏、大声说话或咳痰，将结核菌随飞沫、痰液播散，飞沫、痰液干燥，结核菌附着在尘埃和污染的气溶胶中，人吸入可致感染。肺结核预防包括：

1．管理传染源　早期痰菌检查、早诊断、早期隔离治疗患者，对所有肺结核患者实行在医护人员面视下服药为主的全程直接督导下的短程化疗是控制本病的关键。

2．健康教育　采取多种形式，对患者及其家属进行结核病防治知识的宣传，提高患者的治疗依从性及家属的责任心。

3．切断传播途径　大力开展卫生运动及防病宣传，禁止随地吐痰，患者痰液严格消毒或焚烧，用品和食具消毒，污染物日光暴晒。

4．提高人群免疫力　坚持日常体育锻炼，新生儿出生后进行疫苗接种以获得免疫力。

（五）社区护理

1．用药管理

（1）用药应持之以恒，不可随意间断、减量或加大剂量。必须提供足够的药物并将每日服药纳入日常生活中，同时宜将药物固定放置于容易看到的地方，以免漏服。如未能按时服药，应在 24 时内采取补救措施及时补上，但不能一次双份剂量，以免影响血药浓度。

（2）长期服用抗结核药需注意不良反应。如利福平宜早晨空腹服用。抗结核药物大多对肝脏有损害，故可同时加服护肝药，并定期复查肝功能、肾功能、测听力、视力等。

（3）在服药期间，避免进食酒精及含酒精饮料、奶酪等，且戒烟。

2．饮食护理指导 肺结核是慢性消耗性疾病，进展期患者往往十分虚弱，故饮食护理对此病相当重要。在普通饮食的基础上，再给予高热量、高维生素、高蛋白饮食，如牛奶、豆浆、蛋类、肉类、蔬菜和水果等，增强体质，提高机体免疫力，增强各脏器功能。在家庭访视中，给予饮食营养指导，指导患者饮食宜清淡、易消化，忌食肥甘、厚腻及生冷、煎炸食物。饮食要有规律，不能偏食，以保证各种营养成分的均衡摄入。多晒太阳，增加维生素 D 合成，促进钙的吸收。

3．休息及活动指导 肺结核患者进展期应卧床休息，尤其是有发热、咯血和肺代偿功能不全者；没有明显中毒症状的可进行一般活动，但需限制活动量，保证充分休息时间；好转期过渡到稳定期，应循序渐进，增加活动量，可参与一定的劳务，但不宜过度劳累，减少复发。患者可进行适宜的户外活动，如散步、打太极、体操等，吸收新鲜空气，在饮食、药物治疗的同时，积极配合体育锻炼，根据年龄、性别、病情、爱好选择自己合适的运动方式，可增强体质和抗病能力。

4．心理护理指导 结核病是慢性传染病，治疗时间长，恢复慢，在工作、生活等方面都会对患者乃至整个家庭产生不良影响，指导患者家属正确对待这些问题，对患者不能嫌弃，要给患者以心理上支持，创造良好的环境，使其树立战胜疾病的信心，安心休息，积极配合治疗，最后达到真正治愈。

5．消毒与隔离指导 肺结核主要是通过呼吸道传染的，其次是通过被结核菌污染的食物或食具而引起肠道感染，因此要做好肺结核患者的消毒与隔离。

（1）患者咳嗽、打喷嚏和高声讲话时不能直向旁人，同时要用手或手帕掩住口鼻，手帕应煮沸消毒。

（2）不随地吐痰，做好患者痰液的消毒处理，将痰吐在纸上用火焚烧是最彻底的灭菌方法，或将痰吐在痰杯内用等量的1% 萘普生溶液混合加盖 1 小时，或等量的2% 煤酚皂，或1% 甲醛溶液，均能达到灭菌效果。

（3）患者单独使用碗筷就餐，餐具应先煮沸 5 分钟后再清洗，剩余的饭菜煮沸 5 分钟后弃去。

（4）有条件者对室内空气每天消毒 1～2 次。协助结核病患者及其家属做好日常的消毒隔离工作，如患者的被褥、衣物、书籍等应经常在烈日下曝晒 2 小时；可用水洗的衣物、被单、毛巾等煮沸后再清洗。

（5）密切接触患者者应作卡介苗接种。与患者密切接触者要戴口罩，对免疫力较低的健康小儿要进行保护性隔离，防止造成传染。

6．预防感冒 肺结核患者机体抵抗力下降，容易感冒，因此，在卧室注意通风，保持空气新鲜的同时，应避免吹对流风以防感冒。居室可定期用醋或中药艾叶、苍术、青蒿、贯众等熏蒸消毒。在天气变化较为明显时，还要注意增减衣服；患者常伴有盗汗，应经常更换衣服被褥。

知识链接

关于艾滋病与活动性结核病的共同管理（《第四版结核病治疗指南》）

1. 推荐医务人员对所有已知结核病患者或疑似患者开展人类免疫缺陷病毒检测，无论本国的艾滋病疫情如何。

2. 当人类免疫缺陷病毒感染者诊断出结核病时须尽快启动复方新诺明治疗。

3. 对于已知人类免疫缺陷病毒阳性的结核病患者和所有艾滋病流行地区的新患者来说，强烈推荐强化期每日一剂的方案，强化期每周三剂不再是可行的备选方案。

4. 纳入当前世界卫生组织对于抗病毒治疗及其启动时机的建议，推荐在开始结核病治疗时对所有 HIV 感染者进行药敏试验。

5. 督导和患者支持，在确保治疗依从性方面强调了患者、结核病防治规划人员、社区和其他医务人员发挥的作用。每名结核病患者都要有一名治疗支持者，可以是卫生工作者、经过培训和受监督的社区成员或家人。治疗督导是解决患者需求的一整套患者支持方案的一项内容。

（王 磊）

 复习思考题

1. 依据传染病流行过程的三个环节，简述社区预防传染的主要方法。

2. 请写出艾滋病社区预防方案。

3. 简述病毒性肝炎的家庭与社区护理方案。

4. 简述正确指导肺结核患者进行家庭消毒和隔离的方法。

扫一扫
测一测

第八章

社区重点人群保健与护理

学习要点

　　各年龄阶段儿童和青少年社区保健与护理要点，预防接种程序及禁忌证，特殊时期妇女的保健指导要点，亚健康人群的定义和保健，老年人的健康需求及保健。

　　社区卫生保健主要包括个体和群体保健，其中群体中重点人群为儿童、妇女、亚健康人群、老年人等。儿童是构成一个国家未来人口的主要人群，其健康状态决定一个国家未来人口的素质；妇女的身心健康决定着下一代的健康及人口素质的提高，从而影响家庭健康和社会健康；亚健康状态具有不稳定性，易于转化，常因疏于调理或处理不当而发展成为各种疾病；老龄化已成为 21 世纪不可逆转的世界性趋势，势必对老年人本身、家庭、社会和国家带来一系列新问题，实现健康老龄化是解决这一问题的最好选择。以上因素促使社会必须加强社区重点人群保健与护理。

第一节　儿童和青少年社区保健与护理

　　儿童和青少年是社区的重点保护人群之一，根据小儿的发育阶段和保健要点，一般可分为新生儿期、婴幼儿期、学龄前期、学龄期和青少年期 5 个阶段。各期之间既有联系又有区别，不能截然分开，了解各期的生长发育特点及保健要点，有助于社区护士对各发展阶段儿童及青少年的健康管理。

一、新生儿保健

（一）定义

　　新生儿期是指出生后脐带结扎时起至生后满 28 天。出生不满 7 天的阶段称新生儿早期。

　　新生儿期是儿童生理功能进行调整以逐渐适应外环境的阶段，此时小儿脱离母体开始独立生活，经历了内、外环境的巨大变化，生理调节功能与适应能力不够成熟，不仅发病率高，死亡率也高，约占婴儿死亡率的 1/3～1/2，尤以新生儿早期为高。新生儿期是小儿最脆弱的时期，此期的主要保健要点为新生儿的健康体检、日常生活指导和育儿知识的传授等。

（二）生长发育特点

　　新生儿平均出生体重为3.1～3.4kg，生后一周内可有生理性体重下降，体重减轻3%～9%，常于出生后7～10日内恢复到出生体重；平均身长为50cm，坐高占身高的67%；平均头围为32～34cm；安静时呼吸频率为35～50次/分；脉搏130～140次/分；睡眠时间维持在约20小时/天；出生12～24小时后体温可保持在36～37℃。皮肤呈淡红色，可在臀部等部位出现青色斑。新生儿听觉灵敏，对光反射敏感；嗅觉中枢及神经末梢已发育成熟，能闻到乳香后积极寻找乳头；对不同的味觉会产生不同的反应；触觉有高度灵敏性。另外，新生儿可有生理性黄疸、假月经、乳腺肿大甚至溢乳现象。

（三）社区保健与护理

　　1. 新生儿家庭访视　新生儿家庭访视是新生儿保健的重要措施，社区对新生儿登记注册，并建立新生儿健康管理卡，在新生儿自医院回家后，按时进行家庭访视、预防接种等一系列儿童保健管理工作。

　　（1）新生儿家庭访视目的：访视目的是定期对新生儿进行健康检查，早发现、早诊断、早治疗，降低新生儿发病率、死亡率或减轻发病程度，同时进行科学育儿保健指导。

　　（2）访视次数：新生儿出生后28天内一般需访视3～4次，即初访、周访、半月访、满月访，如发现异常情况应增加访视次数。

　　（3）访视内容：①新生儿出生情况；②回家后的生活情况；③体重测量和体格检查（重点查看有无产伤、黄疸、畸形、皮肤与脐部感染）；④预防接种情况；⑤喂养与护理指导；⑥咨询与指导，如在访视中发现严重问题应立即到医院就诊。

　　（4）访视重点

　　1）初访重点（生后3天内）：①观察新生儿一般情况，如呼吸、面色、吮吸能力等；②询问母亲、新生儿在出生前、出生时及出生后的情况，包括孕母情况、分娩方式、有无窒息、出生时体重和身长，喂养情况、睡眠情况、大小便情况、是否接种卡介苗和乙肝疫苗、是否接受新生儿疾病筛查等；③测量体重、身长、体温。注意检查有无黄疸、脐部有无感染、出血等，检查有无听觉障碍和其他先天畸形；④观察新生儿居室内的环境，如温湿度、通风状况及安全、卫生状况等；⑤宣教母乳喂养、婴儿抚触的益处和方法，普及科学育儿知识；⑥发现异常问题及时给予指导和处理，做好记录，预约下次访视时间。

　　2）周访重点（生后5～7天）：①观察新生儿一般情况；②检查脐带是否脱落，若已脱落，检查脐窝是否正常，检查有无红臀，皮肤皱褶处有无糜烂等；③询问新生儿吮奶、哭声、大小便情况及喂养和护理中是否遇到新问题并给予指导。

3）半月访重点（生后 10～14 天）：①检查生理性黄疸是否消退；②测量身长体重；③检查新生儿听力；④指导给予新生儿补充维生素 D，预防佝偻病；⑤对于异常者，分析原因，必要时做进一步检查。

4）满月访重点（生后 27～28 天）：①询问新生儿喂养、护理情况；②进行全面检查，如发现问题，及时给予指导。每次访视后，应认真填写新生儿访视卡，满月访结束时作新生儿访视小结，指导家长定期健康检查并转入婴幼儿系统管理。

2. 日常保健指导

（1）合理喂养：鼓励母乳喂养，若无母乳或母乳不足，应进行正确的混合喂养和人工喂养。母乳是新生儿的最佳食品，应鼓励母亲母乳喂养，宣传母乳喂养优点，教授哺乳的方法和技巧，并指导母亲观察乳汁分泌是否充足，新生儿吸吮是否有力。若母乳充足，新生儿哺乳后安静入睡，大小便正常，体重正常增长，母亲可有乳房胀痛感或乳汁溢出浸湿胸前衣服等现象。新生儿哺乳后应右侧卧位，床头稍抬高，避免溢奶引起窒息。混合喂养就是用牛奶、配方奶粉或其他代乳品补充母乳的不足。喂养时应先喂母乳，每日母乳喂养次数不能少于 3～4 次，若由于各种原因不能进行母乳喂养时，应将乳汁挤出或吸出，以免影响乳汁的分泌。人工喂养就是用配方奶粉等代乳品进行喂养的方法。配方奶粉应根据月龄到正规经销点进行购买，并且选择合适的奶嘴及奶瓶，注意奶具的清洁消毒。

（2）保暖与衣着：足月新生儿最适室温为 22～24℃，相对湿度为 55%～65%，若冬季室温过低，指导家长正确使用热水袋等方法保暖，预防发生新生儿硬肿症，尤其是低体重儿，更应注意保暖。为防止发生脱水热，夏季应避免室温过高，新生儿衣被不宜过厚。衣着和尿布须选用清洁、柔软、吸水性好、浅颜色的布料。包裹不要太紧，避免使用绳带捆绑，以便新生儿四肢自由屈伸。

（3）排便护理：新生儿每次大便后宜用温水清洗臀部，勤换尿布，保持臀部干燥，必要时可使用氧化锌或 5% 鞣酸油膏涂抹局部，积极预防并及时治疗尿布疹。

（4）脐部护理：一般脐带在出生后 5～8 天自然脱落，脐带脱落前要保持脐部干燥。每天用 75% 乙醇棉签消毒脐带残端及脐轮周围 1～2 次，由内向外旋转式消毒，然后用无菌纱布包扎。平时应注意尿布勿覆盖住脐部，以免尿、粪污染脐部。如脐部周围皮肤红肿、有脓性分泌物，则提示感染，应及时就诊。

（5）抚触：婴儿应每日沐浴，保持皮肤清洁，减少病菌繁殖。沐浴后可做婴儿抚触，以达到促进婴儿生长发育及亲子交流的目的。抚触环境宜安静，可播放一些柔和音乐以配合抚触动作，室温维持在 25℃ 左右。抚触步骤与手法：①脸部：用双手拇指从前额中间往外推压，同样用双手拇指从眉头、眼窝、人中和下巴往外推压，划出微笑状。②胸部：用双手放在两侧肋缘，右手向上滑至新生儿右肩，然后复原，换左手同样进行。③手部：将新生儿双手下垂，用一只手捏住其胳膊，另一只手从上臂到手腕轻轻挤捏，然后用手指按摩新生儿手腕处。同样方式按摩另外一只手。然后双手夹住新生儿手臂，上下滚搓。最后用拇指从掌心按摩至手指端。④腹部：用指腹以顺时针方向按摩腹部。但脐痂脱落前不宜按摩腹部。⑤腿部：按摩大腿、膝、小腿，轻轻挤捏大腿部至踝部，按摩脚踝和足部。再双手上下滚搓新生儿小腿，并轻捏脚踝和脚掌,用拇指从脚跟按摩至脚趾端。⑥背部:双手平放在背部,从颈部向下按摩,并用指腹轻按脊柱两侧的肌肉,再从颈部沿脊柱向下做迂回运动。

如新生儿感到疲倦、饥饿或烦躁时,不宜抚触;抚触时应注意保暖;每天抚触 3次,每次 15 分钟左右。在新生儿不太饱或不太饿时进行;抚触前先温暖双手,将润肤露或油先倒入手心,轻轻按摩,避免润肤露或油进入新生儿眼睛等。

(6)用药指导:牢记严格遵守医嘱服药,用药适量。不盲目使用抗生素,不随意停药,不随意使用中药,注意不要捏鼻喂药。新生儿退热宜先采用温水擦浴等物理方法,慎用退热药。

3.预防疾病和意外 指导家长观察新生儿体重的减轻、生理性黄疸、脐部等情况。新生儿体温过高时,首先应检查穿戴衣物是否过多,环境温度是否过高,如确为发热,需在医生指导下服用药物。正确识别生理性黄疸和病理性黄疸,生理性黄疸一般不需处理,若为病理性黄疸,应及时求治。新生儿用具应专用,用后及时消毒。母亲在哺乳和护理新生儿前应洗手,尽量减少亲友探视和亲吻新生儿,避免交叉感染。按时接种卡介苗和乙肝疫苗,两周后应遵医嘱口服维生素 D,以预防佝偻病。

新生儿期最容易出现的意外事故是窒息,因此要避免包被蒙头过严、哺乳姿势不当、乳房堵塞新生儿口鼻等。

知识链接

捂热综合征

捂热综合征,又称"婴儿蒙被缺氧综合征",是由于过度保暖、捂闷过久引起婴儿高热、缺氧、大汗、脱水、昏迷,甚至呼吸、循环衰竭的一种常见急症。好发于每年 11 月至次年 4 月的婴儿,尤其是新生儿。

二、婴幼儿期保健

(一)定义

婴幼儿期是指出生后 28 天到 3 岁期间,其中婴儿期是指 1～12 个月之间,幼儿期指 1 周岁到满 3 周岁前。婴幼儿期的主要保健任务是喂养与婴幼儿营养,促进感知觉、语言和动作的发展,做好预防接种工作,养成良好生活习惯及预防意外伤害的发生等。

(二)生长发育特点

体格生长发育在婴儿期最为迅速,幼儿期生长发育速度较婴儿期减慢,婴幼儿期主要生长发育指标有:

1.身长 新生儿出生时平均为 50cm,6 个月时达 65cm,1 周岁时达 75cm,2 岁时以后平均每年增长 5～7.5cm,2～12 岁时可按下列公式推算:身长(cm)= 年龄(岁)× 7 + 70。

2.体重 婴幼儿体重计算公示为:

(1)6 个月以内的婴儿体重(kg)= 出生时体重(kg)+ 月龄 × 0.7

(2)7～12 个月婴儿体重(kg)= 6(kg)+ 月龄 × 0.25

（3）2～12 岁婴儿体重（kg）＝年龄（岁）×2＋7（或 8）

3. 头围　反映脑和颅骨的发育程度。出生时平均为 32～34cm，在 1 岁内增长较快，前 3 个月和后 9 个月都增长约 6cm，1 岁时约 46cm，1 岁后头围增长明显减慢，2 岁时约 48cm。头围测量在 2 岁前最有价值。

4. 胸围　反映胸廓、胸背肌肉、皮下脂肪及肺的发育程度。出生时平均 32cm，1 岁时与头围大致相等，1 岁后胸围超过头围，差数（cm）约等于岁数减 1。

5. 囟门　囟门分前囟门、后囟门和骨缝。出生约 3～4 个月时骨缝闭合，有些新生儿出生后即关闭。前囟门约 1.5～2.0cm 大小，关闭时间约为出生后 1～1.5 岁。

6. 牙齿　出生 4～10 个月后开始萌出乳牙，2～2.5 岁乳牙出齐，共 20 颗。

（三）社区保健与护理

1. 合理喂养　提倡纯母乳喂养至 6 个月，视情况可继续母乳喂养至 2 岁或 2 岁以上，母乳喂养的母亲应多吃含铁丰富的食物，部分混合喂养或人工喂养婴儿则应正确选择配方奶。自 4 个月开始可添加辅食，辅食添加原则为由少到多、由稀到稠、由粗到细、由一种到多种，同时提醒家长观察婴幼儿的粪便以了解婴幼儿对食品的适应情况。添加辅食顺序可为：4～6 个月：强化铁米粉、菜泥、果泥等；6～7 个月：稀饭、菜末、蛋黄、鱼泥、豆腐、烂面条等；8～9 个月：馒头片、肉末、磨牙棒（饼干）、鸡蛋等；10～12 个月：软饭、碎菜碎肉、馄饨等。人工喂养用具及时清洁，定期消毒，以防止发生腹泻等。断奶最好选择秋冬季，逐步减少每日哺乳次数，避免在乳头上涂苦、辣味的东西或骤然停止的方式，以免给婴幼儿带来心理压力或产生情绪变化。

2. 早期教育　婴幼儿期早期教育以感知、语言、动作训练为主，最简单的方法是与小儿目光交流，让其感到爱与温暖，加深亲子感情，并给予皮肤接触，用带有声、光、色的玩具促进其感知发育，在七八月左右训练爬行，1 岁左右训练走，同时注意感觉、运动器官协调性。进入幼儿期后要注意：①培养良好的生活习惯：良好的生活习惯可发展婴幼儿的独立性和自主性，逐步训练婴幼儿细嚼慢咽、自主进食、不偏食、不挑食等；培养良好的卫生习惯，如婴幼儿饭前便后洗手，3 岁以内婴幼儿饭后漱口，大于 3 岁幼儿饭后刷牙等；培养良好的睡眠习惯，如良好睡眠姿势、定时独立睡眠等；②加强视、听、语言能力的训练：使婴幼儿多接触各种事物如玩具、图片及音乐等，启发婴儿用语言表达需要，促进感知觉发展，培养其观察力。重视与幼儿的语言交流，通过游戏、讲故事、唱歌等促进幼儿语言发育与运动能力的发展。及时纠正错误发音，但切忌过于频繁纠正发音，避免讥笑，以防造成心理紧张而引起口吃；③及时训练动作：指导家长按各月龄生长发育的特征并结合婴儿实际能力适时训练其动作，如通过画画、拾豆、撕纸等活动可发展精细动作；④与周围人建立相互关系：在玩耍中鼓励婴幼儿主动与他人接触，同时应耐心限制其危险行为，培养其道德观念、集体观念，以获得社会交往能力、提高环境适应能力、预防自闭、多动症的发生。

3. 体格锻炼　体格锻炼可以增强体质，提高对外界环境的适应能力和抗病能力。婴幼儿可多做户外活动，进行空气、日光、水"三浴"锻炼，时间可由最初的 5～10 分钟，逐渐延长到 1～2 小时（避免阳光直射面部），以预防佝偻病发生。

4. 定期健康检查　每 3～6 个月应进行体格检查一次，预防龋齿，筛查听、视力异常。

5. 预防意外事故　意外事故是婴幼儿期最常见的死亡原因，包括气管异物、窒息、中毒、烧伤、烫伤等。其中气管异物最易发生,气管异物预防包括:①避免进食较小、较硬而光滑的食物,如花生、瓜子、口香糖、果冻等;②儿童玩耍和打闹时避免进食;③选择合适玩具,玩具零部件直径不小于 3.5cm,长度不小于 6.0cm;④将硬币、纽扣、糖果、气球、安全别针、饮料罐拉环等物品放在婴幼儿无法触及位置,防止误食、误吸发生。指导家长把婴儿放在安全的地方,防止跌倒或坠床,远离火源、热源、电源,妥善放置药品或有毒物品。

6. 计划免疫与预防接种　计划免疫是应用免疫学原理,将疫苗或菌苗适时有计划地接种到人体内,从而产生对传染病的特异抵抗力以达到预防疾病为目的一种预防保健手段。预防接种是把疫苗(用人工培育并经过处理的病菌、病毒等)接种在健康人的身体内使人在不发病的情况下,产生抗体,获得特异性免疫。

（1）计划免疫

1）常用的免疫制剂:①人工主动免疫制剂:常用的免疫制剂包括菌苗、疫苗、类毒素。其中菌苗分为死菌苗及活菌苗。疫苗分为灭活疫苗及减毒疫苗;②被动免疫的制剂:统称为免疫血清,包括抗毒素、抗菌血清、抗病毒血清及丙种球蛋白等。

2）获得性免疫的方法:①主动免疫:给易感者接种特异性抗原,使体内主动产生免疫抗体,目前广泛应用于对儿童传染病的预防;②被动免疫:母体的抗体传给子代,或对未接受主动免疫的易感儿在接触传染病患者后给予丙种球蛋白、胎盘球蛋白或全血肌注,使小儿在短期内(约 3 周)具有被动免疫力,如预防麻疹等。

3）我国儿童计划主动免疫程序:目前我国规定的计划免疫为"五苗防七病",五种计划免疫疫苗预防接种实施程序见表 8-1。

表 8-1　五种计划免疫疫苗预防接种实施程序

预防病名	结核病	乙型肝炎	脊髓灰质炎	百日咳、白喉、破伤风	麻疹
免疫原	卡介苗(减毒活结核菌混悬液)	重组乙型肝炎疫苗(乙肝疫苗)	脊髓灰质炎减毒糖丸活疫苗	百日咳菌液、白喉类毒素、破伤风类毒素的混合制剂	麻疹减毒疫苗
接种方法	皮内注射	肌内注射	口服	皮下注射	皮下注射
接种部位	左上臂三角肌上端	上臂三角肌中部		上臂外侧	上臂外侧
初种次数	1	3	3(间隔 1 个月)	3(间隔 4～6 周)	1
每日剂量	0.1ml	0.5ml	每次 1 丸三型混合糖丸疫苗	0.2～0.5ml	0.2ml
初种年龄	生后 2、3 天到 2 个月内	出生时 1 个月 6 个月	2 个月以上小儿:第一次 2 个月;第二次 3 个月;第三次 4 个月	3 个月以上小儿:第一次 3 个月;第二次 4 个月;第三次 5 个月	8 个月以上易感儿
复种	接种后于 7 岁、12 岁及"三新"进行复查,结核菌素阴性时加种	周岁时复查。免疫成功者,3～5 年加强;免疫失败者,重复基础免疫	4 岁时加强口服三型混合糖丸疫苗	1.5～2 岁、7 岁各加强一次,用吸附白破二联类毒素	7 岁时加强一次

此外，各地区根据本地区传染病流行特点或家长要求可进行非计划免疫接种，如乙型脑炎疫苗、流行性脑脊髓膜炎疫苗、风疹疫苗、腮腺炎疫苗等。儿童在规定的年龄内进行了计划免疫但漏掉其中的某一针者，不必重复所有的过程，而只要补上漏掉的部分。如果怀疑儿童没有按照规定进行计划免疫，乙肝疫苗、脊髓灰质炎糖丸疫苗、白百破三联针、麻疹疫苗、风疹疫苗、腮腺炎疫苗均可同时接种。

（2）预防接种

1）预防接种禁忌证

一般禁忌证：①患自身免疫性疾病和免疫缺陷者禁止接种；②有急性传染病接触史而未过检疫期者暂不接种；③活动性肺结核、风湿病、高血压、肝肾疾病、较重的心脏病，发热、慢性病急性发作，严重化脓性皮肤病及既往有过敏、哮喘史者，暂不宜接种。

特殊禁忌证：各疫苗的特殊禁忌证应严格按照使用说明执行。①患有结核病、中耳炎、肾炎、心脏病、湿疹及其他皮肤病者禁忌接种卡介苗；②接受免疫抑制剂治疗期间、腹泻、妊娠期禁忌服用脊髓灰质炎疫苗糖丸；③因百日咳菌苗偶可产生神经系统严重并发症，故本人及家庭成员患癫痫、神经系统疾病和有抽搐史者禁用百日咳菌苗。90天内接受过免疫球蛋白治疗者不宜接种百白破疫苗；④有明确过敏史者，特别是鸡蛋过敏者或新霉素过敏者、90天内接受过免疫球蛋白治疗者均不能接种麻疹减毒疫苗。接受大剂量皮质激素治疗，强的松≥2mg/（kg·d）或20mg/d，且使用14天以上者，需停激素治疗一个月后方可接种。白血病患儿在缓解和停止化疗至少3个月后可接种；⑤对酵母过敏或疫苗中任何成分过敏者不宜接种乙型肝炎疫苗。

2）预防接种注意事项：卡介苗（减毒活结核菌混悬液），2个月以上小儿接种前应做结核菌素实验（1：2000），阴性才能接种；重组乙型肝炎疫苗（乙肝疫苗）第一针和第二针间隔时间≥28天，第二针和第三针的间隔≥60天；脊髓灰质炎减毒糖丸活疫苗应以冷开水送服或含服，服后1小时内禁用热开水；百日咳、白喉、破伤风百日咳菌液、白喉类毒素、破伤风类毒素的混合制剂掌握间隔期，避免无效注射；麻疹减毒疫苗接种前1个月及接种后2周避免用胎盘球蛋白、丙种球蛋白制剂。

3）预防接种操作要点：严格三查七对，仔细核对接种时间，询问受种者的健康状况及是否有接种禁忌等。

严格检查本次接种的疫苗（包括标签、名称、批号、生产日期、生产厂家及有无变质、异常等）。

因活疫苗或活菌苗易被碘酊杀死，故在接种时，只能用75%乙醇消毒注射部位的皮肤。

坚持一人一针一用一废弃，一次性注射器用后应按废弃物相关规定进行处理。

未打开的疫苗、菌苗应按规定要求保存，疫苗、菌苗打开后应立即使用，已打开未用完的制剂放置时间在2小时左右将失去活性。

儿童受种后应留观15～30分钟，严密观察其接种反应，告知儿童家属接种后注意事项：保持接种部位清洁，到第二天为止避免剧烈运动，如出现高热、痉挛，应及时与医务人员联系。

4）预防接种反应及处理

一般反应及处理：一般反应是指在预防接种后发生的，由疫苗本身所固有的特性引起，对机体只造成一过性生理功能障碍的反应。①全身反应：一般于接种后24小时内出现体温升高，持续1~2天，活疫苗在5~7天后出现中、低度发热，有些儿童可能出现头晕、疲倦、全身不适、恶心、呕吐、腹痛、腹泻等反应。体温在37.5℃左右为弱反应，体温在37.5~38.5℃为中等反应，体温在38.6℃以上为强反应。一般中等以下反应可以不作处理，注意休息，多饮水，或给予对症处理；中等以上或症状较重时，应去医院就诊。②局部反应：接种后数小时至24小时左右，注射局部出现红、肿、热、痛，有时伴有局部淋巴结肿大或淋巴管炎；红肿直径在2.5cm以下为弱反应，2.6~5cm为中等反应，5cm以上为强反应。局部反应一般持续2~3天；活疫苗接种后局部反应出现较晚，持续时间也较长；个别儿童接种麻疹疫苗后5~7天出现皮疹反应；轻度局部反应一般不需处理。较重的可抬高患肢，用毛巾热敷，每日数次，每次10~15分钟。

异常反应及处理：①过敏性休克：注射后数分钟内发生，可表现为面色苍白、口周青紫、四肢湿冷、恶心呕吐、血压明显下降、脉细速，并有胸闷、心悸、喉头阻塞感及呼吸困难等呼吸道阻塞症状，大小便失禁、惊厥甚至昏迷等表现。此时应使患儿平卧，头部放低，皮下注射1:1000肾上腺素0.5~1ml，吸氧，保暖，并采用其他抗过敏性休克的抢救措施；②晕针：儿童由于空腹、精神紧张、恐惧等原因，可在接种时或接种后数分钟内发生头晕、心慌、面色苍白、出冷汗、手足冰凉，心跳加快等表现，此时应立即使患儿平卧、保暖，给予饮少量热开水或糖水，短时间内即可恢复。经上述处置后不见好转者可按抗过敏性休克处理，3~5分钟仍不见好转者，应立即送医院诊治；③过敏性皮疹：部分小儿接种后9~12天，有发热及卡他症状，以荨麻疹最为常见，一般见于接种后数小时至数天内，服用抗组胺类药物后即可痊愈。

三、学龄前期保健

（一）定义

学龄前期是指3周岁后到入学前（6~7岁）的儿童。此期的主要保健任务为平衡膳食、促进儿童思维的发展、指导入托幼机构的准备及协助托幼机构进行儿童保健。

（二）生长发育特点

学龄前期儿童体格发育速度减慢，呈稳步增长趋势。神经精神发育迅速，智能发育更趋完善，语言和思维能力进一步发展，独立活动范围扩大，是性格形成的关键时期，因此，要注意培养其良好的道德品质和生活习惯，为入学做好准备。此期小儿求知欲强，对外界事物好奇、好问、好模仿，能做较复杂的动作，学会照顾自己，自理能力和独立意识逐渐增强，但危险意识淡漠，因此容易发生各种意外伤害。此期易患免疫性疾病，如急性肾炎、风湿热等。

（三）社区保健与护理

1. 保证充足营养 学龄前期儿童的膳食结构接近成人，膳食安排力求多样化、颜色鲜艳、粗细搭配，以提供儿童生长发育所需的平衡营养。

2. 加强学龄前期儿童的教育 ①安全教育：学龄前儿童活泼好动，但机体发育尚不完善，动作协调性不好，且缺乏实践经验，易发生意外。因此，儿童家长和托幼机构应定期、及时地检修活动场所、玩具等，适时进行安全教育，如要遵守交通规则、避免玩电器或接触电源、玩耍时注意远离河边与池塘边等；②学前教育：学前教育是幼儿教育的延续。注意培养幼儿学习习惯、想象与思维能力，使之具有良好的心理素质。在日常生活中锻炼其毅力和独立生活能力，培养自尊、自强、自立、自信的品格。通过游戏、体育活动增强体质，在游戏中学习遵守规则和与人交往，同时培养分辨是非、想象和思维能力。

3. 培养良好的习惯 教育儿童在读、写、看电视时注意用眼卫生，预防弱视发生。养成良好的口腔卫生习惯，学会正确的刷牙方法，使用含氟化物牙膏，预防龋齿。

4. 定期健康检查 每年应进行健康检查，注意视力、龋齿、缺铁性贫血、寄生虫等常见病的筛查与矫治。

5. 预防外伤、溺水、误服药物及食物中毒等意外事故。

（四）托幼机构儿童卫生保健管理

托儿所、幼儿园等托幼机构是儿童集体生活的场所，社区护士有责任协助和参与托幼机构相关人员的培训、卫生保健制度的建立与管理工作，保健和促进儿童在集居的条件下身心健康成长。

1. 托幼机构卫生保健工作要求 根据2010年3月1日卫生部部务会议审议通过，并经教育部同意，发布的《托儿所幼儿园卫生保健管理办法》第十五条规定，托幼机构儿童健康保健工作要求如下：

（1）根据儿童不同年龄特点，建立科学、合理的一日生活制度，培养儿童良好的卫生习惯；

（2）为儿童提供合理的营养膳食，科学制订食谱，保证膳食平衡；

（3）制订与儿童生理特点相适应的体格锻炼计划，根据儿童年龄特点开展游戏及体育活动，并保证儿童户外活动时间，增进儿童身心健康；

（4）建立健康检查制度，开展儿童定期健康检查工作，建立健康档案。坚持晨检及全日健康观察，做好常见病的预防，发现问题及时处理；

（5）严格执行卫生消毒制度，做好室内外环境及个人卫生。加强饮食卫生管理，保证食品安全；

（6）协助落实国家免疫规划，在儿童入托时应当查验其预防接种证，未按规定接种的儿童要告知其监护人，督促监护人带儿童到当地规定的接种单位补种；

（7）加强日常保育护理工作，对体弱儿进行专案管理。配合妇幼保健机构定期开展儿童眼、耳、口腔保健，开展儿童心理卫生保健；

（8）建立卫生安全管理制度，落实各项卫生安全防护工作，预防伤害事故的发生；

（9）制订健康教育计划，对儿童及其家长开展多种形式的健康教育活动；

（10）做好各项卫生保健工作信息的收集、汇总和报告工作。

2. 托幼机构儿童卫生保健管理 根据儿童生长发育特点、保健需求及《托儿所幼儿园卫生保健管理办法》，托幼机构儿童卫生保健管理内容包括：

（1）健康检查管理：①儿童和工作人员入园前体检：儿童及托幼机构的工作人员入园前须到指定的医疗保健机构进行体格检查，经检查证明身体健康及近期无传染病接触史者方可入园。入园时了解并记录儿童既往史和预防接种情况；②每日检查：每日早晨对儿童进行简单的身体检查和询问，包括儿童的精神状态、有无发热、流鼻涕、眼结膜充血及皮疹等，全日观察儿童精神、面色、食欲、大小便、活动、睡眠情况，全托者除晨检外还应增加一次午睡或晚间检查，以便及早发现异常，及时采取措施；

③定期检查：托幼机构内 0～6 岁集体儿童应坚持婴幼儿保健系统管理，儿童 3 岁以后应每年做一次体格检查，全面了解儿童生长发育和健康状况，及时发现并干预不利于儿童生长发育的因素。

（2）日常生活安排：根据儿童年龄、生理、心理特点及季节的变化安排一日的睡眠、饮食、活动、游戏等。年龄越小睡眠时间越长，进食次数应越多，而活动时间则应相对减少。作息时间应根据季节温度调整，夏季午睡时间应适当延长。

（3）体格锻炼：根据各年龄期儿童生长发育特点，有组织、有计划地安排不同形式的游戏和体格锻炼项目，并有记录和分析，以提高体格锻炼的效果。

（4）膳食营养管理：托幼机构保健人员应根据大、中、小及托班的年龄特点、营养需求和配餐原则制定每周膳食计划。受过专门培训的炊事人员根据膳食计划，并严格执行《食品卫生法》进行膳食制作。

（5）安全管理：①定期检查和维修托幼机构内的所有设施，包括活动场所、门窗、桌椅、玩具及阳台等室内防护设施；②妥善保管药物、刀、剪等危险物品，热水瓶、电源等置于儿童不能触及的位置，防止意外事故的发生；③定期对儿童进行通俗易懂的安全教育，提高儿童安全识别能力，鼓励儿童相互督促安全制度执行情况；④定期对培训托幼机构的工作人员进行安全培训，强化员工安全意识，增强防范意外事故的能力和意外伤害的现场处理能力；⑤建立接送制度。接送孩子时，家长须直接与教师进行孩子交接，如遇特殊情况需委托他人接送孩子时应与班上老师提前联系或书面委托。

（6）消毒、隔离管理：①环境卫生：定时清扫室内外环境，保持室内空气新鲜、阳光充足，防蚊、蝇、昆虫等；桌椅、教具、玩具、厕所、痰盂等定时清洁和消毒。日常生活用品专人使用，并定期清洗、消毒，保持干燥；②个人卫生：培养儿童良好的卫生习惯，个人用品专人使用；③对传染病患儿做到早发现、早隔离，减少交叉感染的机会。

（7）疾病预防与管理：①按照计划免疫程序对儿童进行免疫接种，易于暴发某些传染病季节尤需注意；②加强每日检查和定期体检，尽早发现患病儿童，立即通知家长，以便尽早治疗；③对患传染性疾病患儿做到早发现、早报告、早隔离、早治疗，保护易感儿童。对患儿接触过的场所及物品进行消毒，对接触过患儿的其他儿童进行检疫和保护等；④建立常见病、多发病登记制度，观察疾病的变化情况，以便采取预防措施。做好防治传染病、常见病、多发病的健康教育工作；⑤加强儿童的生活护理和营养管理，提高儿童的抗病能力；⑥托幼机构应根据各项制度要求，制定各项卫生保健工作执行评价指标（如定期健康体检受检率、预防接种建卡率等），并根据实际工作记录和统计指标进行评价。

四、学龄期保健

（一）定义

学龄期是指 6～7 岁到 12～13 岁的小学生，也称童年期。此期的主要保健任务是协助学校做好儿童的保健工作，包括形成良好的生活习惯、防止虐待儿童和预防儿童性早熟、预防疾病及意外伤害。

（二）生长发育特点

小儿体格发育稳步增长，脑的形态已基本与成人相同，除生殖系统外其他器官的发育已接近成人水平。智能发育较学龄前期更成熟，控制、理解、分析等综合能力增强，是长知识、接受文化科学教育的重要时期。学校和环境对其影响较大，同伴成为儿童非常重要的社交对象，儿童在学校教育中智能发育更加成熟，有较强的求知欲，是接受文化科学知识教育的重要时期。此期发病率较此前各期低，但要注意预防近视眼、龋齿等疾病。

（三）社区保健与护理

1. 加强学龄期儿童教育　应提供适宜的学习条件，加强素质教育、安全教育和法制教育。

2. 培养良好的生活习惯　培养良好的读写兴趣，正确的坐、立、走姿势；合理安排作息时间，以促进智力发育；养成良好的卫生习惯和用眼卫生，预防近视的发生。

3. 供给充足营养　学龄期儿童身心发育加速，体力活动增加，对营养需求比成人多，膳食安排需营养充足，比例恰当，既要有充足的主食，也要有富含优质蛋白质的鱼、肉、蛋、豆类，以及大量的绿色蔬菜及新鲜水果。

4. 防止家庭或学校虐待　学习及教育相关的矛盾是此期家庭关系紧张的重要因素，社区护士应指导家长多与孩子沟通，防止不良情绪的产生。社区护士也要尽早发现家庭问题，尽早发现家庭或学校虐待症状。

5. 正确对待性早熟　性早熟是指女孩在 8 周岁以前，男孩在 9 周岁以前出现第二性征，或者女孩在 10 周岁以前出现月经。相关研究表明，由于营养状况的改善及外界因素的影响，儿童性早熟发生率呈上升趋势。社区护士应该指导家长及学校教师正确对待性早熟，避免对儿童心理产生不良影响。

6. 预防疾病和意外　免疫性疾病，如风湿热等是此期的好发疾病，另外，近视、龋齿、脊柱弯曲等也是常见疾病。车祸、运动创伤、溺水、自杀等是学龄期常见意外伤害，要加强宣教和防范。

五、青少年期保健

（一）定义

青少年期又称青春期，是指 12~18 岁，是由儿童向成人的过渡时期，是第二个生长高峰期。此期的主要保健任务是协助学校进行体格检查、健康指导等。

（二）生长发育特点

小儿生长发育在性激素的作用下明显加快，体重、身高增长幅度加大，第二性征逐渐明显，生殖器官迅速发育并趋向成熟。女孩出现月经，男孩发生遗精。由于神经内分泌调节不稳定，加之接触社会增多，遇到不少新问题，常导致小儿心理、行为、精神、情绪等方面的波动较大。

（三）社区保健与护理

1. 营养与饮食　青春期是体格发育的第二个高峰期，各种营养素需求量相对高于成人，每日摄入蛋白质、脂肪、糖、维生素、铁、钙、碘等营养物质的比例要满足青春期生长发育的需要。然而，营养过剩，活动过少，易导致青少年肥胖，应纠正不良的饮食行为，避免肥胖症发生。

2. 健康教育指导　①德育与法制教育：由于青少年生理和心理发育特点使之易受外界不健康因素的影响，因此必须增加青少年的法律知识，提高法律意识，认识遵纪守法的重要性。同时培养助人为乐、积极向上的品德，自觉抵制腐化堕落思想；②卫生教育：少女月经期机体抗病能力下降，如缺乏经期卫生知识，可引起月经病，甚至妇科感染性疾病。所以应重点加强少女经期卫生指导，采用淋浴洗澡，切勿游泳，避免寒冷刺激、剧烈运动，记录月经情况，以便及早发现异常，及时防治；③性教育：按不同年龄，采取多种教学方法进行性教育，如宣传手册、主题班会等，内容包括正确认识性发育，与异性交往自身防护措施，避免性病、意外妊娠发生；④安全教育：对青少年进行安全教育，训练其预防和处理意外事故的能力，鼓励彼此友爱，遇到意外事故需互相帮助，共同克服困难。同时，应加强吸烟、吸毒的警示教育，使青少年远离毒品，避免不良行为发生。

3．青少年父母教育指导　此期青少年生理、心理发生巨变，自我意识迅速发展，具有独立性、依赖性、自觉性和幼稚性特点。因此需调动家长、老师共同关心青少年，增强对其心理健康的正确引导与教育。

4．定期体格检查　及早发现青少年风湿性疾病、肥胖、矮小、月经紊乱、龋齿、近视、网络游戏成瘾、缺铁性贫血、神经性厌食等常见健康问题，提供各种疾病防治信息，促进青少年身心健康发展。

第二节　妇女社区保健与护理

妇女是家庭和社会的重要组成部分，肩负着建设国家和孕育后代的双重任务，妇女的身心健康决定着下一代的健康及人口素质的提高，从而影响家庭健康和社会健康。而且女性还要经历青春期、围婚期、孕期、产褥期、围绝经期，各期都具有特殊的生理及心理变化，在这些特殊时期容易出现身心健康问题。因此，加强妇女的社区保健与护理已经成为世界性的趋势。

一、青春期女性保健指导

青春期是从出现第二性征到生殖功能基本发育成熟、身高停止增长的时期，是儿童过渡到成年的时期。女性一般从11～12岁开始，19～20岁结束。

（一）常见健康问题

1．与生理生育有关的问题　如痛经、闭经、功能失调性子宫出血、贫血等。

2．与社会心理发育有关的问题　如吸烟、酗酒、青少年性行为等，而呈上升趋势的青春期妊娠和少女妈妈现象的发生，严重影响其生理心理健康，甚至导致自杀与犯罪。

3．意外伤害　如中毒、自杀、溺水等。

（二）保健与护理

1．社区健康教育　针对青春期发育特点，通过社区健康讲座等形式，进行有目的、有计划、有组织的教育活动。①性发育健康教育：包括性生理教育、性心理教育、性道德教育等。使其了解生殖器官的解剖与生理、第二性征的发育、月经来潮现象及经期卫生。解除对性发育的神秘感和对月经来潮的恐惧，有分寸地与异性交往，抵制不健康的性信息，建立对性问题的正确态度，遵守道德规范和行为准则。同时，加强对青年女性心理卫生和健康行为的正确引导和教育，培养自尊、自爱、自强、自信的优良品质，达到保护身心健康的目的。②正确对待青春期特殊行为问题，创造良好的家庭社会生活环境，加强安全意识培养，避免发生中毒、自杀、溺水等意外伤害。

2. 培养良好的生活习惯　指导青春期女性保持经期卫生；注意保护牙齿、眼睛、面部及乳房；加强身体锻炼，以促进发育，提高抗病能力。

3. 营养合理　青春期生长发育迅速，所需热量比成年人多 20%~50%，体液总量高于成人约 7%，因此青少年需养成良好的饮食习惯及多饮水的习惯，建立合理的饮食结构，避免偏食导致营养不良而影响生长发育或者营养过剩产生肥胖。

4. 定期体格检查　定期进行健康检查和心理咨询，早发现、早治疗青春期少女常见疾病，如月经失调、原发及继发性闭经等，及时发现少女的行为偏差及处理少女妊娠、性传播疾病等，尽早去除危险因素。

二、围婚期妇女保健指导

围婚期是指围绕结婚前后的一段时间，从确定婚姻对象到结婚后怀孕前为止的阶段。

（一）常见健康问题

1. 婚前保健知识缺乏　婚前保健知识是妇女婚姻生活幸福的保障。随着初次性行为年龄提前及法定婚前检查的取消，人们对婚前保健日趋淡漠，致使婚前保健知识较缺乏。

2. 生育保健意识缺乏　因受中国传统文化的影响，妇女对生育保健知识的获取较被动。随着婚前性行为发生率上升及围婚期避孕等生育保健意识缺乏，导致意外妊娠发生率不断增加。

（二）保健与护理

1. 婚前保健与护理

（1）婚前医学检查：由于我国法律取消强制婚检，社区更需重视婚前医学检查宣传，以便促进准备结婚男女双方了解疾病、进行全面体格检查及优生咨询。其主要内容包括：①询问本人和家庭的家族健康史；②询问个人发育、月经史；③全面体格检查；④生殖器官的检查，确定生殖器官有无发育异常、畸形、炎症、肿瘤等；⑤特殊检查，如血型测定、各种生化检查、外周血染色体核型分析、活组织检查、B 型超声波检查、X 线检查等。

（2）婚育指导：对婚前检查不合格者，应分别采取不同的对策。①直系血亲和三代以内旁系血亲被禁止结婚；②《中华人民共和国传染病防治法》中规定的艾滋病、淋病、梅毒、麻风病及医学上认为影响结婚和生育的其他传染病在传染期内暂缓结婚，男女双方均有精神分裂症、躁狂抑郁性精神病或重度智力低下者不宜结婚；③对于患有严重的染色体显性或隐性遗传者及多基因遗传病者，可结婚但不能生育。

（3）性生理卫生教育：通过集体上课、发放宣传资料、专家咨询等形式，对围婚期女性通过必要性教育以促进正确理解性知识，了解男女生殖器官的解剖生理特点，性生活的生理过程和性生活卫生、认识性行为应受社会道德规范的制约，防止"性封闭"和"性开放"等错误理解，促进性生活和谐。

2. 孕前保健与护理

（1）选择合适的时机：①最佳生育年龄：女性生殖器官一般在 20 岁以后逐渐发育

成熟，小于 20 岁或大于 35 岁怀孕在医学上属于高危妊娠。研究表明，女性最佳生育年龄在 25～29 岁，此期孕产妇及围生儿的死亡率最低；②适宜的受孕季节：受孕的最佳时间应是夏末秋初的 7～9 月份，此期多种多样新鲜瓜果蔬菜可供孕妇选择，利于孕妇摄取足够营养物质，且第二年 4～6 月份分娩，正值春末夏初，气候温和，有利于产妇顺利度过产褥期。而受孕应尽量避开冬末春初季节，因为受孕后 3 个月是胎儿发育的关键时期，冬末春初好发风疹、流感、腮腺炎等各种病毒性疾病，一旦孕妇感染后容易造成胎儿畸形，且此期受孕、分娩正值夏季，天气炎热，不利于产妇及新生儿的生活；③身体健康：注意怀孕前工作与生活的环境，如接触过放射线、铅、汞、装修中的污染物苯、甲醛等对胎儿有害物质，应隔一段时间再怀孕。如服用避孕药，应停药半年后再受孕。如患有对妊娠有影响的疾病，如肝炎、心脏病等，应积极治疗、控制原发病，待适宜时机再受孕；④良好的社会环境：尽量将妊娠安排在夫妻双方工作或学习不紧张的时期。生活条件困难、家庭不和、受过较大的精神打击等都不宜怀孕。

（2）孕前准备：怀孕前夫妻双方生活应有规律，注意营养摄入均衡，戒烟、戒酒。保持体形适中。为防止神经血管畸形的发生，最好在怀孕前 3 个月，开始服用叶酸，每天 0.4mg。怀孕前可进行 TORCH 检验（包括弓形体、风疹病毒、巨细胞病毒和单纯疱疹病毒），排除感染后方可怀孕。

（3）避孕知识介绍：计划生育有利于优生优育。为实现这一目的，避免在没有做好充分准备前计划外怀孕，就要进行节育方法的咨询和指导，达到节育的目的。新婚夫妇短期内避孕，多选用避孕套工具避孕。

三、孕期妇女保健指导

孕期是指妇女从确诊怀孕到分娩的一段时间。

（一）常见健康问题

1. 妊娠期常见的症状　早孕反应、眩晕或晕厥、便秘、腰背痛、小腿痉挛、贫血、仰卧位低血压综合征、下肢水肿及外阴静脉曲张等。

2. 妊娠期常见的并发症　在妊娠过程中有时会出现异常情况，如流产、异位妊娠、妊娠高血压综合征、前置胎盘、胎盘早期剥离。

3. 胎儿致畸的危险　妊娠早期的感染、特别是病毒性感染，环境或职业的有害因素及不良嗜好，如烟、酒、咖啡、不正常的用药等。

（二）保健与护理

1. 孕期健康管理　通过社区健康档案，收集社区育龄妇女资料，了解社区育龄妇女相关情况，为孕妇建立保健手册，与孕妇及家庭建立联系，进行经常性保健咨询与指导，为孕妇及家庭提供连续性整体护理。目前我国城乡已普遍实行孕产期保健三级管理，推广使用孕产妇系统保健卡。

2. 产前检查与产前健康教育　初次产前检查在妊娠 12 周之前。复查的时间为：孕 12 周后每 4 周 1 次，孕 28 周后每 2 周 1 次，孕 36 周后每 1 周 1 次，有异常情况随时就诊。初查的内容包括：详细询问病史，进行较全面的身体检查、产科检查及相关辅助检查；复查内容包括：询问前次检查以后有无特殊情况出现，测量体重和血压，检查有无水肿及其他异常，复查胎位，注意胎儿大小、成熟度等。社区护士根据孕妇妊娠阶段不同，利用孕妇产前检查等机会，将孕妇及其丈夫（亲属）集中在一起，通过讲课、座谈、图片、看录像、幻灯及科普小品等方式讲解有关妊娠、胎儿发育、分娩、产后等相关知识及注意事项，使其了解妊娠分娩为正常生理现象，并且针对孕期生理改变及需要，给予科学的保健指导，解除紧张恐惧心理。

3．孕期保健要求与监护　见表8-2。

表8-2　孕期保健要求与监护

期别	保健要求	常规监护		特殊监护
		临床	实验室	
孕早期	早发现孕妇及内科合并症，进行早孕保健指导预防感染，避免接触有害物质	早建卡、早检查、早发现妊娠禁忌证及合并症，测体重和基础血压，遗传咨询，高危筛查	测血型、血红蛋白、查肝功能（HBsAg），血甲胎蛋白测定，尿常规等	绒毛核型分析
孕中期	孕妇营养指导，矫治贫血，胎儿宫内生长发育正常	产前检查，妊娠图（宫高、腹围、体重测定），必要时行产前诊断	超声测胎儿双顶径	B超查先天畸形，羊水细胞培养核型分析，酶测定，甲胎蛋白和胎儿血型测定
孕晚期	防治孕妇早产、并发症及胎位异常、高危孕妇的适时计划分娩	定期产前检查，高危孕妇进行重点监护，胎动计数（自我监护），纠正异常胎位，预测分娩方式	胎儿成熟度：阴道细胞学，泡沫试验，胎儿胎盘功能，尿 Es 或 E/C 比值	胎儿成熟度：肌酐（肾）、L/S（肺），胆红素（肝）值测定，脂肪细胞计数（皮），胎儿储备功能监护；胎儿监护仪 NSTOCT，B超查胎盘、羊水
分娩期	住院分娩			

4．孕期保健护理措施

（1）孕早期：指怀孕开始至12周末。

1）健康的生活方式：①个人卫生与衣着：孕妇衣着应宽松，舒适，透气性好，腰带不宜过紧，以免影响血液循环。保持口腔卫生，勤沐浴，保持会阴清洁；②合理休息与运动：适当的体育锻炼与做妊娠体操，有助于增进肌肉张力和促进新陈代谢，但应以不引起疲劳为度。避免剧烈的跑、跳、打球等活动，以防止引起流产、早产、胎盘早期剥离等意外。孕妇夜间睡眠8～9小时，午间卧床休息1～2小时，睡眠充足不但能解除疲劳，也可预防妊娠合并症的发生。睡眠时应采取侧卧姿势，宜左侧卧位，可以减少增大的子宫压迫腹主动脉及下腔静脉，使回心血量增加，保证充分的血液供给子宫和胎盘组织，改善全身循环状况，减轻下肢水肿。健康无合并症的妇女，妊娠后仍可继续日常工作，但应避免从事有害工种和重体力劳动；③性生活：怀孕期前3月及末月，均应避免性生活，以防流产、早产及感染。怀孕中期应节制性生活，并采取合适的体位。对有习惯性流产或早产史的孕妇，在怀孕期间均要禁止性生活。

2）营养指导：孕早期每日能量大于1800kcal，同时要按医生的指导，补充适量叶酸、钙、铁、碘、锌、维生素A和维生素D等营养素。

3）避免胎儿致畸或流产：积极进行环境防护以防止由于环境污染引起的致畸或肿瘤。①避免生物性因素：孕妇感染的风疹病毒、巨细胞病毒、单纯疱疹病毒，以及肝炎病毒和梅毒螺旋体、弓形体等病原体，可通过胎盘屏障或子宫颈管感染胎儿，引起胎儿畸形或传染病。因此社区护士应指导孕妇避免接触猫、狗等动物，对高危人群加强监护，根据情况采取妊娠前预防接种，如注射风疹疫苗，甚至终止妊娠，以保证人口素质；②避免物理性因素：包括高温作业、桑拿浴、热盆浴、X射线检查及电脑辐射等；③避免化学因素：避免吸烟、酗酒、咖啡及服用对胎儿有影响的药物如抗癌药、四环素、性激素、口服避孕药等，避免接触有毒农药。

4）常见症状护理：①早孕反应：约半数左右妇女在妊娠6周左右出现食欲不振、恶心、呕吐现象，12周左右消失，此期孕妇宜进食清淡之品，少量多餐，两餐之间进食液体；避免空腹，忌油炸、难以消化或特殊气味的食物；给予精神鼓励和支持，以减少心理的困扰和忧虑；如妊娠12周以后仍继续呕吐，甚至影响孕妇营养时，应考虑妊娠剧吐的可能，需住院治疗，以纠正电解质紊乱；②眩晕与晕厥：指导孕妇适当减少工作量以免过度劳累，体位改变时，要轻柔、缓慢，当孕妇感觉眩晕甚至发生晕厥时，采取就近坐下或平卧。并抬高下肢以利血液回流。

（2）孕中期：孕中期是孕13～27周，为胎儿生长发育较快的阶段，胎盘已形成，不易发生流产。但此阶段应仔细检查早孕期各种影响因素对胎儿是否产生损伤。

1）口腔保健：胎儿在5个月左右形成乳牙牙尖，大部分乳牙和一部分牙胚在此期开始钙化。孕妇需摄入含钙丰富的食物，补充维生素D，多做户外活动以吸收阳光，坚持进行牙齿清洁，积极治疗口腔疾病。

2）合理饮食指导：孕中期是胎儿生长发育的加速期，孕妇宜进食高热量、高蛋白、高维生素食物。每日总热量增至2300kcal以上，以动物蛋白质为主，膳食中适当限制含脂肪、糖类较多之食品；适当限制食盐摄入量；增加含铁食物的摄入，如动物肝脏、瘦肉、蛋黄、豆类等，必要时在医生指导下补充铁剂。

3）孕期自我监测指导：①自我监测胎动：胎动是胎儿宫内情况良好的表现，社区护士应指导孕妇自测胎动，每日早、中、晚各测3次，每次测1小时，取静坐或侧卧位，每日3次胎动次数的总和乘4得12小时的胎动次数，每小时胎动计数不应少于3次，12小时内胎动数不应少于10次，胎动减少（12小时的胎动次数累计少于10次，或1小时内无胎动）及胎动突然频繁，多为宫内缺氧，应及时到医院就诊；②听胎心音：胎心音是否正常可以判断胎儿宫内情况，指导家属掌握听胎心的方法，每日定时听胎心并记录。正常胎心率为120～160次/分，过快或过慢均属异常，应及时到医院就诊；③测量宫底高度及腹围：测量宫底高度及腹围可以了解胎儿生长发育情况。指导家属在孕妇妊娠20周始为其每周测量1次，并记录。若宫底高度或腹围在2～3周后未增加或增加过快，提示胎儿宫内发育迟缓或羊水过多；④测量体重：指导孕妇每周测量体重，一般孕妇体重增长每周不超过0.5kg，整个妊娠期约增加10～12.5kg，若增长过快，提示可能水肿。

4）适宜的胎教指导：孕中期是进行胎教的最佳时期，一般可采用音乐胎教、抚摸胎教和语言胎教、光照胎教等。

5）常见症状护理：①便秘：为妊娠期常见症状，应嘱孕妇养成每日定时排便的习惯，多吃水果、蔬菜等含纤维素多的食物，同时增加每日饮水量，注意适当运动，未经医生允许不可随便使用大便软化剂；②腰背痛：指导孕妇穿低跟鞋，在俯拾或抬举物品时，保持上身直立，弯曲膝部，用两下肢的力量抬起。如工作要求长时间弯腰，妊娠期间应适当给予调整，疼痛严重者，必须卧床休息（硬床垫），局部热敷；③下肢痉挛：指导孕妇饮食中增加钙的摄入，如下肢痉挛因钙磷不平衡所致，则限制摄入牛奶量（含大量的磷）或服用氢氧化铝乳胶，以吸收体内磷质促进平衡钙磷之浓度；避免腿部疲劳、受凉；伸腿时避免脚趾尖伸向前，走路时脚跟先着地；发生下肢肌肉痉挛时，采取背屈肢体或站直前倾以伸展痉挛的肌肉，或局部热敷按摩，直至痉挛消失；必要时遵医嘱口服钙剂。

　　6）妊娠常见并发症的防治：①妊娠期高血压疾病：对有发生妊娠期高血压疾病危险因素的孕妇，应加强监测，并提供相应的保健服务。指导孕妇每天测量血压，是否有头晕、眼花等自觉症状；指导孕妇保证睡眠充足、休息合理；左侧卧位以解除妊娠子宫对下腔静脉的压迫，改善子宫胎盘血液循环；保持心情愉快；指导孕妇适当减少脂肪和食盐摄入，增加蛋白质、维生素及富含铁、钙、锌的食物，尤其注意添加钙剂，从 20 周开始，每天补充钙剂 2g；增加产前检查次数，加强母儿监测；②妊娠阴道流血：若妊娠早期出现阴道流血，伴腹痛，可能是流产或宫外孕；妊娠晚期阴道出血，可能是前置胎盘或胎盘早剥；经产妇、既往经多次人工流产的孕妇容易发生前置胎盘，既往有慢性高血压、慢性肾炎、腹部受外伤、妊娠晚期长时间处于仰卧位等孕妇容易发生前置胎盘早剥。指导孕妇及早识别以上并发症的症状，及时就诊。

　　（3）孕晚期：妊娠 28 周以后称为孕晚期，胎儿生长发育最快，胎儿体重增加明显，此时营养补充及胎儿生长发育监测极为重要。

　　1）乳房护理指导：良好的乳房护理可为产后成功母乳喂养做准备，指导孕妇根据乳房的大小佩戴合适棉质乳罩以免乳房下垂，每天擦洗乳头，增加乳头上皮摩擦耐受力，以免哺乳时乳头发生皲裂。每日按摩乳房 5 分钟，以增强乳房的韧性。

　　2）常见症状护理：①下肢水肿、外阴静脉曲张：孕妇应避免长时间站立或坐着不动，睡眠时取左侧卧位，下肢稍垫高以改善血液回流状态，避免摄取含盐过高的食物；②仰卧位低血压综合征：孕妇长时间仰卧位时，由于增大的子宫压迫下腔静脉使回心血量减少，导致心排出血量减少，出现低血压性休克。指导孕妇休息时采取左侧卧位，尽量避免仰卧位，以缓解右旋子宫对下腔静脉的压迫；③痔疮、便秘：社区护士应指导孕妇摄取足够的液体和高纤维素的食物，多吃水果、蔬菜，定时排便，做一些适当的运动以减少便秘，必要时遵医嘱口服缓泻剂。

　　3）预防并及时发现并发症：常见并发症有前置胎盘、胎盘早剥、胎膜早破及早产；①妊娠晚期应避免性生活，特别是有早产倾向或有既往早产史者；②妊娠晚期应多注意休息，避免刺激乳头以引起子宫收缩；③指导识别胎膜早破：如孕妇感到突然有液体从阴道流出，应采取平卧位，以免脐带脱垂，同时保持外阴清洁，及时送往医院。

　　4）分娩知识指导：①确定分娩地点：分娩地点的确定是产妇获得良好照护的先决条件。如果产妇在分娩前未决定好分娩的地点，临产时匆忙选择医院，则可能增加分娩的危险，影响母子安全，因此社区护士需在产前协助产妇及早决定合适的分娩地点；②识别临产先兆：临近预产期的孕妇，如出现阴道血性分泌物或规律宫缩（间歇 5～6 分钟，持续 30 秒）则为临产，应尽快到医院就诊。如阴道突然大量液体流出，嘱孕妇平卧，由家属送往医院，以防脐带脱垂而危及胎儿生命；③分娩的准备：社区护士应主动根据孕妇的需要，提供相关知识，包括分娩的过程、如何应对分娩时子宫收缩引起的疼痛与不适、合理运用腹压配合子宫收缩加快分娩的技巧等，以减轻生产时的疼痛。同时做好产前物品准备,包括:医疗证(孕妇联系卡)、身份证、医保卡;婴儿用品:内衣、外套、包布、尿布、小毛巾、婴儿被褥等;产妇洗漱用品:牙膏、牙刷、大小毛巾、卫生巾、卫生床垫、卫生纸、内衣、内裤等。

四、产褥期妇女保健指导

是指胎盘娩出至产妇除乳腺外全身各器官恢复或接近正常未孕状态的一段时间,一般为6～8周。

(一)常见健康问题

1. 不健康的生活方式 在产褥期不愿下床、不洗澡等。

2. 子宫复旧不良 表现为恶露时间延长或有异味。

3. 产褥感染的危险 由于产妇活动少、产褥期不良卫生习惯或会阴护理的知识缺乏等原因,导致生殖道创面受致病菌侵袭,引起局部或全身感染。

4. 产后心理障碍 产后沮丧、产后抑郁、产后精神病,由于此期产妇承担过多的母亲职责,情感脆弱、糖皮质激素及甲状腺激素处于较低水平等原因所致。

5. 知识缺乏 由于初为人母,产褥期妇女易有母乳喂养知识、新生儿护理知识及产后避孕知识缺乏等健康问题。

(二)保健与护理

1. 产后访视 在产妇出院后3～7天、第28～30天各访视一次。高危产妇或发现异常情况时酌情增加访视次数。访视前社区护士应通过电话或者面谈等形式与产妇家庭建立联系,了解其住址及路径,确定访视对象和访视时间,并简要了解产妇一般情况,准备访视用物。第1次访视内容重点:了解分娩日期、产程、产次、有无分娩异常、有无妊娠并发症,了解产妇饮食、睡眠及大小便情况。观察会阴伤口或剖宫产腹部伤口情况,观察子宫复旧及恶露,检查乳房,询问哺乳情况,询问新生儿睡眠和大小便情况。指导产褥期卫生,防治并发症,宣传母乳喂养的好处。第2次访视内容重点:给予产妇生活护理保健指导,指导科学喂养及避孕方法。

2. 生活方式指导 ①环境:居室应整洁,定时通风。室内温度在22～24℃左右,湿度在50%～60%为宜;②饮食营养:饮食宜清淡,营养合理,以摄取优质蛋白质为重点,多吃蔬菜、水果,脂肪宜少,碳水化合物适量,多饮汤汁以增加乳汁,如鱼汤、鸡汤等,不吃刺激性食物,防止便秘;③运动与休息:经阴道分娩的产妇在产后6～12个小时内即可起床轻微活动,产后2天可在室内随意走动。行会阴侧切或剖宫产的产妇可适当推迟活动时间。此后根据产妇具体情况指导其循序渐进地进行产后保健操活动,不仅可以促进腹壁、盆底肌肉张力的恢复,而且可以促进胃肠道活动、增进食欲、防止便秘和减少静脉栓塞的发生,但尽量避免重体力劳动或蹲踞活动,以防子宫脱垂;④清洁卫生:产后1周内皮肤排泄功能旺盛,排出大量汗液,称为褥汗,以夜间睡眠和初醒时更为明显,可每天用温水擦浴,勤换卫生垫及内衣裤,预防感染;⑤口腔保健:产妇进食次数增多,更应该注意保持口腔卫生,采取餐后漱口,早晚刷牙(宜用软毛牙刷及温水),防止口腔感染及牙周病。

3. 促进子宫良好复旧指导 产后哺乳、适宜的活动和良好的卫生习惯有利于子宫的良好复旧。指导产妇识别正常和异常恶露。正常恶露有血腥味但无臭味,持续4～6周,产后3天内为血腥恶露,之后转为浆液性恶露,2周后转为白色恶露。如果恶露时间延长或有异味,提示子宫复旧不良或感染,应及时就诊。

4.**母乳喂养指导**　母乳中含有新生儿生长发育所必需的营养物质,比例适当,易于吸收利用;母乳中含有丰富的免疫蛋白和免疫细胞,可提高婴儿的免疫功能;母乳温度适中,经济且清洁卫生;母乳喂养中可促进母子感情;母乳喂养可以有效防止产后出血,因此母乳喂养对母婴都有益,社区护士在进行新生儿、婴儿家庭访视中,应使产妇充分了解母乳喂养的好处及母乳营养素对婴儿生长发育的优点,并进行指导使其能顺利进行母乳喂养。

(1)吸吮的含接及喂养姿势:每次哺乳前后用温开水清洁乳房与乳头,采取母亲和婴儿均舒适的哺乳姿势,母亲一手拇指放在乳房上方,其余四指放在乳房下方,将乳头和乳晕大部分放入新生儿口中,并用手扶托乳房,防止乳房堵住新生儿鼻孔。哺乳完后,可挤出少量乳汁涂在乳头上。

(2)促进乳汁分泌:产妇保持精神愉快、睡眠充足、多食营养丰富的汤汁以促进乳汁的分泌;增加哺乳的次数,多次反复吸吮有利于乳汁分泌;每次哺乳后挤出多余的乳汁不仅促进乳汁分泌,并可预防乳房胀痛。

(3)哺乳时间:产妇于产后半小时内开始哺乳,以按需哺乳为原则,但尽量增加白天喂养次数,减少夜间喂养次数,以保证产妇和新生儿的睡眠。

(4)乳房常见症状护理:①乳头平坦或凹陷:常因先天性或乳房过度充盈累及乳晕部分致使乳头平坦。社区护士可指导产妇做乳头伸展练习:将两拇指平行放在乳头两侧,慢慢由乳头向两侧外方拉开,牵拉乳晕皮肤及皮下组织,使乳头向外突出。接着将两拇指分别放在乳头上侧和下侧,将乳头向上向下纵行拉开;也可指导产妇做乳头牵拉练习:用一只手托乳房,另一只手的拇指和中、示指向外牵拉乳头,重复10~20次,每天2次;②乳房胀痛:多因乳房过度充盈或乳腺管阻塞所致。可指导产妇于产后半小时内尽早开乳,哺乳前热敷或按摩乳房;③乳头皲裂:轻者可继续哺乳,哺乳前热敷乳房,并挤出少量乳汁涂在乳头和乳晕上,可使乳晕变软易于婴儿含接,注意先吸吮受伤较轻的一侧。哺乳后也可再涂乳汁在乳头上,因为乳汁可抑制细菌的增生,且富含蛋白,利于组织的修复。如果皲裂严重时可暂停哺乳,可将乳汁挤出或用吸乳器吸出后用小杯或小匙喂养婴儿。

(5)退乳指导:因疾病(如妊娠合并心脏病)或其他原因不适宜哺乳或需要终止哺乳的妇女,社区护士应指导产妇合理退乳,避免进食汤类食物,停止吸吮及挤奶;以生麦芽50g泡饮,同时用芒硝粉250g装布袋敷于两侧乳房上,受潮变硬后更换,或遵医嘱服用乙烯雌酚,通过大剂量雌激素抑制垂体分泌催乳素而达到退乳目的。

(6)注意事项:每次哺乳后应将新生儿竖抱,轻拍背部1~2分钟,排出胃内空气,以防呕吐。世界卫生组织最新指出,4~6个月内的婴儿只需母乳,可以不用添加喂水或其他饮料。哺乳母亲上班期间应注意摄入足够水分和营养,可于上班前挤出乳汁存放于冰箱内,婴儿需要时可由他人喂食,下班后应坚持自己喂养。

5.**新生儿护理指导**　指导产妇及家属掌握护理新生儿方法,如新生儿沐浴,脐部护理,新生儿抚触,与新生儿交流,尿布疹的预防和按时预防接种等。改变传统包裹新生儿的方式,放开婴儿手脚,让其自由活动。若采用人工喂养,应告知人工喂养相关护理。并教会如何识别异常情况,如发热、新生儿黄疸、脐部发炎等。

6.**心理指导**　产妇产后数天至数周可因各种原因发生心理障碍,出现产后沮丧、产后抑郁、产后精神病。产后抑郁症表现为情绪低落、易哭、注意力无法集中、疲倦、伤心、易怒暴躁、无法忍受挫折、负向思考方式等，一般在产后第 1 天到第 6 周之间发生，以第 1~10 天最为多见；产后精神病除了具有产后忧郁症的症状外，并出现连续数月的饮食与睡眠问题、思考障碍、无法照顾孩子等，产妇甚至会伤害自己或新生儿。因此，产后不仅要给予生理上的保健护理，也应在心理与社会诸方面采取相应的护理措施：①社区护士应为产妇提供充足的母婴保健信息支持，促进和帮助产妇适应母亲角色；②鼓励产妇表达自己的感受；③调动产妇的家庭支持系统，促进其家庭尽快接受孩子出生后新的生活方式；④高度警惕产妇的伤害性行为，注意安全保护，使产妇避免危险因素；⑤重症患者需要请心理医师或到相关医疗机构治疗。

7. 产后健康检查　督促产妇在产后 42 天带孩子一起来医院进行一次全面检查，以了解产妇全身情况，特别是生殖器官的恢复情况及新生儿发育情况。产后健康检查包括全身检查和妇科检查。全身检查主要测血压、脉搏，查血、尿常规等；妇科检查主要了解盆腔内生殖器是否已恢复至非孕状态。

8. 计划生育指导　社区护士指导产妇产后 42 天之内禁止性生活。选择适当的避孕措施，一般哺乳期宜选用工具避孕，未哺乳者可选用药物避孕。

五、围绝经期妇女保健指导

围绝经期是指妇女卵巢功能逐渐衰退到基本消失的过程，表现为绝经，以及伴有一系列生理、心理变化，出现更年期综合征，如心悸、潮热、出汗、易激动、焦虑、失眠、记忆力减退等症状。世界卫生组织将卵巢功能衰退直至绝经后 1 年内的时期称为围绝经期。围绝经期大多数发生在 45~55 岁之间，平均持续 4~5 年，但由于社会、经济、地区的不同，个人身体、婚孕状况的差异，时间略有不同。

（一）常见健康问题

1. 功能失调性子宫出血　出现月经紊乱、出血异常，而全身和内外生殖器官并无器质性病变。

2. 妇科疾患　女性生殖系统肿瘤的发生率升高，妇科肿瘤好发于子宫、卵巢、宫颈等部位。

3. 自主神经功能紊乱症状　潮热、出汗、夜间盗汗等是常见的典型症状，严重时可影响工作、生活和睡眠。

4. 心血管疾患　育龄期妇女冠心病的发生率明显低于男性，但绝经后妇女的雌激素水平下降、血压升高、血脂成分的变化使冠心病发生率增高。

5. 泌尿生殖系统疾患　该期妇女由于阴道黏膜变薄，分泌物减少，常出现性交不适，性交困难。而激素水平下降会导致大约 25%~50% 的妇女出现尿失禁、膀胱炎。

6. 骨质疏松症　由于激素水平下降，骨质丢失量明显增高，使全身性骨量减少，骨脆性增加，容易发生骨折。

7. 心理调适不良　此期大部分妇女开始进入空巢家庭，职业妇女在工作中面临更大压力，以及内分泌出现改变，因此常表现出较多的精神和心理症状。

（二）保健与护理

1. 健康的生活方式指导　①合理安排生活，适度运动，坚持户外活动，进行阳光浴，提高自身抗病能力；保持心情舒畅；加强营养，多食富含钙、维生素 D 和蛋白质的食物，以预防骨质疏松的发生；鼓励妇女学习了解疾病相关知识；②围绝经期妇女由于激素水平下降，生殖器官发生萎缩和组织松弛，宫颈黏液及阴道上皮分泌减少，阴道内酸度降低，易发生阴道炎、子宫脱垂和尿失禁等，因此需保持外阴清洁干燥，可以用 1∶5000 的高锰酸钾溶液坐浴，防止感染，必要时在医生指导下补充外源性雌激素以缓解症状；③鼓励并指导妇女进行缩肛运动，每日 2 次，每次 15 分钟，以预防子宫脱垂和张力性尿失禁发生。

2. 开展妇科疾病普查　围绝经期是阴道炎、宫颈炎、妇科肿瘤等的好发年龄，建议或鼓励妇女每半年或一年进行一次妇科普查，及时发现并治疗妇科疾病。①乳腺癌检查：指导定期对乳房进行自我检查，一般 40 岁以上妇女每年做一次临床检查，50～59 岁妇女每 1～2 年进行一次检查。对未哺乳、乳腺小叶增生、有乳腺癌家族史的妇女应增加检查次数。②宫颈刮片细胞学检查：指导妇女从有性生活开始，每 1～3 年进行一次宫颈脱落细胞涂片检查。宫颈涂片Ⅱ级者，治疗炎症后 3～6 个月随访一次；宫颈涂片Ⅲ级者，复查涂片、宫颈活检。对宫颈糜烂妇女，在进行宫颈刮片检查排除宫颈癌后，可用药物或者物理治疗。③阴道滴虫、霉菌检查：月经干净后 3 日后取阴道分泌物进行滴虫、霉菌检查。滴虫及霉菌性阴道炎妇女应积极治疗，连续 3 次经后复查阴性者为治愈。

3. 激素替代疗法　围绝经期补充雌激素是针对病因的预防性措施，因此做好激素类药物治疗的护理十分重要。社区护士要让患者了解用药目的、药物剂量、用法及可能出现的副作用。对长期使用雌激素治疗者进行监督，遵医嘱及时调节用药以寻求适于个体的最佳用量，以防不良反应发生。

4. 性生活及避孕指导　进行有关性知识的宣传教育、预防性功能衰退，社区护士可指导其保持每月 1～2 次性生活，有助于保持生殖器官的良好状态。但是绝经前期与生育期并没有明显的界限，此期仍有受孕的可能，因此社区护士应做好计划生育指导，指导避孕应持续到停经 1 年以上，宫内节育器于绝经 1 年后取出。

5. 心理指导　做好有关围绝经期保健知识的健康教育，使妇女认识到围绝经期是生命过程中自然生理过渡阶段，做好自身心理调节，适应所面临的各种生理、心理变化。

6. 饮食指导　①膳食搭配科学合理：食用米、面等精细食物时，应注意搭配粗粮；鸡、鸭、鱼、肉、蛋、奶、豆类是蛋白质的主要来源，而摄入含高浓度植物雌激素的植物性蛋白，可在一定程度上改善围绝经期症状；增加含钙成分高的奶制品和海产品，补充钙质，以预防骨质疏松症的发生；食用新鲜蔬菜水果以补充维生素和纤维素；各种食物按比例搭配以发挥营养成分的互补作用；②注意合理的烹调方法：少用油炸，多采用蒸、煮、炖等方法减少营养物质的破坏。注意少量多餐；③围绝经期妇女应限制摄入高脂肪、高胆固醇、高糖食物。

第三节　亚健康人群社区保健与护理

亚健康介于健康与疾病之间，具有不稳定性，易于转化，常因处理得当恢复健康，又可因为疏于调理或处理不当而发展成为疾病。亚健康问题的提出是人类注重健康，未雨绸缪，防患于未然的健康新思维，为预防医学和护理学增添新的研究课题。

一、亚健康的定义

前苏联学者 N. 布赫曼和后来许多学者经过研究与探索，把健康与疾病之间存在的一种非健康也非疾病的中间状态称之为亚健康。所谓亚健康状态，是指无临床特异症状和体征，或出现非特异性主观感觉，而无临床检查证据，但已有潜在发病倾向信息的一种机体结构退化和生理功能减退的低质与心理失衡状态。亚健康状态由五大要素构成：①排除疾病原因的疲劳、虚弱、情绪改变等症状，在相当时期内难以改善；②微生态失衡状态；③某些疾病的病前生理病理学改变；④与年龄不相称的组织结构和生理功能的衰退状态；⑤在生理、心理、社会适应能力和道德上的欠完美状态。亚健康状态具有普遍性、严重性、不为医学所确认的隐匿性和潜伏性，以及既可向疾病发展、又可向健康逆转的双向性和可逆性的特点。

世界卫生组织的一项全球性预测调查表明，全世界总人口中真正健康的人仅占5%，诊断患有疾病的人为20%，而75%的人处于亚健康状态。我国预防医学会的数据表明：目前处于亚健康状态的中国人的比例已上升为75%，女性多于男性，中年人高于青年人，城市的亚健康人明显多于农村，脑力劳动者高于体力劳动者，高级知识分子、企业管理者的亚健康发生在亚健康的人群中高达70%以上，而亚健康保健知识知晓率仅为33%。

二、亚健康的分类

（一）以世界卫生组织（WHO）四位一体的健康新概念为依据分类

按照 WHO 的健康新概念为依据分为躯体亚健康、心理亚健康、社会适应性亚健康、道德亚健康四方面。

（二）按照亚健康概念的构成要素分类

1. 身心上有不适感觉，但又难以确诊的"不定陈述综合征"。

2. 一时难以明确其临床病理意义的"不明原因综合征"。

3. 某些临床检查的临界值状态如血脂、血压、心率等偏高状态和血钙、血钾、血铁等偏低状态。

4. 某些疾病的临床前期表现（疾病前状态）。

5. 某些重病、慢性病已临床治愈进入恢复期，而表现虚弱及不适。

6. 高致病危险因子状态，如过度紧张、吸烟、超重等。

三、亚健康的形成因素

高度紧张、压力、不良生活方式、不良习惯，环境污染及不良精神和心理因素刺激是影响亚健康的重要因素，以下为具体相关因素：

（一）环境因素

自然环境是影响人类健康最重要的因素，环境污染对人体健康的危害常常是慢性、积累性和潜在性的。影响人体健康的环境因素大致分为物理性、化学性和生物性三类。

1. 物理性致病因素　噪音、红外线、电磁波、放射线、工业或医学激光、高热、严寒等。

2．化学性致病因素　环境污染物（汽车尾气、工厂的废水废气）及过量天然物质（臭氧）、化工污染物（苯、汞），农药有机磷、烟酒等刺激。

3．生物学致病因素　细菌、病毒、真菌、寄生虫感染，昆虫或有毒动物咬伤等。

（二）躯体因素

环境变化、职业特点造成的躯体不适、肥胖、消瘦、睡眠不足、缺乏锻炼等。处于内分泌功能波动时期，如青春期、妊娠期、更年期等，或轻微的内分泌功能紊乱等。

（三）营养因素

膳食不平衡，如：营养缺乏或过剩、饥饿或低血糖、微量元素缺乏、维生素缺乏、脱水等。

（四）行为因素

生活不规律或酗酒、吸毒、过量吸烟、药物依赖等不良的生活习惯等。

（五）社会心理因素

1．社会因素　社会习俗、社会动荡、经济危机、宗教信仰、文化传统、失业等。

2．心理因素　生活事件刺激、人际关系紧张、人文环境突然变化、经济压力大、人格缺陷等。

3．身心处于超负荷状态　现代社会生活工作节奏日益加快，竞争日益激烈，身心长期处于超负荷状态，从而造成了机体身心疲劳。

（六）遗传因素

亚健康的发生，主要是由以上后天因素影响所致。除此之外，亚健康还与一些遗传因素相关。如：携带遗传性疾病基因人群发病前状态即为亚健康状态；与先天因素有关的体质较弱人群，因抗病能力低下，极易患病，而常处于亚健康状态。

四、亚健康的临床表现

亚健康的临床表现以主观感受为主，伴随各种行为障碍或自主神经功能紊乱等。症状可以单一出现，也可以同时或交替出现，极少或没有客观体征。主要从以下几方面对亚健康进行评估。

亚健康状态的主要表现有生理、心理和社会适应三方面的改变，临床症状非常复杂多样。生理方面主要表现为疲劳、困倦、乏力、多梦、失眠、头晕、目眩、心悸、容易感冒、月经不调、性功能减退等；心理方面主要表现为抑郁、烦躁、焦虑、忌妒、恐惧、冷漠、孤独、记忆力下降、注意力分散、反应迟钝、精神紧张、情绪低落等；社会适应方面主要表现为工作吃力、学习困难、人际关系、家庭关系不和谐等。

（一）躯体亚健康症状

1．疲乏无力　最常见，其主要表现特点为持续性，常伴随其他症状出现。

2．睡眠生物节律失调　常表现为失眠或嗜睡。失眠多见于精神紧张，嗜睡则多由很多因素引起，即理化因素、生物学致病因素、躯体因素、营养因素、行为因素等。

3．头痛、头晕、胸闷、心悸、气短　是十分常见的躯体症状，常为就医的原因。

4．食欲不振　表现为不思饮食。

5．排泄问题或肢体不适　可有尿频、尿急、小便色黄、稀便，轻微腹泻或有里急后重感，有时可出现轻微腹部不适或腹痛，肢体麻木、酸痛、皮肤瘙痒等。

6．性欲低下　多由个人遭受各种压力而引起，严重者可伴有阳痿、射精困难、早泄、阴冷、达不到性高潮等。

7. 免疫功能低下　经常感冒或有感冒症状、皮肤轻微感染、咽喉不适、口腔黏膜溃疡等。

（二）心理亚健康症状

主要表现为心因性不适和情绪方面的变异，如抑郁寡欢、紧张焦虑、烦躁易怒、思维紊乱、记忆力减退、自卑，以及神经质、冷漠、孤独，甚至产生自杀念头等。

（三）社会适应性亚健康症状

主要表现为对工作、生活、学习等环境难以适应，人际关系难以协调。角色错位、不适应是社会适应性亚健康的集中表现。

（四）道德亚健康症状

主要表现为世界观、人生观和价值观上存在明显的损人害己的偏差，但又不至于触犯法律。

五、亚健康人群的保健与护理

21世纪人类健康保健的目标是提高生活质量和延长寿命。健康、亚健康与疾病处于动态平衡，可以相互转化。亚健康状态如不及时调整，可转化为心血管疾病、肿瘤、代谢性疾病，严重者可致过劳死，如能加强自我保健，建立健康生活方式，可转变成健康状态，因此对"亚健康"的干预是保健、防病的关键，做好亚健康的干预，尤为重要。

（一）宣传教育为主，增强自我保健意识

这是最基本的一种干预方式，而往往又最容易被人忽视。因此，在日常生活中，社区护士加强对健康的宣传教育，促使专业的医学知识科普化，增强群众的自我保健意识，做到早发现、早治疗、早康复，提高生活质量。

（二）心理、运动、饮食指导，纠正不良生活方式

1. 亚健康人的生理调节　亚健康是潜伏在人体内的"隐形杀手"，多与不良生活方式或习惯有关。所以，养成良好的生活习惯和行为是远离"亚健康状态"的生理调节重点。如合理膳食、适当运动与休息、规律生活、节制烟酒等。睡眠占人类生活1/3左右的时间，是获得免疫力的最佳途径，与身体健康密切相关，因此保证睡眠尤为重要。

2. 亚健康人的心理社会调节　亚健康的形成与心理社会因素有密切关系。保持良好的心理状态，培养多方面的兴趣和爱好是走出亚健康的必备条件。

（1）增强心理素质，避免心理应激：心理素质的关键是自我保健意识。因此需客观地认识自己，提高自身心理承受能力和自我调适能力；改善和调整心理状态，消除心理危机，保持愉快稳定情绪；学会正确面对生活、工作、学习过程中所遇到的各种压力，进行自我减压，确定可行的目标；同时，需正确面对竞争，不断学习充实自己，保持竞争实力，以减轻心理压力。

（2）调节不良心态，培养健康心理：做好自我心理调整是健康行为的重要环节。积极保持乐观精神，树立良好的人生观和价值观；要善于发现优点，做到心胸开阔，不为小事计较，养成豁达、乐观、宽以待人、乐于助人的品格；正确处理人际关系，学会控制自己的感情，从而增强自信及对他人、社会的信心；同时采用适当的方式去释放压抑的情绪，学会摆脱痛苦的困境。

（3）专业心理调控,促进心理平衡:可选用暗示疗法、疏导疗法、强化疗法、音乐疗法、自我松弛疗法、娱乐疗法等多种方法,消除紧张焦虑,缓解病态心理,促进身心健康。

3. 预防亚健康"十字方针"

（1）"顺钟",即顺应好生物钟,调整好休息和睡眠。

（2）"平心",即平衡心理、平静心态、平稳情绪。

（3）"减压",即适时缓解过度紧张和压力。

（4）"增免",即通过有氧运动等增强自身免疫力。

（5）"改良",即通过改变不良生活方式和习惯,从源头上阻止亚健康状态发生。

（三）中医药、针灸、推拿等个体化干预

对于已经出现亚健康症状的人群,应进行三级预防。干预方式为:在纠正不良生活方式的基础上,根据个体差异,选择性采用调控法。如中医药调控法,理疗调控法等。

1. 中医药调控法　中医的整体观念和辨证论治在防治亚健康中具有优势,可选用中药汤剂、中成药、药膳、茶饮、药物熏蒸、针灸、推拿等辨证施治调理亚健康。

2. 理疗调控法　即利用光、热、电、磁、声、气体、水等因子作用于机体进行保健调理,如高压电场、干扰电、漂浮疗法、生物反馈疗法、蜡疗等。

病案举例

张女士,45岁,企业高层领导。平时因为工作过于紧张觉得疲劳、乏力。近几年总疑神疑鬼,感觉丈夫有外遇,换件干净的衣服也要被她哭落半天;对下属失去耐心,一点小毛病就忍不住大声呵斥。尤其不能容忍的是睡到半夜,突然起来给远在英国的儿子打电话……丈夫认为她进入更年期,暗示她去医院检查。她接受朋友的建议,到市体质监测指导中心做体质检查。对心肺功能、平衡感、柔韧度、耐力、爆发力、敏捷度等7个方面评价:认为她的体质年龄为53岁,比实际年龄整整大8岁。丈夫担心这样下去,张女士产生疾病,因而请求社区护士的帮助。根据以上资料,社区护士最应做的事情是加强对张女士进行健康的宣传教育,重点是改变和调整不良生活习惯,培养健康的生活方式;平衡心理、平静心态、平稳情绪;适时缓解过度紧张和压力;进行有氧运动;根据医嘱采取适宜的中医药调控、理疗调控。

第四节　老年社区保健与护理

世界卫生组织（WHO）提出老年人的划分标准是发达国家65岁以上、发展中国家60岁以上者为老年人。老龄化社会进行划分:发达国家的标准为65岁以上人口占总人口比例7%以上,发展中国家的标准为60岁以上人口占总人口比例的10%以上。

一、老年人特征

（一）老年人的生理特征

1. 生理性老化　为正常的老化过程,是在人体各组织器官和系统之间保持相对平衡的渐进性老化现象。在老化过程中,老年人体内水分含量降低,基础代谢下降,心、肺、肾、神经、内分泌系统等功能不同程度衰退；须发变白，脱落稀疏；皮肤变薄，皮下脂肪减少；结缔组织弹性降低；骨骼肌萎缩，牙龈组织萎缩，牙齿松动脱落，钙丧失或骨质增生，关节活动不灵活；动作和反应速度均降低，常常出现生活自理能力下降；身高、体重、机体组织器官功能随增龄而减退，代偿适应能力降低，免疫功能下降，因此容易患各种感染性疾病和癌症。

2. 病理性老化 老年人容易在不利因素的作用下诱发疾病。疾病所引发或加速老化的过程，称为病理性老化。

（二）老年人的心理特征

1. 个性心理特征 老年人一般处事沉稳、讲究准确性，具有谨慎、保守、固执和刻板的特征。

2. 感知认知功能变化 由于大脑萎缩和生理功能减退，老年人对外界事物刺激反应迟钝，感觉、知觉、记忆和抽象思维能力逐渐下降，表现为智力水平逐渐下降，近期记忆力减退、思维过程减缓、创新思维能力下降、行动缓慢等。

3. 情感变化 老年人的情感和意志过程随社会地位、生活环境、文化素质的不同而有极大的差异，心理变化还表现出身心变化不同步，表现为：①随着老年人从工作岗位退休及健康状况减退，很多老年人没有很好地适应角色的改变，容易产生老年性抑郁症；②老年人极易产生孤独感，对环境、家庭发生的变化不适应，可常产生焦虑不安、多疑、孤独、空虚，甚至被冷落、被遗弃的心理等；③老年人对子女不放心，出现过分牵挂心理，当得不到晚辈的支持和认同时，容易产生自卑感；④怀旧心理是老年人的普遍心理，他们常常留恋过去的某些日子，留恋家里的旧物品，怀念已故的友人。

（三）老年人患病特征

由于生理功能衰退，致使老年人对体内外异常刺激的反应性、适应性及防御性有不同程度的减弱。因此，老年人患病的临床表现与成人略有不同。

1. 患病率高，患病种类多 由于老年人各器官功能逐步衰退，抵抗力下降，因此患病率高，且在全身甚至在一个脏器内同时存在好几种病种，这种病变的数目通常随年龄增长而增加。调查资料显示，老年人的两周患病率为250‰，慢性患病率为540‰，住院率为61‰，三率均高于其他年龄的人群。

2. 不能全面正确提供病史 老年人由于出现感知方面的功能减退，提供的病史缺乏真实性、可靠性，因此往往不易反映出真实的病情。

3. 临床表现不典型 老年人多患的是慢性病，由于老年人中枢神经系统的退行性改变，感受性下降，常常是疾病发展到严重的程度，也无明显不适，或仅表现为生活规律的变化。

4. 发病急、进展快 老年人各脏器功能减退，应激能力及代偿储备能力均减退，一旦发病，病情可迅速恶化，甚至死亡。

5. 病程长，并发症多 由于老年人起病隐匿，当症状明显时，病情已发展到晚期严重的程度；同时老年人多脏器功能减低，病程长，恢复较慢；老年人机体功能和抵抗力均降低，常在某一疾病的基础上并发其他疾病，如坠积性肺炎、骨质疏松、压疮等，且容易发生水、电解质紊乱及意识障碍，严重的并发症是多器官功能衰竭，常是致死的原因。

6. 对治疗反应差 随着增龄,老年人机体内环境变化使药物在机体内吸收、分布、代谢、排泄及药物反应等方面都发生变化,同样的药物,老年人较青壮年耐受性差,容易出现副作用,治疗效果不佳,另外老年人用药较多,它们之间常相互作用,影响了治疗效果。

7. 身心后遗症发病率高 由于老年人多病性及多脏器病变,精神因素的影响和思维方式的改变,易出现后遗症,给病后身心康复带来极大困难。

二、老年人的健康需求

老年人具有生理、心理、患病的特征,其健康需求应包括如下:

（一）基本需求

1. 营养需求 足够的营养摄取能增强老年人机体的抵抗力,目前倾向于老年人应增加膳食中的蛋白质,特别应在条件允许的情况下给予生物价值高的优质蛋白质,如:瘦肉、蛋、鱼、大豆等,提倡食用植物油和低盐饮食,多食蔬菜、水果等,适当增加富含钙质的食物摄入,注意避免摄入高糖、高脂肪食物。鼓励老年人多饮水,一般每天饮水量在 1500ml 左右为宜,对于稀释血液,降低血液黏稠度,降低血液循环阻力,避免脑血管意外和便秘的发生均有好处。

2. 心理需求 随着增龄,生理功能的下降,以及家庭社会地位的变化,心理需求发生改变。①健康需求:老年人健康需求较成年人明显,常有不同程度的恐老、怕病、惧死等求生心理;②安静和睦需求:老年人一般喜欢安静,怕吵怕乱。尤其希望自己有个和睦的家庭和融洽的环境;③依存需求:老年人生理功能衰退,生活自理能力下降,甚至生活完全不能自理,希望得到亲人关心照顾;④尊敬需求:老年人随着年龄增长,家庭社会地位的变化,渴望得到他人的尊重;⑤支配需求:由于年老后经济地位的变化,老年人掌握家中的支配权可能受到影响,从而造成老年人的苦恼;⑥工作需求:多数老年人退休后尚有工作能力,希望力所能及地从事一些工作;⑦求偶需求:老年人仍存在性需求心理,丧偶后生活寂寞,子女应支持丧偶老年人重择配偶。

3. 运动需求 人到老年,机体运动功能随着年龄的增长逐渐衰退,如长期不活动,新陈代谢就会减弱,组织器官会加速退行性变化,甚至早衰。

4. 安全需求 ①跌倒防护需求:老年人的机体功能随着年龄的增长而衰退,出现感觉器官功能下降,容易发生各种意外,如老年人在站立或行走过程中发生的跌倒,常可引起严重后果;②防止坠床需求:睡眠中翻身幅度较大或身材高大的老年人,尤其意识障碍的老年人容易发生坠床;③防呛防噎需求:在平卧位喂食时或进食过程中说话、看电视、速度过快等易发生呛噎;④用药安全需求:老年人多患有慢性疾病,需经常服用药物。但随着年龄增长,老人的肝肾功能减弱,容易导致药物在体内蓄积,因此,老年人用药安全需特别注意;⑤防止交叉感染需求:老年人免疫力低下,对疾病的抵抗力较弱,特别是患有呼吸道感染或发热的老年患者,尤需防止交叉感染。

（二）经济保障需求

自 2000 年我国步入老龄化国家以来,我国城市社区老年人养老的体制主要有三种情况:①所有的国有企业、集体企业和大部分其他所有制成分的企业都纳入社会养老保险;②大部分的事业、行政单位仍然沿袭原有的退休金制度;③没有正式工作或没有工作的老年人未加入社会健康保险，生活主要依靠退休配偶或由子女抚养。一般来说，由于缺乏经济收入或经济收入下降，使得这类老年人容易产生自卑心理、性情郁闷、易于伤感，因此希望社会福利尽力填补由于社会和经济发展造成的差距，尽快使自己从身体和精神上的困境中解脱出来。

（三）老年保健与老年护理的需求

由于老化、疾病和伤残，降低了活动或独立生活能力；其次，实际经济收入减少，社会地位降低，可能导致情感空虚，出现孤独感、多余感等；每个老人都不仅面临诸多社会问题，如需要生活中的照顾、护理，以及亲情的慰藉和温暖等，而且需要老年保健、老年护理。

三、老年人的社区保健护理

随着我国进入老龄化社会，老年人的健康问题已经引起全社会的普遍关注，老年人的社区保健护理具有重要作用。

（一）老年人社区保健护理目的

现代保健观念认为，长寿并不等于健康。WHO 在 20 世纪 80 年代初就提出，医学研究的目的不仅是延长生命，应给生命以活力。同样，老年保健工作的目的，不是单纯地为了延长生命，而是要延长老年人的有活力的、健康的预期寿命，使老年人保持独立生活能力（无伤残）或改善生活质量，通过终生努力，保持良好的健康状况。在健康的条件下，老年人才有充分的精力实现人生价值，才有益于社会。因此，我国政府强调加强老年人综合保健措施，大力推广社区卫生服务和健康教育。

1．协助预防、诊断、治疗疾病，减轻痛苦。

2．促进康复，减少功能丧失，补偿功能的损害、缺陷。

3．帮助老人在患病和功能缺失状态下适应生活，提高生活自理能力。

4．鼓励和增强老人有利于健康的行为，以维持、增进身心健康。

5．关心老人的心理健康，在老化引起的不幸事件和衰退过程中，给予安慰和支持。

（二）老年人社区保健护理特点

老年人退休以后，社区成为他们生活、活动的基本场所。根据世界发达国家的成功经验，社区卫生服务能为老年人提供方便、经济、及时、优质的保健与护理服务，是应对人口老龄化的行之有效的举措。老年人社区保健和护理工作有以下特点：

1．保健服务的全面性　老年人的健康包含身体、心理、社会、精神、文化等多个层次的健康。

（1）重视身体健康、心理卫生、精神健康、社会适应和生活质量。

（2）重视疾病的预防、治疗、功能康复和健康促进。

（3）面向全体老年人，包括健康、患病、残疾及体弱的高龄老人。

（4）工作场所包括老年人的所有生活、活动场所，如家庭、社区活动场所、养护机构、医院等。

2．照护服务的综合性　老年人照护主要由医护保健、生活照料和家庭劳务构成，保健是其中不可分割的一部分。为了保证这种综合性服务的协调性和整体性，需要医护人员、心理和社会工作者，以及其他辅助人员组成团队，加强合作和共同参与。

3．服务组织的区域性　为了使老年人能够更方便、快捷地获得保健服务，使服务提供者能够更有效地组织保健服务,以一定区域为单位,也就是以社区为单位组织保健服务。

（三）老年人社区护理服务模式

按照社区老年人护理的服务模式,可分为居家养老和机构养老两个基本组成部分。

1. 居家养老 是由家庭及社区对居住在家中的老人提供支持性服务的养老形式。据调查,我国现阶段独居老人已占老年人总数的10%,且随着人口老龄化进展、人口结构改变、家庭规模减小,独居老人比例将上升。独居老人多为高龄、体衰、丧偶者,因此更需要社区给予持续性的支持性服务和全方位的关心。

居家养老的主要优点:一是亲怀难舍;二是经济上的考虑;三是满足老人的独处、自立和维护自己隐私的愿望;四是老人留在自然而熟悉的生活环境中,有利于他们的安全,并且防止丧失原有的日常生活自理能力。居家养老社区护理目标是:使老人得到持续、周到、细致的生活照顾、健康管理和精神、心理上的关心,能使老人最大限度地保持和提高日常生活自理能力,延长独立生活的年限。

2. 机构养老 主要指老年公寓、养老院、日间护理院、临时托老所、临终关怀医院等。

（1）老年公寓:适用于生活能自理的老人,根据老人健康状况,机构提供诸如外出时的交通工具、代为购物、供餐、家居清洁等服务。由于公寓作为养护机构管理,服务更为直接快捷,以便于老人患病时得到及时救治,健康状况衰退、生活不能自理时则转到养老院。

（2）养老院:较大型的养老院通常根据老人的健康状况和所需护理的程度,分为若干个区域,进行分类管理和配备人力。亦有将养老院分为非技术和技术性两类,非技术性是指以日常生活照顾为主的机构,技术性是指通常需要提供医疗、护理、康复服务,这些服务需由专业人员决定、实施或在专业人员监督下进行。

（3）日间护理院:适用于日常生活基本能自理的老人,亦接受轻度认知能力减退的老人。机构不仅提供简单的体格检查、餐饮及照料,给老人以一个安全的环境,而且使老人的主要照顾者能从事其他的工作。

（4）临时托老所:其功能主要是让居家而日常生活需人照料的老人入住一段时间,以使其主要照顾者能稍作休息。

（5）临终关怀医院:临终关怀医院虽非专为老人而设,但患者以老人居多。其设置要求、服务要求、内容与技术养护机构有相似之处。

（四）特殊老年人群社区保健和护理

1. 独居、高龄、丧偶者 研究表明,不少独居老人同时具有的特征为高龄和丧偶。独居老人常常遇到的问题有:生活缺少内容,无人陪伴说话、倾听,因此产生空虚、失落、孤独感;饮食过于简单,导致营养不良;易发生跌倒等意外事故,出现受伤;因行动不便而无法进行户外活动,以及经济困难等。

随着人口老化的进展,独居、高龄、丧偶者增加,社区应采取积极有效干预措施,减少跌倒等意外事故发生,使老人保持较好健康状况和较高生活质量,与他人合住可能是老年人较理想的生活安排,则应尽可能采取合住方式,以延长独立生活时限。

2. 日常生活自理困难者 随着年龄增高和身体衰弱的进展,老人可出现不同程度的日常生活自理困难,故应加强家庭访视。根据自理困难的程度不同,老人需要的帮助从饮食、入浴、排泄等维持基本生活的活动，到整理家居、洗涤、购物、家庭管理、安全保障等方面。对于卧床不起的老人，应指导家属在卧床状态下进行进食、排泄、清洁、康复、预防压疮等护理。

3. 患有慢性病病情不稳定者　应定期随访，加强观察，根据具体情况及时调整治疗和护理方案。

4. 老年精神障碍者　主要是痴呆患者，包括血管性痴呆和老年痴呆。痴呆的发病率随年龄逐渐增高。随着病情的加重，患者失去生活自理能力，常伴有营养障碍，应给予更多的医疗护理服务和生活照料。

（五）老年人的社区健康保健护理措施

1. 建立健全各类老年医疗保健体系　有条件的大城市设立老年病门诊或老年病专科医院、老年人护理院或老年医疗康复中心。地（市）、县（市）医院设老年门诊或老年病专科门诊，街道和乡镇老年病门诊或老年医疗站。广泛建立老年家庭病床，送医上门。社区医生、护士需与社区卫生相关部门通力协作，建立健全老年社区保健网，涉及卫生部门、行政机构老龄委员会及从中央到各级地方的老龄工作办事机构和负责管理社区老年人福利事业的机构，社区医务人员应协助政府部门制定良好的养老政策和措施。

2. 促进社区老年人自我护理　根据老年人生理心理特点和经济、文化等状况，坚持鼓励性、说服性、可操作性原则，对老年人进行健康教育，指导老年人进行自我健康保健护理，掌握常用自我护理技能和方法，注意患病的早期征象和危险信号，教会老年人使用急救药品和器械，以便得到及时治疗和护理等。采取以下方法：

（1）自我观察：社区护士应教会老人学会用视、听、嗅、触的方法了解自身健康状况，及时发现异常，并针对性的指导其自我护理。

（2）自我判断：根据自我观察进行必要的记录，重视偶发的异常症状或体征，主动咨询寻求帮助，以免延误诊断治疗。

（3）预防自理缺陷：在强调老年人自我的前提下，保健的宗旨应是协助和维持其自理能力，防止因废用加速老化导致生活上的依赖最终造成残障。通过健康教育与指导，让老年人认识到日常生活中满足自理活动的需要是有价值的社会活动，从而自觉、自愿地在生活中克服和预防自理缺陷。社区护士应随时注意正确引导，恰当安排各种活动，并注重家庭和社会的支持，提供有益老人健康的生活环境以满足现在或将来的自理需求。

3. 开展社区老年人的保健指导

（1）娱乐与运动：科学地进行娱乐和健康活动有利于延缓老人衰老，丰富精神生活。适宜老年人的健身项目有：跳舞、唱歌、慢跑、散步、游泳、体操、太极拳、气功等；卧床的老年人可在床上做肢体屈伸、翻身、梳头、洗脸等活动，争取坐起、下床、辅助行走。适合老年人运动的场地有公园、树林、操场、疗养院等，这些地方空气清新，环境优美，也相对安全。老人应根据自身情况合理安排运动时间，刚开始运动时时间不宜过长，以后可每天活动1~2次，每次半小时左右。空腹及饱餐后不宜立即运动，运动量不易过大，注意病情和天气的变化。加强老人自我运动强度监测，运动时的最大心率可反映机体的最大摄氧量，摄氧量又是机体对运动负荷耐受的一个指标，运动后最适宜心率（次／分）＝170－年龄，身体健康者可用180作减数，监测时应结合自我感觉综合判断如运动结束后 3 分钟内心率恢复到运动前水平，表明运动量较小；在 3～5 分钟内恢复到运动前水平，表明运动量适宜；在 10 分钟以上才恢复者，表明运动量过大；如果运动中出现严重的胸闷、心绞痛、心律失常，应立即停止运动，及时治疗。

（2）休息与睡眠：老年人在一天中应适当安排休息时间，从事某种活动时间不可太长，注意经常变换体位，变换体位时要防止直立性低血压或跌倒的发生，如早晨起床时，应先在床上静眼几分钟，再慢慢坐起，稍等片刻后再慢慢站起。由于大脑皮质调节功能减退，睡眠质量下降，部分老年人为补充睡眠，日间睡眠时间过多，导致头晕目胀、食欲下降、四肢无力等症状，且晚上又难以入睡。社区护士应在尊重老年人睡眠习惯的基础上，顺应四时季节变化，逐步调整老年人睡眠习惯。

（3）安全与防护：老年人由于各系统功能退化、平衡失调、感觉减退等，常发生一些意外事故，最常见的事故有跌倒、呛噎、坠床、服错药等，给老年人身心带来很大伤害，也给家庭增加经济负担，因此，社区护士应注意采取必要措施保证老年人安全：

1）预防跌倒：老年人居住的环境应有充足的光线，夜间室内应有照明，尤其是在卧室与卫生间之间；居室布局应合理，无障碍物，家具的选择与摆设应着重于老年人的使用方便和安全舒适；穿着合体，老年人衣裤不宜过长，鞋不宜过大，平时尽量不穿拖鞋；地面平整防滑，各居室间尽量不设门槛，盥洗室应安装坐便器和把手；外出时尽量避免高峰期，并鼓励老年人穿戴颜色鲜艳，减少意外伤害；老年人变换体位时不宜过快，行动不便者，应有人搀扶或使用拐杖。

2）预防呛噎：老年人进食时体位应合适，尽量采取坐位或半卧位；进食速度宜慢，宜小口进食；进食时应集中注意力，不要说笑或看电视。

3）预防坠床：睡眠中喜爱翻身，翻身幅度大或身材高大的老年人应尽量选用宽大舒适的床具，必要时于床旁安放椅子加以挡护。夜间应留置光线柔和的长明灯，意识障碍的老年人应请专人陪护且加用床档。

4）服药安全：老年人由于肝肾功能减退，药物代谢缓慢，排泄延迟，血液中药物浓度增高，容易蓄积中毒，因此老年人用药应注意遵医嘱用药，不能自行购买服药，用药种类宜少；服药时应按时按量，必要时请家属监督正确服药，服药时避免卧位，温水送服，送服后尽量多饮几口水，防止药片黏附食管壁；长期服药者，要坚持服用，并注意观察不良反应，如有不良反应，应及时就医。

（4）进行健康体检：社区护士应根据本地老年人的特点，鼓励老年人定期进行各种常规健康体检，以便早发现、早诊断和早治疗。对于 65 岁以上老年人定期测量体重；每年进行全面健康体检 1 次以上，包括检查血糖、血脂、血压、肝肾功能、三大常规（血液、尿液、粪便），进行牙科检查、听力测量、肺部透视、心电图、腹部 B 型超声检查等，以便发现老年人的常见疾病，及早就医，得到较好的医疗机会和治疗护理效果。

（5）建立老年人健康档案：完整的老年人健康档案包括个人健康档案、家庭健康档案、社区健康档案。建立老年人健康档案可以掌握老年人和社区资源的基本情况，为制定社区健康保障计划提供依据。

（6）开展老年生命质量评价：包括生理、心理和社会功能各方面的综合评价，老年生命质量评价是以评价结果为指标，进一步评价社区保健服务的质量，从而达到主动服务、适宜服务、预防为主、避免浪费、提高效率的社会保障服务宗旨。

知识链接

国外社区老年人保健措施

（一）美国老年人保健措施

1. 居家的体弱老年人和高龄老年人 ①提供家政服务及家庭保健；②提供送饭上门；③采取定期探望；④采取电话确认；⑤设有紧急呼救系统等。

2. 健康老年人 ①提供交通和陪伴服务；②设置老年食堂；③提供法律服务；④提供就业服务。

（二）日本老年人保健措施

1. 健康老年人 ①建立生机勃勃的推进中心；②建立"银色人才"中心；③提供专用"银色交通工具"。

2. 独居与虚弱的老年人 ①建立完善的急救情报系统；②建立市镇村老年人福利。

3. 长期卧床老年人 ①设置老年人服务总站；②建立家庭护理支持中心；③建立家政服务中心；④设置家庭护理中心；⑤设置福利器械综合中心。

4. 痴呆老年人 ①设置痴呆老年人日间护理站；②建立痴呆老年人小组之家；③建立痴呆老年人综合护理联合体系。

（毛羽佳）

 复习思考题

1. 简述社区儿童各年龄阶段护理及保健指导。
2. 简述妇女不同时期相应的护理保健措施。
3. 简述亚健康人群的保健与护理措施。
4. 简述老年人社区健康保健护理措施。

扫一扫
测一测

课件
09章PPT

扫一扫
知重点

第九章

社区残疾人和精神障碍者的康复护理

 学习要点

　　残疾人、精神障碍、康复护理、社区康复护理的概念，康复训练方法，残疾人康复措施，精神障碍者康复护理措施。

第一节　社区残疾人康复护理

　　社区康复是在社区层次上采取实用、易行、受益广的康复内容，使病、伤、残者在自己的生活区域内获得全面康复服务。大力开展社区残疾人康复护理，应用康复护理方法和技能，帮助患者预防、改善或恢复已丧失或削弱的躯体功能、心理功能及社会功能，减少和防止残疾对患者健康、日常生活和社会参与的影响，增强生活自理能力，促进他们适应社会生活，达到身、心、社会功能的全面恢复，提高生活质量，是社区康复护理管理的重要内容。目前我国已提出将残疾人康复纳入基本公共服务，实施精准康复，进一步完善康复服务体系；制定实施国家残疾预防行动计划，增强全社会残疾预防意识，开展全人群，全生命周期残疾预防，有效控制残疾的发生和发展，着力维护残疾人的健康。

一、概述

（一）相关概念

　　1. 残疾人　是指生理、心理、人体结构和组织功能的异常或丧失，使得部分或全部失去以正常方式从事个人或社会生活能力的人。包括视力残疾、听力残疾、语言残疾、肢体残疾、智力残疾、精神残疾及多重残疾和其他残疾。

　　2. 康复　指综合协调地应用各种措施，最大限度地恢复和发展病、伤、残者的身体、心理、社会、职业、娱乐、教育和周围环境相适应方面的潜能，以减少病、伤、残者身体、心理和社会的障碍，使其重返社会，提高生活质量。康复范围包括医疗康复、康复工程、教育康复、社会康复和职业康复。

　　3. 康复护理　在康复实施过程中，围绕全面康复目标，密切配合其他康复工作人员的活动，对伤、残者等康复对象进行的基础护理及各种专门的功能训练。

166

4．社区康复　是社会发展计划中的一项康复策略，其目的是使所有残疾人享有康复服务、实现机会均等、充分参与的目标。社区康复的实施要依靠残疾人、残疾人亲友、残疾人所在的社区及卫生、教育、劳动就业、社会保障等相关部门的共同努力。

5．社区康复护理　是指在社区康复过程中，围绕全面康复的目标，针对病、伤、残者的整体进行康复指导和护理，与其他康复专业人员密切配合，减少残疾对个人的影响，使其达到最佳功能状态，重返社会，提高生活质量。

（二）残疾分类

世界卫生组织按残疾的性质、程度和影响，把残疾分为以下3类。

1．残损或病损　指身体结构和（或）功能有一定缺损，使生理、心理、智力活动受到不同程度的影响，但个人生活仍能自理。其影响在组织器官水平上。

2．残疾或失能　指身体结构和（或）功能有严重缺损，造成生理、心理、智力活动的明显障碍，以致于不能在正常范围内以正常方式独立进行日常生活活动。其影响在个人水平上。

3．残障　指由于病损和失能严重，不但个人生活不能自理，而且影响到不能正常参加社会生活、学习和工作。其影响在社会水平上。

二、社区残疾人康复护理程序

社区残疾人康复护理是动员和利用社区、家庭和个人的资源，通过居家护理的方式，采用护理程序的方法对社区残疾人进行护理的过程。与一般护理程序相同，康复护理程序也分为五个基本步骤：评估、诊断、计划、实施、评价。它是一个持续的、循环的和动态变化的过程。具有系统性、动态性、人际互动性、目标指向性，以及普遍适用性的特征。

（一）评估

康复护理评估是指有目的地、系统地收集康复护理对象的资料。此步骤在康复护理程序中很关键，是顺利进行康复护理工作的基础和制定护理计划的重要依据。

1．社区评估　进行社区概况调查及社区残疾人普查，分析残疾原因，针对残疾发生的预防措施、残疾人功能改善、残疾儿童受教育、残疾人职业康复就业情况等进行评估。

2．个人评估　询问病史，包括现病史、既往史、发育史、心理行为史、家庭和社会生活史。重点询问功能障碍发生的时间、原因、发展过程，对日常生活活动、工作、学习、社会活动的影响，以及治疗和适应情况。体格检查，重点在于残疾有关的肢体及器官系统的检查。评估残疾者功能状况及残存的能力，以及患者的转移能力、平衡能力、日常生活能力、心理状态、语言能力、职业能力、社会生活能力等。

3．家庭评估　评估残疾者的家庭类型、家庭结构、家庭功能的相关资料。

（二）诊断

是对残疾人个人、家庭或社区现存和潜在的康复问题的护理判断，是为达到预期康复结果选择护理措施的基础，并力求对残疾人、家庭及康复成员均有指导作用。与残疾相关的护理诊断：

1．语言沟通障碍　与大脑功能障碍有关。

2．躯体移动障碍　与肢体功能障碍有关。

3．生活自理缺陷　与肢体功能障碍有关。

4．个人或社区应对无效　与精神障碍有关。

5．精神困扰　与残疾引起的心理障碍有关。

6．自我形象紊乱、自尊紊乱等　与心理障碍有关。

7．感知的改变（特定的视、听、运动觉等）　与大脑脊髓中枢功能受损有关。

8．社交障碍　与残疾引起的心理、肢体功能障碍有关。

9．有皮肤完整性受损的危险　与长期卧床或坐轮椅致皮肤长期受压有关。

10．有废用综合征的危险　与肢体功能障碍导致长期不活动有关。

（三）计划

制定残疾人康复护理计划就是确定残疾人康复护理目标和拟定康复护理措施。康复护理目标包括长期目标和短期目标。康复护理目标应由残疾者、家庭、护士和其他康复成员一起制订。根据残疾者轻重缓急、功能康复特征及康复护理诊断提出的问题确定相应的康复护理目标，制定相应康复护理措施。残疾人康复护理计划应包括对家属的康复教育，指导家属照顾患者，训练家属执行康复活动和如何处理危机等。康复护理目标：

1．能进行自我心理调节，身心功能、职业功能得到改善，在某种意义上像正常人一样积极地生活。

2．能在康复小组的指导下，按康复计划进行训练。

3．通过训练，能正确使用辅助器具，生活基本能自理，无继发性残疾的发生。

4．对残疾严重的患者，在不能达到上述目标的情况下，增进自理程度，保持现有的功能或延缓功能衰退，提高生活质量。

（四）实施

1．指导残疾人家庭进行居住环境改造，以便于残疾人生活和功能促进。

知识链接

家庭环境改善

房门、过道需足够宽，以便步行器或轮椅顺利通过。房间门避免开向过道，过道光线应充足，避免使用直射光线。门的设计应便于开、关，使用长型门把，可用折叠门或推拉门，不设门槛。避免使用上蜡或滑地板，地板上不用散在地毯。厨房要有足够空间，供轮椅或助行器转向，厨具放置利于取用，橱柜和洗涤槽的高度应适合患者使用，为了操作舒适和方便坐轮椅者使用，洗涤槽高度不应超过 0.85m。浴缸旁应安装扶手，并配置带扶手的坐式马桶。卧室布置应整洁、简单适用，床两边保持 0.9m 宽的空间，以利轮椅靠近。

2．给予心理疏导及支持，帮助残疾人树立信心，鼓励参与康复训练，积极参与家庭及社会活动。

3．加强家庭和社区的支持，协调社区有关部门及家庭成员在心理上和经济上给予关心、支持和照顾，使其逐渐适应残疾后的家庭及社会生活。

4．对残疾者、家属及社区人群进行预防残疾、康复知识的宣传教育，以降低残疾的发生率。

5.指导残疾人恢复和改善日常生活活动能力,进行职业能力的再训练。

日常生活活动是指人们在每日生活中,为了照顾自己的衣、食、住、行,保持个人卫生整洁和独立地在社区中生活所必须进行的一系列基本活动。日常生活活动能力是一种综合能力,它是个人独立的基础,也是一个人履行角色任务的准备性活动。病、伤、残者由于功能障碍,往往部分或全部失去日常生活活动能力。日常生活活动能力训练的目的,是要帮助病、伤、残者维持、促进和恢复自理能力,以改善健康状况和生活质量,使残疾者在家庭和社会中能够不依赖或少依赖他人而完成各项功能活动。常用日常生活活动训练的康复护理技术:

(1)体位及体位转换

1)体位:①仰卧位:枕头高度适宜,以胸椎不出现屈曲为宜,患侧肩关节下方垫一软枕,将伸展的上肢置于枕上,前臂旋后,掌心向上,手指应尽量张开,各上肢关节处于伸展位。在患侧臀部及大腿外侧垫枕,使骨盆前伸,防止患腿外旋,膝关节呈轻度屈曲位,踝关节呈90°。②健侧卧位:健侧在下,患侧在上。患侧上肢下垫一个枕头,使患侧肩部前伸,肘关节伸展,前臂旋前,腕关节背伸。患侧骨盆旋前,髋、膝关节呈自然半屈曲位,置于枕上。踝关节呈90°外翻位。健侧下肢平放在床上,轻度伸髋,稍屈膝。背部放软枕,身体放松,以支撑身体。③患侧卧位:患侧在下,健侧在上。患侧上肢前伸,肩部向前,肘关节伸展,手指张开,掌心向上,健侧上肢可放置于躯干上。患侧髋关节微后伸,膝关节稍屈曲,踝关节呈90°外翻位。健侧下肢髋、膝关节均屈曲,下面垫软枕。患侧卧位是最有意义的体位,由于患侧卧位增加了对患侧的知觉刺激输入,并使整个患侧被拉长,从而减少痉挛,同时利于健手的活动。④俯卧位:患者俯卧,两臂屈曲放于头的两侧,两腿伸直;胸下、髋部及踝部各放一软枕,头偏向一侧。髋关节可充分伸展,并减轻身体后部骨突起处易损组织的压力,但需要在心肺功能许可的条件下采取的卧位。⑤坐位:当病情允许应鼓励患者及早坐起或进入轮椅之前进行抬高床头训练。长期卧床者训练坐起的早期,可能有直立性低血压发生,如头晕、面色苍白、虚弱、视力模糊等。训练步骤:抬高床头—半坐位—坐位—轮椅。抬高床头30°,坐位耐受1.5小时后,可逐步抬高床头,每日抬高5°,逐步过渡到坐位与轮椅。因此应先从半卧位开始,逐渐加大角度,延长坐位时间,可预防各种并发症,尤其是直立性低血压。⑥立位:当下肢肌力允许时,可行站立训练,站立时注意保护患者防止意外。偏瘫患者站立时,首先将身体重心放在健肢上,两脚稍分开,站稳后再试将重心移向患肢,做轮流负重训练。

2)体位转换:①床上翻身:仰卧向健侧翻身,先双手十字交叉(患手拇指放在健手拇指的上方),双手对握,伸肘,再将健腿插入患腿的下方,在身体旋转的同时,用健腿搬动患腿,翻向健侧。仰卧向患侧翻身,同前方法握手伸肘,然后摆向健侧,再反方向摆向患侧,借助摆动的惯性可翻向患侧。如患者完成有困难,护理人员可一手放在患者肩部,一手放在其臀部,协助其翻身;②仰卧位到床边坐位:患者先翻身至健侧卧位,健足置于患足下,利用健侧下肢抬起患肢移向床边。以健侧肘关节为支撑点,抬头,以臀部为轴坐起,即可完成从仰卧位到床边坐位;③从坐位到站立位:患者坐于床边,双足平放于地面,身体前倾,将重心前移至双下肢,当患者双肩前移超过双足时,鼓励患者双腿同时用力,膝关节伸展,完成起立动作。护理人员要面向患者前方站立,将患者双上肢搭在自己肩上,护理人员用双手扶住患者的腰部,给予协助,同时要自己的膝部抵住患者的膝部，以利于站立。

（2）移动训练

1）轮椅训练：①从床到轮椅：将轮椅置于患者的健侧，与床呈30°～45°，轮椅面向床尾，刹住车闸，将脚踏板移向一边。以健手撑起身体，将身体重心放在健腿上站立，健手放在轮椅的远侧扶手上，以健腿为轴心旋转身体坐在轮椅上，调整位置。将脚踏板恢复到原来的位置，用健足抬起患足，健手将患腿放到脚踏板上。松开车闸，轮椅后退离床；②从轮椅到床：轮椅朝向床头，刹住车闸，将脚踏板移向一边。躯干向前倾斜，并向下撑而移到轮椅的边缘，双足下垂，使健足稍后于患足。抓住床扶手，身体前移，用健侧上、下肢支撑体重而站立。转身坐到床边，推开轮椅，将双足收回到床上。

2）扶持行走训练：护理人员站在患侧，一手握住患者患手，掌心向前，使其拇指在上，另一手从患者腋下穿出置于患者胸前，伸直手腕，分开五指，手背靠在胸前处，与患者一起缓慢向前走。

3）拐杖行走训练：①单拐行走：健侧臂持杖，行走时拐杖与患侧下肢同时向前，继之健侧下肢和另一臂摆动向前，或将健侧臂前移，然后移患腿，再移健腿，或反之也可，可由患者自行选择；②双拐行走：两拐杖置于两腿前方，向前行走时，提起双拐置于正前方，将体重重心置于双拐上，用腰部力量摆动向前。

知识链接

拐杖长度的确定

根据不同类型患者的需要，拐杖分为手杖、臂杖和腋杖三种基本类型，其中手杖又有单脚和多脚之分。手杖合适长度为：让患者穿上鞋或下肢矫形器站立，肘关节屈曲30°，腕关节背伸，小趾前外侧15cm处至背伸手掌面的距离即为手杖的长度。手杖长度的选择需符合以下原则：肘部在负重时能稍微弯曲，手柄适于抓握，弯曲部与髋部同高，手握手柄时感觉舒适。腋杖合适长度的简易计算方法为：使用者身高减去41cm。使用时，使用者双肩放松，身体挺直站立，腋窝与拐杖顶垫间相距约2～3cm，拐杖底端应侧离足跟15～20cm。握紧把手时，手肘应可以弯曲。

4）独立行走训练：患者在进行独立行走前，先在平衡杠内练习健肢与患肢交替站立和行走，矫正步态、改善行走姿势等练习。患者先保持立位平衡状态，行走时一脚迈出，身体倾斜，重心转移到对侧下肢，两脚交替迈出，整个身体前进。

5）上下楼梯训练：当患者能够较顺利和平稳地完成平地行走、上下坡行走后，即应开始进行上下楼梯训练。按以健足先上、患足先下，先两足一阶、再一足一阶的原则。

（3）饮食动作训练：选择密度均匀、有适当黏性、不易松散且通过口腔时容易变形、不在黏膜上残留的食物，如蛋羹。将患者身体靠近餐桌，患侧上肢放在桌子上，将食物及餐具放在便于取放的位置，必要时将碗盘用吸盘固定在餐桌上，用健手握持筷子或勺，把筷子或勺放入碗内，用筷子或勺取适量食物，送进口中，咀嚼吞咽食物。帮助患者用健手把食物放在患手中，再用患手将食物放入口中，以训练健、患手功能的转换。当患侧上肢恢复一定主动运动时，可用患手进食。丧失抓握能力、协调性差或关节活动受限者，可将食具改良，如使用加长加粗的叉、勺，或将叉、勺用活套固定于手上。

（4）穿脱衣服训练：基本方法是先穿患侧、再穿健侧，先脱健侧、再脱患侧。

1）穿、脱上衣：穿衣时应用健手找到衣领，将衣领朝前平铺在双膝上，将患侧袖子垂直与双腿之间，患手伸入袖内，将衣领拉到肩上。健侧手转到身后，将另一侧衣袖拉到健侧斜上方，穿入健侧上肢，系好扣子。脱衣时将患侧脱至肩下，拉健侧衣领到肩下，两侧自然下滑，甩出健侧手，再脱患侧手。

2）穿、脱裤子：穿裤子时应将患腿屈膝放于健腿上，套上裤腿，拉至膝以上，放下患腿，健腿穿裤腿，拉至膝以上，站起向上至腰部，整理。脱裤子时与上面动作相反，先脱健侧，再脱患侧。

3）穿、脱袜子和鞋：穿袜子和鞋时患者双手交叉，将患侧腿抬起置于健侧腿上，用健手为患足穿袜子或鞋，将患侧下肢放回原地，全脚掌着地，重心转移至患侧，再将健侧下肢放在患侧下肢上方，穿好健侧的袜子或鞋。脱袜子和鞋顺序相反。

（5）个人卫生动作训练：个人卫生训练指导包括洗手、洗脸、拧毛巾、刷牙、梳头、刮胡子、剪指甲、沐浴等。

1）洗手、洗脸：把脸盆放在患者前方中间，用健手洗脸、洗手。洗健手时，需将脸盆固定住，患手贴在脸盆边放置（或将毛巾固定在水池边缘），擦过香皂后，健手在患手上搓洗。拧毛巾时，可将毛巾绕在水龙头上或将毛巾绕在患侧手臂上，用健手拧干。

2）刷牙：可把牙膏夹在两腿之间用健手将盖旋开，挤出牙膏，刷牙的动作由健手完成。

3）剪指甲：用患手剪健侧指甲时很困难，可将大号指甲剪固定在小木板上，利用患手掌或肘部按压指甲剪即可完成此项训练。

4）沐浴：用健手持毛巾擦洗或用长柄的海绵浴刷擦洗背部和身体的远端。

5）排便、入厕：卧床患者练习腰部桥式运动，用双脚支撑抬高腰部，将便器从臀下放入、取出，卫生纸缠绕手上自行使用。从轮椅入厕者，将轮椅从侧方靠近坐便器，刹住车闸，竖起脚踏板，身体前移至轮椅前缘，健侧靠近扶手站起，转身到坐便器前缘，健手解开裤带，顺势把裤子褪到大腿中部，然后坐在坐便器上，便后清洁时，臀部与手呈相反方向移动，有利于擦拭，用手拉裤子后站起整理。再按上述相反的动作坐到轮椅上返回。

（五）评价

康复护理评价是将残疾人的康复状况与护理计划中预定的目标进行比较并做出判断的过程，是康复护理程序的最后阶段，是通过康复护理计划的实施，是否有效地促进达到预期的目标，即系统地比较残疾人的康复状况与实施各种康复护理后的结果，测量护理行为是否恰当，是否达到预期的目标。评价的目的在于检验存在的问题是否得到改进，帮助再次发现问题，引出其他护理诊断，使护理活动持续进行。

第二节　社区精神障碍患者的康复护理

精神障碍是一类严重威胁人类健康的疾病，精神障碍带来严重的家庭和社会负担。近年来，随着经济发展和社会转型，精神卫生工作涉及面越来越广，敏感度越来越高,精神心理问题与社会安全稳定、公众幸福感受等问题交织叠加等特点日益凸显。目前我国精神卫生服务资源严重短缺且分布不均,现有精神卫生服务能力远远不能满足人民群众的健康需求,与国家经济建设和社会管理的需要有较大差距。在社区中开展精神障碍患者的康复护理,对预防疾病复发,提高自我护理能力,使精神障碍患者恢复正常的工作、学习和生活,回归社会具有积极的作用。

一、概述

(一)相关概念

1. 精神障碍 又称为精神疾病,是指在各种因素(包括生物的、心理的、社会环境的)作用下造成大脑功能失调,出现感知、思维、情感、意志行为、智力等心理过程的异常,其严重程度达到需要用医学方法进行干预的一类疾病。人们通常所称精神病是精神障碍中的一部分,指重型精神障碍,即特指具有幻觉、妄想及明显的精神运动性兴奋或抑制等"精神病性症状"的精神障碍,最典型的精神病是精神分裂症和重度心境障碍。

2. 精神残疾 指精神病患者病情持续一年以上未痊愈,影响其社交能力和在家庭、社会应尽职能上出现不同程度的紊乱和障碍。

3. 社区精神卫生服务 社区精神医学是精神医学的一门新兴学科,而社区精神医学的工作又称为"社区精神卫生服务",它是以社区为服务单元,以社区居民为工作对象,针对社区群众的特点,开展一系列组织性与系统性的心理卫生服务,利用精神医学、心理学、社会学等多方面知识,为社区群体和需要人群提供多元化、人性化的心理卫生服务。开展社区精神卫生服务的目的是充分利用社区资源,满足社区心理、精神卫生服务需求,协助社区群众解决生活等问题,增进心理健康和精神疾病的防治和康复。

(二)精神与行为障碍分类

世界卫生组织《精神与行为障碍分类(ICD-10)》将精神障碍分为 10 大类 72 小类,近 400 种疾病,包括严重精神障碍和常见精神障碍。我国目前将精神分裂症、偏执性精神病、分裂情感性障碍、双相情感障碍、癫痫所致精神障碍和精神发育迟滞伴发精神障碍 6 种疾病列为严重精神障碍进行管理。常见精神障碍包括抑郁症、焦虑症、强迫症,以及酒精和药物依赖等。

(三)国外社区精神卫生服务的发展

社区精神卫生服务是在 20 世纪 50 年代发展起来的。现代社区精神医学的形成,有人提出主要源于美国。美国早在 1946 年就颁布了国家级的《美国国家精神立法法案》,通过立法及政府投资促进了全国精神卫生工作的开展,在全美各州建立精神病诊治的社区基地,宣传并培训精神卫生服务人员。1948 年美国第一家社区精神卫生中心成立。随着 20 世纪 50 年代抗精神病药物的发现及精神科非住院化运动的兴起,使众多的精神疾病患者从封闭式管理走进了社区,就近接受各种医疗照顾,促进了社区精神卫生服务的发展。在 20 世纪 60 年代中期美国国会又通过了"社区精神卫生中心法案",并规定在全美范围内遍设精神卫生服务网点,开展社区精神疾病的防治工作。从此,这一新兴的院外精神科工作逐渐被人们称之为"社区精神卫生服务"或"社区精神医学"。由于政府的干预,精神病院床位数从 1955 年的 55.8 万张降到 1980 年的 13.8 万张,社区精神卫生中心及其他院外服务形式则迅猛发展,1985 年全美已有社区精神卫生中心约 750 个。

英国也是开展社区精神卫生工作较早的国家之一。其主张在社区中照料精神疾病患者而不是将他们隔离起来,并提出了在综合医院开设精神科。由于社区精神卫生的开展,英国精神科床位数由 1964 年的 15.2 万张减到 1981 年的 7.6 万张,而有 160 个综合性的医院设立了精神科。精神疾病患者住院时间大大缩短,并建立了大量的康复服务机构,社区中建立了供精神疾病患者居住的寓所治疗中心,这类中心如日间医院、公疗中心、职疗中心、福利工厂等,使众多精神疾病患者重新整合于社会之中。

（四）国内社区精神卫生服务的发展

我国在 1958 年全国第一次精神病防治工作会议上提出了"积极防治、就地管理、重点收治、开放治疗"的工作方针,把社区精神卫生服务列为了工作重点之一。到 20 世纪 60 年代,逐步建立起精神病防治的工疗站、看护小组、日间治疗站等基层社区组织。至 20 世纪 70 年代,在城市和农村建立精神病三级防治网,成立了一些社区精神病防治机构。1986 年全国第二次精神卫生工作会议召开以后,社区精神卫生工作得到了进一步的发展。1990 年 12 月 28 日全国人大常委会通过的我国第一部"残疾人保障法",要求全面保障残疾人的权利,应方便他们平等参与各项社会活动。1991 年 12 月国务院批转了"中国残疾人事业八五计划纲要"。1992 年国家卫生、民政、公安部及中国残联联合颁布了全国精神病社区防治康复工作"八五"实施方案,首先在 64 个市县试点区开展,覆盖近 7000 万人口,取得显著效果。试点区内的 45 万名重型精神病患者的监护率达到 90%,显好率达 60%,肇事率下降 8%,社会参与率达到 50%。根据 1996 年国务院批转的"中国残疾人九五计划纲要的要求",在覆盖 2 亿人口、200 余万精神病患者的市县,实施了对 120 万名重型精神病患者进行社会化、开放式、综合性的康复工作,在部分地区形成了若干具有国际影响的社区服务模式,如"上海模式""海淀模式""烟台模式"等,收到良好的效果。

在 2005 年第 13 个世界精神卫生日,我国确定新时期精神卫生工作的重点人群为儿童、青少年、妇女、老年和受灾人群,重点防治的精神疾病为精神分裂症、抑郁症和老年痴呆。政府于 2005 年 9 月发布了《关于进一步加强精神卫生工作的指导意见》,提出建立"政府领导、部门合作、社会参与"的工作机制,建立健全精神卫生服务网络,把防治工作重点逐步转移到社区和基层,加强重点精神疾病的治疗与康复,突出重点人群的心理行为问题干预。2008 年 1 月 15 日,卫生部等 17 个部门印发了《全国精神卫生工作体系发展指导纲要(2008 年—2015 年)》,提出按照"预防为主、防治结合、重点干预、广泛覆盖、依法管理"的原则,建立与"政府领导、部门合作、社会参与"工作机制相适应的精神卫生工作体系。坚持发展全面的精神疾病社区康复服务模式,健全完善社区康复机构。将精神疾病社区管理、心理健康指导工作纳入社区卫生服务机构、农村医疗卫生机构的公共卫生服务内容,加强精神疾病和心理行为问题的社区预防、医疗康复和管理工作。《全国精神卫生工作规划(2015—2020 年)》指出截至 2014 年底,全国已登记在册严重精神障碍患者 430 万人,其中 73.2% 的患者接受了基层医疗卫生机构提供的随访管理及康复指导服务,但精神障碍社区康复体系尚未建立。并提出到 2020 年的具体建设目标,包括基层医疗卫生机构普遍配备专职或兼职精神卫生防治人员,70% 以上的县(市、区)设有精神障碍社区康复机构。

二、社区精神障碍患者的康复护理

（一）目的

1. 预防精神残疾的发生，早期发现患者并及时充分的治疗，结合全面康复措施，达到最好的治疗效果，使患者达到治愈和缓解，巩固疗效，防止复发及精神残疾的发生。

2. 尽量减轻精神残疾程度，对难治愈的患者，要尽可能防止精神衰退。对已出现精神残疾的患者，应设法逐步恢复生活自理能力，减轻精神残疾程度。

3. 提高精神残疾患者的社会适应能力，恢复劳动能力，通过康复训练改变患者的精神活动，最大限度地恢复适应社会生活能力，使患者具有代偿性生活和工作技能，使其尚存的能力得以充分发挥。

知识链接

精神障碍患者的刑事法律问题

精神障碍患者与犯罪的关系至今尚无一致的认识。根据我国刑法第十五条规定，精神障碍患者只有在不能辨认或不能控制自己行为的时候造成危害结果的，才可不负刑事责任。由此可见精神障碍患者可能因其丧失辨认或控制能力而实施社会危害行为，但也可能在实施危害行为时其辨认或控制能力并无明显损害。前者不能构成犯罪，后者则与正常人犯罪无异。所以，关键在于精神障碍患者在其实施危害行为时有无辨认或控制能力，这是精神障碍患者是否具备犯罪主题的条件，也是我国刑法所规定的标准。

（二）原则

1. 实行由于精神疾病导致患者在生活自理能力、家庭职能、社交技能、职业能力变化，或导致精神残疾时的康复。

2. 对于因智能障碍的智力残疾者施以一定的教育和训练，使其智力有某种程度的提高，偏低的心理潜力得以最大限度地发挥。

3. 实施早期性、连续性和终生性的康复护理。早期性是指在判定精神残疾或智力残疾出现时即行康复护理措施。连续性是因社会功能和智力程度提高显效慢、治疗护理时间长，而要连续地坚持康复护理，还包括从医院转入社区后对服务对象的康复护理措施的衔接性。终生性康复护理是对那些不能恢复至病前社会功能、智力程度的服务对象，应给予终生的护理。

4. 实施渐进性、全面性、综合性的康复护理。渐进性康复护理指先易后难、先少后多和急需先行的、有计划的循序渐进性护理。全面性康复护理则指康复护理内容包含服务对象心身健康和心身疾病之需求。综合性康复护理为综合多学科理论知识与护理技能，设计和实施医学的、心理的、教育的、家庭的康复护理。

5. 护理角色多元化，如融教育者角色、照顾者角色、治疗者角色于康复护理活动之中。对社区服务对象个体及其照顾者行康复健康教育、康复训练指导和康复咨询等护理服务。

（三）精神障碍患者社区康复的主要形式

精神疾病的社区康复主要以三级防治网（省市级、区县级及基层医院）为主体，开展各种精神疾病的康复工作，具体形式如下：

1. 基层专科　是根据我国国情而在目前较多采用的精神障碍社区康复形式。设立专、兼职的精神卫生工作者，其任务包括建立专科门诊、开展家庭病床及家庭访视、宣传精神病防治知识及收集社区资料等，为患者制定合适的维持治疗和康复计划，使患者得到就近治疗和康复。

2. 区县精神卫生保健所　二级防治机构。设有专科门诊，并有部分病床，负责本区县精神病的防治。随访、心理咨询、培训精神病防治人员、拟定本区县的精神卫生服务方案等。

3. 工疗站或福利工厂　进行职业治疗及娱乐治疗，促使患者的社交功能及职业功能逐步恢复，以便重返社会。

4. 家庭病床　是指精神障碍患者在家庭环境中接受治疗和护理，充分利用家庭、社会的有利因素，促使病情好转，进行康复训练，并提高适应社会的能力。特别适合于就诊有一定困难的、小城镇或农村的精神病患者。

5. 建立社区的群众性看护网　是由患者家属、邻居及居委会组成的志愿团体和自助组织，是一种群众性、社会性的支持系统。通过督促患者服药、帮助患者解决实际问题和困难、指导家属对患者护理与照料，以及及时发现患者病情变化等措施，使患者及家庭在治疗和康复计划的实施过程中，能获得充分的支持，早日达到康复。另外，还要对周围群众进行宣传教育，使他们能正确对待精神病患者，为患者创造有利康复的社会环境。

（四）康复护理措施

精神疾病尤其是重型精神病大多属于慢性残疾性疾病，患者只在急性发作期才住院治疗，其他时间则生活在家庭和社区中，需家庭和社会的照料，帮助患者减轻从医院返回到家庭后的困难，巩固治疗效果，防止疾病复发，恢复社会适应力，提高生活质量。

1. 心理护理　由于患者自身对疾病的认识及社会对疾病的偏见，不少患者会感到巨大的心理压力，甚至无法面对现实。因此，心理护理对精神病患者来说甚为重要，心理护理的目的就是化解患者的心理冲突，指导患者认识自己、认识他人，培养患者的自理能力。给患者以支持、鼓励、安慰，解释某些病征，指导调整心态和降压的方法，学会控制情绪、与人交往等，促进其社会功能的恢复。患者的各种异常活动，往往难以引起别人的同情或理解，甚至还可遭到亲人或其他人的误解和指责，这些都可加重患者心理上的创伤，尤其当疾病处于恢复期或自知力无损害的患者，回忆疾病期的往事或展望自己的前途，往往情绪压抑、消极、无所适从，要帮助患者从这些不良情绪中摆脱出来，以顽强的毅力去锻炼和恢复工作能力。尊重关心患者，给予表达情感的机会，学会自我解脱，正确处理负面情绪，树立正确的人生观和生活态度。

2. 安全管理　患者由于受精神症状的支配，可出现自杀、冲动伤人、毁物等破坏性行为，有的患者不承认有病不安心住院或留在家里，常伺机外走，因此对患者的安全管理十分重要。

在患者症状明显或病情不稳定阶段，要有专人看护，有严重自杀企图和外走观念的要不离视线。一切对患者生命有威胁的物品不能带入患者的房间或活动场所，如刀、剪、铁丝、金器、各种玻璃制品、绳带、长筒袜、各种药物等。患者睡觉不能蒙头，如厕超过5分钟要及时查看，门窗要保持完好。如果患者表现异常，不能自控，对自己或他人构成威胁时，要进行控制和约束。病情稳定，无攻击行为的患者，最好同亲人住在一起，利于精神康复。不要独居或关锁，增加患者精神压力，易使患者产生猜疑、嫉妒，产生攻击亲人的行为或出走，造成恶果。

3. 服药指导　药物治疗是精神疾病治疗的主要途径，而且要维持数年，拒绝服药或自行停药可导致疾病的复发。因此维持用药护理是家庭护理中的一个重要内容。

教会家属有关药物治疗的知识（药物的药效与副作用的识别与处理、药物治疗的必要性、药物治疗的疗程和方法等），使家属了解患者服药后出现嗜睡、动作呆板、便秘、流涎、肥胖等无需特殊处理，如出现头颈歪斜、双眼上翻、坐立不安、四肢颤抖等是较重的药物不良反应，必须在医生指导下调整服药剂量。做好解释教育规劝工作，提高患者服药的依从性。精神病患者多数拒绝服药，常常表现为藏药。因此，患者的药物应由家属保管，服药要有专人督促检查，每次服药后要检查口腔及指缝，以防藏药或吐药，特别要注意患者蓄积药物后，一次吞服自杀。药量的增减和药品的更换一定要由医生来定，监护人不要擅自决定。

4. 饮食指导　保证营养的均衡摄入，每天进食适量的蔬菜和水果，不吃易引起兴奋的食物如咖啡、酒、可乐等。吞咽有困难的患者，不吃易对其发生危险的食物，如鱼刺、骨头、坚果等，谨防在进食过程出现窒息。

精神病患者在饮食上可出现各种情况，有的认为食物有毒，拒绝进食；有的自称有罪，不肯进食；有的不知饥饱，暴饮暴食、抢食甚至吞食异物，木僵患者因处于精神运动性抑制而不能进食；药物副作用所致的吞咽困难也影响进食。因此，要根据患者的病情采取不同的方法，以保证患者营养的需要。认为食物有毒者可让其任意挑选饭菜或叫他人先吃几口示范；自称有罪者可将饭菜搅拌在一起，使其看上去像剩饭菜，劝慰患者食用；有的患者出现乱食或者暴饮暴食，要及时给予制止和限制；木僵拒食患者，试予喂食，以补鼻饲之不足，或将饭菜置于床旁，有时患者会自行进食。吞咽困难的要改用软食或流质食物，让患者缓慢进食。

5. 睡眠护理　睡眠属于保护性抑制过程，睡眠的好坏预示着患者病情的好转、波动或加剧。有的患者伪装入睡，趁人不备寻机自杀或外走。因此，要稳定患者情绪，巩固治疗效果，一定要保证患者的睡眠。

为患者创造舒适、安静、良好的睡眠环境，房间布置要力求简单清雅，光线柔和，温度适宜，睡床舒适；为患者制定合理的作息时间并督促执行；促进患者养成有利睡眠的习惯，睡前忌喝兴奋性的饮料，如浓茶、咖啡等，睡前避免参加激动、兴奋的娱乐活动和谈心活动，不看情节紧张的小说和影片，睡前用暖水浸泡双脚，以利减缓脑部血流量，促进睡眠，临睡前要排尿，避免中途醒后难以入睡；要取健康的睡眠姿势仰卧和侧卧，不蒙头盖面。对未入睡患者，体谅患者的痛苦与烦恼心情，指导患者放松或转移注意力帮助入睡，分析失眠原因，对症处理，无效时可给予药物帮助入眠。

6. 帮助患者自我护理，回归社会　精神病患者往往有生活懒散、不知清洁，个人生活自理能力下降，甚至丧失。督促、协助患者进行日常生活料理，养成早晚刷牙、漱口的卫生习惯，饭前便后洗手，每日梳头、洗脸、洗脚，女患者清洗会阴。定期给患者洗澡、理发、洗发、剃须、修剪指甲。随季节变化及时督促和帮助患者增减衣服，以免中暑、感冒、冻伤等。因此，家属通过进行督导检查和卫生指导，让患者在不影响治疗的情况下，学会料理个人生活，能够操持一部分家务劳动，并且能够享受空闲时间。家属应积极鼓励和创造条件让患者多参加社会交往和社会活动，正确应对学习、工作所带来的压力，帮助患者克服各种困难，重建社交能力，让亲友一同为患者分忧解愁，增进患者回归社会的信心。

（刘　琴）

复习思考题

1. 简述社区残疾人康复护理措施。
2. 简述社区精神障碍患者的安全管理。
3. 社区精神障碍患者服药的注意事项有哪些？

课件
10章PPT

扫一扫
知重点

第十章

社 区 救 护

学习要点

社区救护、自然灾害及突发公共卫生事件的概念、原则与救护技术。

在社区护理工作中，社区护士应掌握基本的急救技术、具备常见急诊的判断能力和较强的应急处理能力，以应对各类社区内的急危重症、意外伤害、突发性卫生事件及社区灾难性事件等；并且有目的、有计划地将基本的急救知识和应急救护技能向社区人群进行有效的普及和传播，使其掌握先进的基本救护理念与技能，以便及时、有效地开展救护；同时提高院前急救的效率，最大限度地减少患者的痛苦，降低伤残率，减少死亡率，为进一步的救治赢得时间。因此，社区护士进行急救护理方面知识和技能的学习是十分必要的。

第一节　社区救护概述

社区救护又称社区紧急救护或称院前急救，是建立健全急救医疗区域性、连续性网络体系的基础，是整个医疗体系中的前沿阵地。正确有效地实施现场救护和安全护送，直接关系到社区居民的安危和抢救的成败。

一、社区救护的定义

社区救护是指对在社区内遭受各种危及生命的急危重症、意外创伤、社区灾难性事件及突发公共卫生事件的救护，包括院前急救、对急诊患者出诊并进行初步处理和组织转运、灾害性事件和突发公共卫生事件的救护、管理及预防。广义的社区救护是指在社区内的事发现场，由目击者、医务人员对患者进行必要的急救，以维持患者的生命体征和减轻痛苦为目标的医疗行为，包括医护人员在现场的救治活动和接受社区卫生机构急救知识及技能培训的公众所实施的救治活动。狭义的社区救护是指由专业急救机构实施的现场救治和途中的监护。广义和狭义社区救护的主要区别在于是否有公众救护力量的参与。

178

二、社区救护的特点

1. 时间紧迫　在面对急危重症患者时，能否及时无误地做出判断和急救，直接关系到患者的安危和抢救的成败。越早对病患进行急救，伤亡的可能性就越小。如果不采取急救措施，一般心跳呼吸骤停后 10 分钟患者就完全不能存活。若采取了急救措施，即便没有恢复心跳，也为抢救赢得了时间。现场及时正确的急救，是为医院救治创造条件，就是最大限度地挽救患者的生命和减轻伤残。

2. 病种多样复杂，服务对象广泛　社区发病不定人、不定时，既可能是社区居民也可是暂停于社区的社区外人员。患者的年龄、社会关系、病史资料不详，因病况突发，多无家人陪伴且患者表述力降低或丧失，现场救护困难而复杂。

3. 现场救护设备及条件有限　院前救护不同于医院内抢救，可携带至现场的诊察和治疗设备也是有限的，且不具备医院的消毒隔离环境，这就要求实施救护者能就地取材，机智应对。

4. 社会性强、协作性强　社区救护需要在抓住救护黄金时刻的同时启动 EMS 系统；如遇灾难性事件及突发卫生公共事件，涉及患者数量多等，都需要大量的人员协作和社会参与，需要社区人员有很强的组织和协作能力。

5. 预防为先，重视健康教育　无论是处理重大突发事件，还是处理社区个体的急救事件，都会或多或少的伤害国家和个人的利益。只有预防事件的发生才能根本性地保护国家和个人的利益。因此，如何有效地预防事件的发生是社区卫生工作的重点，而教育是预防事件发生的重要途径。

三、社区救护的分类

1. 社区急性事件的救护　社区急性事件是指发生在社区范围内的各种可能危及生命的急症、创伤、中毒、灾难性事故等，包括各类急性病和慢性病的急性发作。

2. 家庭意外的救护　家庭意外是指发生在家庭范围内的各种可能危及家庭成员生命的事件。

3. 社区灾难性事件的救护　社区灾难性事件是指在社区内发生的各种自然灾害或人为因素所造成的，所有危及人们生命安全或导致人员伤亡的事件。

4. 突发公共卫生事件的救护　突发公共卫生事件是指事先没有预兆的情况下突然发生，对公众健康具有一定破坏和影响的事件。

四、社区救护的原则

（一）社区救护的基本原则

社区处理急性事件的原则，一是以预防为主，二是现场急救以救命为主。社区现场救护的基本原则是"救命"，并不要求处理患者的全过程，而是把救护重点集中在对症处理和维持生命体征上，力争在最短时间内，对心搏骤停、窒息、休克、出血等进行急救处理，以挽救患者生命。

社区卫生服务中心与社区居民距离最近，社区医务人员最熟悉社区周围和社区居民的健康情况，社区内一旦有突发事件的发生，社区医务人员势必处在医疗急救的最前沿。因此社区救护人员一定要明确社区紧急救护的原则是抢救生命。

（二）现场救护的原则

1. 接到呼救后，争取在最短的时间内到达现场。

2. 评估现场，以确定威胁生命的情况，确保自身与伤病员的安全。必要时，设立社区紧急救护标志。

3. 判断病情，分清轻重缓急，先救命，后治伤，给予现场伤病员以最有效的救护措施。

4. 在不停止救护的情况下，安全、迅速地将伤病员转送到治疗条件充足或可提供大量集中治疗的邻近医疗机构。社区护士必须熟知转诊流程，及时安全地将患者转送至救护中心或医院。

5. 现场救护记录应规范，一式两份，一份在社区，一份护送患者去上级医院时携带。

（三）社区救护的管理原则

1. 针对社区救护的各个环节，制定和健全急救医疗服务体系的基本标准、服务规范和管理办法，使社区救护科学化、标准化、法制化。如社区医疗服务中心应有合格的专业救护人员，并配置必要的抢救设备、药品和器械等。

2. 明确社区救护的发展模式，建立统一工作规范标准；明确各急救中心和社区救护站的协调关系和转诊流程；加强指挥调度、信息流通、车辆管理等。

3. 及时地如实上报灾难性事件，并启动保障预案和流程。重视灾难性事件引发心理问题的预检和分诊。

4. 建立并健全评价指标体系，包括评价标准和指标、监督机制等。

5. 预防为主的原则。强化社区群众防灾减灾意识，提高对突发公共事件避险逃生和自救互救的能力，是社区救护的根本性原则。使人们掌握基本的急救知识，培养个人的紧急避险与应急救护意识，增强应急反应能力，在突发事件的救护中，能够积极正确地配合政府紧急预案的实行，进行避险救护行动，将人民群众的生命和财产损失减到最小。这才是政府和社会组织紧急预案建设的根本目标。

五、社区救护护士的基本要求

1. 具有执业护士资格并经注册；具有在医疗机构从事临床护理工作 5 年以上的工作经历。

2. 通过地（市）以上卫生行政部门规定的社区护士岗位培训。

3. 熟悉救护中的相关法律法规、伦理原则及社区健康服务机构的规章制度。

4. 具有良好的心理素质、专业技术素质和身体素质。

5. 掌握社区救护的基本流程。

6. 掌握基础和高级生命急救的基本原理和操作技术。

7. 掌握常用药物的作用原理、应用剂量和观察要点。

8. 掌握院前急救中患者常见急症的病因、病理、症状和体征、救护要点，并能熟练配合医生完成现场救治工作。

9. 掌握救护车内所有设备的使用，如心电监护仪、除颤仪、呼吸机等。

10. 在执行救护过程中必须服从统一命令，不得擅离岗位，随时关注患者健康问题。

第二节 社区常用急救技术

一、心肺复苏术

（一）概述

伤病员由于各种原因导致突发的心跳、呼吸骤停，急救人员为挽救伤病员生命在尽可能短的时间内对其实施一系列有效的急救措施，其目的是通过促使伤病员心肺功能的恢复，从而保护并促使大脑功能得到恢复，因此，这些措施被称为心肺脑复苏（cardio pulmonary cerebral resuscitation，CPCR）。

心肺复苏（cardio pulmonary resuscitation，CPR）又称基础生命支持，是指当伤病员出现呼吸、心搏骤停时，急救人员采取有效措施以维持其呼吸及循环灌注的过程。基础生命支持可由专业或非专业人员进行操作。

知识链接

五环"生命链"

美国心脏协会将心肺脑复苏归纳为基础生命支持（basic life support，BLS）、高级心脏生命支持（advanced cardiovascular life support，ACLS）和复苏后的生命支持（post-resuscitative life support，PLS）；并于2010年提出五环"生命链"即立即识别并启动急救系统，尽早进行心肺复苏并着重于胸外按压，快速除颤，有效的高级生命支持，综合的心搏骤停后治疗。

（二）呼吸、心跳停止的原因及临床表现

1．原因

（1）心源性心搏骤停：器质性心脏病：如冠状动脉粥样硬化性心脏病、心肌病、心脏瓣膜病、心包疾病和继发性心脏病。其中冠状动脉粥样硬化性心脏病及其并发症是引起心脏性猝死的最常见原因。

（2）非心源性心搏骤停

1）意外事件：如急性缺氧、低温、外伤、溺水、电击、雷击、窒息等。

2）神经系统病变：如脑炎、脑血管意外、脑部外伤等疾病致脑水肿、颅内压增高，严重者可因脑疝致心跳呼吸停止。

3）手术和麻醉意外：麻醉与手术期间最常见各种原因所致缺氧和大量失血所引起的非心源性心搏骤停。

4）水、电解质及酸碱平衡紊乱：严重的高血钾和低血钾，均可引起心搏骤停。

5）药物中毒或过敏。

2．临床表现

（1）突然面色死灰、苍白或发绀、意识丧失，呼之不应。

（2）心尖搏动及心音消失或大动脉（颈动脉或股动脉）搏动消失。

（3）自主呼吸停止或呈叹息样。

（4）瞳孔散大。

（5）伤口不出血。

伤病员一旦出现突然意识丧失，伴有大动脉搏动消失，急救人员应立即进行初步急救。

（三）基础生命支持

基础生命支持又称初期复苏或现场急救，其主要内容包括判断、呼救、开放气道（airway，A）、人工呼吸（breathing，B）、胸部按压（chest compression，C），ABC 为基础生命支持程序。根据《2010 年美国心脏协会心肺复苏及心血管急救指南》将基础生命支持程序 ABC 调整为 CAB。具体操作步骤如下：

1. 判断标准　①意识丧失；②大动脉搏动消失：如颈动脉的搏动消失；③没有呼吸动作，即胸、腹无起落，口鼻无气体出入，或不能正常呼吸（即仅仅是喘息）。

2. 呼救　若是单人急救可边进行胸外心脏按压边呼救；若是多人急救，呼救和 CPR 可同时进行。

3. 安置复苏体位　急救人员将伤病员仰卧在硬板床或坚固的平地上并将头偏向一侧；若伤病员卧于软床上，可在其肩背下垫心脏按压板，去枕、头后仰；若伤病员面朝下，急救人员应将伤病员头、肩、躯干同时转动，避免躯干扭曲，并将伤病员双上肢置于身体两侧。

4. 胸外心脏按压

（1）施救者体位：急救人员可站在或跪在伤病员一侧。

（2）按压部位：胸骨中、下 1/3 交界处，在胸骨中线与两乳头连线的相交处。

（3）按压方法：急救人员一手掌根部放于按压部位，另一手平行重叠于此手背上，手指并拢、翘起，不接触伤病员胸壁，双肘伸直，用上半身重力垂直下压，使胸骨下陷 5～6cm 后迅速放松，并保证每次按压后胸廓充分回弹。

（4）按压频率：每分钟 100～120 次；按压时间与放松时间之比为 1:1。

5. 开放气道　急救人员为伤病员解开衣领、领带、围巾及腰带等，用指套或指缠纱布清除患者口腔及气道内分泌物、异物或呕吐物；清除固体异物时，一手按压伤病员下颌，另一手示指抠出异物，有义齿者应取下，以防脱落阻塞气道。突发心搏骤停者中，舌后坠是呼吸道阻塞最常见的原因，因此在清除口腔内异物后，注意将舌拉向一侧。开放气道常用的操作方法有三种：

（1）仰头抬颏法：适用于颈部无创伤者。急救人员将一手的小鱼际放于伤病员前额，用力向后压使其头向后仰，另一手示指、中指位于伤病员的下颌骨下方，向上抬颏。注意勿用力压迫下颌部软组织，以免造成气道阻塞。

（2）仰头抬颈法：急救人员一手抬起伤病员颈部，另一手将小鱼际置于伤病员前额，使其头后仰，上托颈部。颈部损伤或疑有颈部损伤者禁用该方法。

（3）托颌法：适用于头、颈部损伤或怀疑有颈椎损伤者。将双手置于伤病员头部两侧，肘部支撑在伤病员躺卧的平面上，双手示、中、无名指放在伤病员下颌角后方，用力向上或向后抬起下颌，如伤病员紧闭双唇，可用拇指把口唇分开。注意头和颈保持在一条直线上，勿将头过度后仰，以防损伤颈部。

6. 人工呼吸　若开放气道后，伤病员仍无呼吸或呼吸异常时，即可进行人工呼吸。人工呼吸是用人工方法（手法或机械）借外力来推动肺、膈肌或胸廓的活动，使气体被动进入或排出肺脏，以保证机体氧的供给和二氧化碳排出。常用的人工呼吸法如下：

（1）口对口人工呼吸法：首先确保气道通畅，在伤病员口鼻处覆盖一单层纱布，急救人员先使伤病员头后仰，用一手的拇指和示指捏住伤病员的鼻孔以防漏气。深吸一口气，屏气，用口唇把伤病员的口唇全罩住，呈密封状，缓慢而用力吹气（以防伤病员发生胃胀气及发生严重的并发症），使胸廓扩张。吹气后，应松开捏鼻孔的手，注意观察患者胸部起伏，呼气时听到或感到有气体逸出。频率为成人每分钟 10～12 次，5～6 秒吹气一次，每次持续 1 秒以上以保证足量的气体进入并明显抬高胸廓。

（2）口对鼻呼吸法：适用于患者牙关紧闭不能张口、口唇创伤或口腔严重损伤者。急救人员用嘴封罩住伤病员鼻子，深吸气后离开鼻子，让呼气自动排出，而伤病员的口唇应紧闭以防气体逸出。

（3）口对口鼻呼吸法：适用于婴幼儿。用双唇包住伤病员口鼻吹气。

7. 心肺复苏的有效指征　①扩大的瞳孔再度回缩，角膜湿润，对光反射恢复；②面色、口唇由紫绀转为红润，神志渐清；③自主呼吸恢复，能扪及脉搏搏动。

注意：每 5 个按压—通气周期（约 2 分钟）评价一次，检查是否有呼吸恢复及有效循环体征的建立。

8. 终止 CPR 的指征　患者恢复有效呼吸和循环或有心搏和自主呼吸。

9. 心肺复苏的注意事项

（1）胸外按压的部位应准确，不要按压剑突；按压力度合适，防止骨折；每次按压后要保证胸廓充分的回弹，以保证心脏得到充分的血液回流；按压的频率要均匀，下压与放松时间为 1∶1；放松时，掌根不要离开胸骨柄。

（2）无论是单人还是双人施救，按压 - 通气比值均为 30∶2；对婴幼儿和儿童采取双人复苏时比值为 15∶2。

（3）尽量不要中断胸部按压，如必须中断，中断时间不超过 10 秒。如有 2 名以上急救者在场，应每 2 分钟更换一次急救者，每次更换尽量在 5 秒内完成。

二、外伤现场四项救护技术

现场的急救人员应在做好自我防护的同时，快速检验伤情和处理伤员。外伤四项救护技术包括止血、包扎、固定、搬运，熟练掌握并运用这四项技术不仅可以减轻伤员的痛苦，还利于伤员进一步的治疗、减少伤残。

（一）止血

1. 出血的分类

（1）按出血的部位分类：外出血、内出血。

（2）按出血的性质分类：动脉出血、静脉出血、毛细血管出血。

2. 常用的止血方法

（1）加压包扎止血：是最常用的止血方法。适用于小创口出血，如小动脉、静脉及毛细血管的出血。有条件时，先用生理盐水冲洗伤口，伤口周围皮肤用 75% 乙醇消毒，涂擦时从近伤口处向外周擦。再用消毒纱布覆盖创口，绷带或三角巾包扎。无条件时可用干净毛巾或其他软质布料覆盖包扎。敷料、纱布要有足够的厚度，覆盖面积要超过伤口至少 3cm。伤口覆盖敷料后，用手指或手掌直接用力压迫 5～10 分钟，出血常可停止。如头皮或毛发部位出血，先剃去毛发再清洗、消毒并包扎。严禁用泥土、面粉等物撒在伤口上，造成伤口进一步污染，给下一步清创带来困难。

（2）指压止血法：适用于头面部、颈部和四肢动脉出血的临时止血。如颞浅动脉、面动脉、肱动脉、股动脉、足背及胫后动脉的出血。根据动脉的走向，在动脉浅表的部位，用手、掌或拳压迫出血血管的近心端，使血管闭合而中断血流，达到临时止血的目的。再根据情况选择其他的止血方法。

（3）填塞止血法：适用于伤口较深、较大，出血多，组织损伤严重的伤口。用消毒纱布、敷料（可用干净的布料替代）堵塞在伤口内，再用加压包扎法包扎。

（4）止血带止血法：适用于较大的动脉出血或伤口大、出血量多时，采用以上止血方法仍不能止血时，可选用止血带止血的方法。急救人员抬高伤病员伤肢，在其上臂上 1/3 段或大腿中部、中上 1/3 处垫好 4～5 层纱布为衬垫（绷带、毛巾、平整的衣物等均可）；在靠近出血部位近心端捆扎止血带，压力以能阻断动脉血流为宜，肢端为苍白色；记录扎止血带的时间，并定时放松止血带，上肢每 0.5～1 小时、下肢每 1～1.5 小时放松一次，放松时间以恢复局部血流、组织略有新鲜渗血为宜。

（二）包扎

包扎是常用的急救技术之一，可起到快速止血；保护伤口，减少感染；固定骨折、关节、敷料，减轻疼痛等作用，有利于转运和进一步治疗。

包扎最常用的材料有绷带、三角巾和多头带。紧急情况可用干净的手帕、衣服、围巾、毛巾等代替。三角巾包扎多用于战地救护。下面介绍绷带包扎法。

1. 绷带包扎的方法

（1）环行包扎法：绷带包扎中最基本、最常用的方法。适用于肢体粗细较均匀处的小伤口包扎。急救人员用无菌敷料覆盖伤口，左手将绷带头端固定在敷料上，右手持绷带卷紧密缠绕肢体一圈，第一圈稍作斜行环绕，环绕第二圈时，将第一圈斜出的一角压入环圈内。加压环形缠绕 4～5 层，绷带缠绕范围要超出敷料边缘，最后用胶布粘贴固定，或将绷带尾从中央纵行剪开形成两个布条，两布条先打一结，然后两者绕肢体打结固定。

（2）螺旋包扎法：适用于包扎直径大小基本相同的部位，如上肢、手指、躯干、大腿等。先用无菌敷料覆盖伤口，将绷带先做环行缠绕两圈，从第三圈开始环绕，做环绕时下一圈绷带应压住上圈的 1/3 或 1/2，最后用胶布粘贴固定。

（3）返折包扎法：适用于头部、指端或断肢伤口包扎。用无菌敷料覆盖伤口，将绷带先做环行固定两圈；左手固定绷带一端于后枕中部，右手持绷带卷，从头后方向前到前额，然后再固定前额处绷带，向后返折，如此反复呈放射状返折，直至将敷料完全覆盖头顶部，最后环形缠绕两圈，将上述返折的绷带端固定。

（4）螺旋返折包扎法（折转法）：适用于直径大小不等的部位的包扎，如小腿、前臂等部位。先将绷带用环行法固定始端，螺旋方法缠绕肢体，不要将返折处压在伤口上。每周都将绷带向下返折，遮盖上周的 1/3 或 1/2，并使返折处连续呈一直线。

（5）"8"字包扎法：适用于手掌、肩、髋、膝、腹股沟或前臂、小腿、踝部等关节处的伤口包扎。用无菌敷料覆盖伤口，在伤处上下方，将绷带由下而上，再由上而下，先环行缠绕两圈，然后进行"8"字形缠绕，每周覆盖上周的 1/3 或 1/2。最后绷带在一端固定。

2. 包扎的注意事项

（1）包扎前，迅速充分暴露伤口，有利于准确判断伤情。受伤部位禁止用水冲洗，勿涂药物。先用无菌敷料或干净的手帕、毛巾等覆盖伤口,然后包扎。

(2)包扎时,要做到轻、快、准;效果要牢而美。避免碰触伤口及在受伤部位或坐卧时易受压的部位打结,以免加重损伤、出血及痛苦。

(3)包扎要松紧适宜,以免滑脱或损伤血管和组织。

(4)包扎四肢的损伤部位应尽量暴露末端以便观察血运情况。

 知识链接

新型包扎材料

尼龙网套、自粘创口贴是新型的包扎材料,应用于表浅伤口、头部及手指伤口的包扎,使用方便、有效。

1.尼龙网套 具有良好的弹性,头部及肢体均可用其包扎。先用敷料覆盖伤口,再将尼龙网套套在敷料上。

2.各种规格的自粘性创口贴 透气性能好,有止血、消炎、止疼保护伤口等作用。

(三)固定

骨和关节损伤是常见的创伤,因此骨折固定是基本的急救基本技术之一,急救现场因条件有限多采用外固定。

1.固定的目的 ①限制伤病员肢体活动,减轻痛苦,防止加重骨折的断端对脊髓、血管、神经等重要组织的损伤;②便于搬运,防止骨折再发生移位,促进愈合;③防止闭合性骨折转化为开放性骨折。

2.固定的步骤

(1)急救人员置伤病员于适当位置,就地施救,首先检查伤病员的意识、呼吸、脉搏及处理严重出血。

(2)用绷带、三角巾、夹板固定受伤部位,夹板的长度应能将骨折处的上下关节一同加以固定,夹板与皮肤、关节、骨突出部位加衬垫,固定时操作要轻。

(3)骨断端暴露,不要拉动,不要送回伤口内。

(4)先固定骨折的上端,再固定下端,绑带不要系在骨折处;前臂、小腿部位的骨折,尽可能在损伤部位的两侧放置夹板固定,以防止肢体旋转及避免骨折断端相互接触。

(5)伤肢固定后,上肢为屈肘位,下肢呈伸直位,且要暴露肢体末端以便观察血运,如可能应将伤肢抬高。

3.固定方法

(1)夹板固定:夹板类的设备有充气式夹板、铝芯塑型夹板、小夹板、锁骨固定带等,在现场急救时如条件允许可选用上述专业设备,若资源有限可应用现有物品进行制作,如杂志、硬纸板、木板块、折叠的毯子、树枝、雨伞等均可作为临时夹板;颈部固定时可用报纸、毛巾、衣物卷成卷,从颈后向前围于颈部。

(2)石膏绷带固定等是临床常用方法,现场很少使用,在此省略。

4.骨折固定注意事项

(1)开放性骨折不要将外露的骨质还纳,以免污染伤口深部,造成血管、神经的再损伤，且禁止用水冲洗，保持伤口清洁。

（2）肢体如有畸形可按畸形位置固定。

（3）临时固定的作用只是制动，严禁当场整复。

（四）搬运

伤病员在现场进行初步急救处理后和在随后送往医院的过程中，必须经过搬运这一重要环节。规范、科学的搬运术可减少伤病员的痛苦，防止损伤加重，对伤病员的抢救、治疗和预后是至关重要的。搬运方法分为徒手搬运和器械（工具）搬运两种。

1．徒手搬运法　是指在搬运伤员过程中凭人力和技巧，不使用任何器具的一种搬运方法。适用于伤势较轻且运送距离较近的伤者，或者是狭窄的阁楼和通道等搬运工具无法通过的地方。

（1）单人徒手搬运法：包括扶行法、抱持法、背负法、下梯法、爬行法等。

（2）多人徒手搬运法：包括双人拉车式、两手椅托式、四手椅托式、双人扶腋法、四人平托法等。其中平托法适用于搬运不宜翻动的伤者，如脊椎损伤骨折者。搬运者四人均单膝跪地，一人在伤病员的头部，双手掌抱于头部两侧，轴向牵引颈部，另外三人在伤病员的同一侧（一般为右侧），分别在伤病员的肩背部、腰臀部和膝踝部。双手掌从患者身子下面平伸到伤病员的对侧，四人同时用力，保持脊柱为一轴线，平稳将伤病员抬起，齐步行进。

2．器械搬运法　是指用担架等搬运器械或者因陋就简地利用床单、被褥、竹木椅、木板等作为搬运器械（工具）的一种搬运方法。

担架搬运法是院前急救最常用的方法，适用于伤势较重，不宜徒手搬运，且需转运距离较远的伤者。目前常用的担架为帆布折叠式担架和组合式担架（铲式担架）。

知识链接

自制担架法

1．绳络担架　用两根可负重的木棍或竹竿，横木，扎成长方形的担架框，然后缠绕坚韧的绳索即成。

2．被服担架　取衣服或大衣两件，翻袖向内成两管，插入两根木棍或竹竿，再将纽扣妥善扣牢即可。这类自制的担架适宜用来搬运一般的伤者，不宜用来搬运脊椎损伤的伤者。

3．木板担架　可用木板、床板、门板、长凳等制作。这一类的硬板担架，可用来搬运脊椎损伤的伤者，但必须用绳索缠绕加固，以防木板断裂。

3．搬运伤者的注意事项

（1）移动伤者时，首先应检查伤者的头、颈、胸、腹和四肢，如果有损伤，应先做急救处理，再根据不同的伤势选择不同的搬运方法。

（2）搬运伤情严重、路途遥远的伤病员，要做好途中护理，密切注意其神志、呼吸、脉搏及伤势的变化。

（3）搬运脊椎骨折的伤者，要保持伤者身体的固定；颈椎骨折的伤者要有专人牵引固定头部，避免移动。

（4）用担架搬运伤者，一般头略高于脚，休克的伤者则脚略高于头；行进时伤者的脚在前,头在后,以便于观察伤者情况。

(5)用汽车运送伤病员时,床位要固定,防止起动或刹车时的晃动使伤者再度受伤。

第三节 自然灾害的救护

大自然是千变万化的,常常会呈现出各种各样的现象,有些现象虽然没有给人类带来裨益但也没有带来重大损失;而另外一些现象给人类社会所造成的危害往往是触目惊心。对自然灾害的处理工作应强调以预防为主和前期应急处理的重要性。社区卫生服务机构应在各级政府的领导下,做到尽力预防,适当的时候给予得当的救护,以减少次生灾难的进一步扩大。

一、自然灾害概述

(一)自然灾害的定义

自然灾害是指给人类生存带来危害或损害人类赖以生存的生活环境的自然现象或变化。世界范围内重大的突发性自然灾害包括:旱灾、洪涝、台风、风暴潮、冻害、雹灾、海啸、地震、火山、滑坡、泥石流、森林火灾、农林病虫害等。

(二)自然灾害的分类

1. 按自然灾害发生的过程

(1)突发性灾难:是指在短时间内发生的灾害,如地震、火山爆发、泥石流、海啸、台风、洪水等。

(2)渐变性灾难:是指在较长时间中才逐渐显现的灾难,如地面沉降、土地沙漠化、干旱、海岸线变化等。

2. 按自然灾害发生的性质

(1)自然性灾难:是自然界中所发生的异常现象,如地震、火山爆发、泥石流、洪水等。

(2)环境性灾难:主要是由于人类活动导致的自然灾害,如臭氧层变化、水体污染、水土流失、酸雨、森林火灾、农林病虫害等。

3. 按灾害管理及减灾系统

(1)气象灾害:包括暴雨、雨涝、干旱、干热风、高温、热浪、热带气旋、冷害、冻害、冻雨、结冰、雪害、雹害、风害、龙卷风、雷电、连阴雨(淫雨)、浓雾、酸雨。

(2)海洋灾害:包括风暴潮、海啸、海浪、海水、赤潮、海岸带灾害、厄尔尼诺的危害。

(3)洪水灾害:包括暴雨灾害、山洪、融雪洪水、冰凌洪水、溃坝洪水、泥石流与水泥流洪水。

(4)地质灾害:包括崩塌、滑坡、泥石流、地裂缝、火山、地面沉降、土地沙漠化、土地盐碱化、水土流失等。

(5)地震灾害:包括构造地震、陷落地震、矿山地震、水库地震等。

(6)农作物生物灾害:包括农作物病害、农作物虫害、农作物草害、鼠害、农业气象灾害、农业环境灾害等。

(7)森林生物灾害:包括森林病害、森林虫害、森林鼠害、森林火灾等。

（三）自然灾害的特点

1. 社会性 自然灾害的发生严重破坏正常生产生活秩序，给社会大众造成极大的精神压力和心理负担，甚至导致社会陷入混乱。

2. 破坏性 短时间内可造成大量人员伤亡，人们财产遭受损失。

3. 突发性 自然灾害的发生速度极快，常常让人措手不及。

4. 复杂性、广泛性与区域性 中国各省（自治区、直辖市）均不同程度受到自然灾害影响，环境情况复杂，不同的灾难种类、灾害过程和损害结果均不相同，使救援工作困难，充满不确定性。

（四）自然灾害的分级

自然灾害按照其性质、严重程度等，一般分为四级：Ⅰ级（特别重大灾害）、Ⅱ级（重大灾害）、Ⅲ级（较大灾害）和Ⅳ级（一般灾害）。

如地震灾害的分级：

Ⅰ级（特别重大地震灾害）：发生在人口较密集地区；超过7.0级地震；造成300人以上死亡；直接经济损失超过该地区上年生产总值的1%。

Ⅱ级（重大地震灾害）：发生在人口较密集地区；6.5～7.0级地震；造成50～300人死亡；造成一定经济损失。

Ⅲ级（较大地震灾害）：发生在人口较密集地区；6.0～6.5级地震；造成20～50人死亡；造成一定经济损失。

Ⅳ级（一般地震灾害）：发生在人口较密集地区；5.0～6.0级地震；造成不超过20人死亡；造成一定经济损失。

二、自然灾害的救护和指导

（一）自然灾害医学救援的特点要求

灾害伤病员救护与平时医疗有很大不同，一切卫生医疗部门只有充分了解灾害卫生救援特点及其要求，才能做到高效率、高质量地抢险救人。

1. 突然产生大量伤员 自然灾害常常是在人们意想不到的情况下发生，瞬间造成大量伤亡。灾害后会出现大量需要迅速医疗卫生救援的伤病员和灾民难民，任务繁重。一切医疗卫生部门都要把抢险救灾作为自己义不容辞的神圣使命。

2. 伤病种类复杂 伤病种类因灾害种类而异，地震主要造成多部位机械性损伤；伤者因救援不及时引发进一步的创伤感染等，使伤情复杂化。灾难伤员伤情严重危急，抢救稍有怠慢，就有生命危险。伤病的严重和紧急要求抢救快，救治技术要全面，组织指挥要高效。由于伤病情复杂，必须进行有针对性的治疗，所以卫生救援组织专业人员搭配要合理。执行不同灾害卫生救援任务医疗队的人员组成，应根据该灾害主要伤病种类配备。

3. 灾区破坏严重 大型灾害不但造成众多的伤亡，而且导致各种建筑房屋倒塌，道路桥梁破坏，水电中断，卫生设施被毁，致使伤病员医疗救护、转送、物资供应、救援人员生活遇到极大困难。

4. 灾区卫生机构遭受损失 破坏较大的自然灾害，卫生机构将遭到不同程度的损失，特别是影响范围大的地震等自然灾害，使医疗卫生人员遭受伤亡，卫生救援行动困难重重。

5. 救援支持队伍到达不畅 一是交通受阻,车辆不能通行,外援力量和救灾物资无法以车载进入灾区,延误抢救人员到达灾区的时间和医药物资的保障。二是由于灾区通讯破坏严重,使内外联络不畅,信息沟通不及时,不易迅速组织救援队伍。

(二)自然灾害救援的基本原则

1. 以国家立法为保障,及时实施灾害救援 当人类面临重大自然灾害时,国家为保障人民生命和财产安全,应建立相应对策。世界各国都有应急管理体系和法案,多以国家领导为核心,多部门协作,组织庞大的救援队伍,包括军队、警察、医疗等重要部门,实施果断的救援行动。

2. 建立健全自然灾害救助应急预备体系 当发生自然灾害达到启动条件的,可启动国家自然灾害救助应急预案。依据《中华人民共和国宪法》《中华人民共和国公益事业捐赠法》《中华人民共和国防洪法》《中华人民共和国防震减灾法》《中华人民共和国气象法》《国家突发公共事件总体应急预案》《中华人民共和国减灾规划(1998—2010年)》,以及国务院有关部门"三定"规定及国家有关救灾工作方针、政策和原则制定。预案可指导对突发重大自然灾害进行紧急救助,规范紧急救助行为,提高紧急救助能力,迅速、有序、高效地实施紧急救助,最大程度地减少人民群众的生命和财产损失,维护灾区社会稳定。

3. 以人为本,最大程度地保护人民群众的生命和财产安全 在自然灾害的救援中,始终牢记"生命是人类的根本,人民是国家之本",应以最大程度地保护人民群众的生命和财产安全作为救灾的重要目标。

4. 积极预防,预防与救援相结合 随着现代化的发展,人类的生产活动与自然密切相关,自然灾害越来越多的夹杂了人为的因素。因此,人类应积极保护环境,减少自然灾害的发生程度;建立预案,加强救援的及时和高效;有计划有目的地开展宣传教育活动,通过和谐社会的建立,使人类面对灾难时能从容应对。

5. 科学应对,减少危害 在灾难救援中,注意预防次生灾害。次生灾害是指在主要灾害因素发生之后,所引起的相关连续灾害,如地震之后的余震、恶劣的天气及有可能引发的疫情。次生灾害不仅会进一步加重损失,还给救援工作加大难度。在整体的灾害救援中应始终坚持科学发展观,运用科学的思维,进行科学的决策,防止灾害的扩散和蔓延。

(三)我国应急救援模式

我国的急救体系是上至国家,下至县城乡镇,遍布全国大部分城市、地区、乡镇的急救医疗服务体系(emergency medical service system,EMSS)。当发生重大灾伤事故时,急救组织管理机构对急救工作进行决策指导,必要时进行全局性指挥。它对于重大事故或灾害的急救组织工作起着至关重要的作用,因为在重大灾难发生时,必须依靠政府的领导,以协调各部门的救援行动。

1. 急救组织管理机构 包括:①各级政府领导下的急救医疗体系的管理协调组织;②由与急救有关的政府行政部门(例如卫生、公安、交通、医药、信息产业、教育等)联合组成的各级急救医疗顾问委员会;③各级急救医疗通讯指挥系统及其权力机构(通常设在卫生行政部门内);④各级急救医学学术团体(包括中华医学会急诊医学分会和红十字会等相关团体);⑤急救立法及资格评审组织;⑥急诊医学宣传教育和培训机构;⑦急救计划和工作评估组织。

2. EMSS 的运行模式　现代急救医疗体系分为三个阶段：①医院前急救，包括现场急救和途中运送救护，急救人员不仅包括在场医务人员，还包括所有在场的人员（驾驶员、警务人员及路人）。这就要求进行自我急救和救助他人的专门训练，以实现急救的社会化，也是现代社会急救医疗体系的重要标志。急救进行中伤员的转运也很重要。②医院急救，包括医院急诊科的急诊处理和重症病房的监护治疗。③救治缓解后的康复治疗。在这三个阶段中，院前急救是时间最短，但是决定危重患者抢救能否取得成功的关键。因此掌握基本的生命急救技术是向全民普及教育的重要内容。

3. 城市应急联动中心（city emergency response center，CERC）　是急救通讯系统，如公众特服号码（如 120、110、119）的网络中枢，它是急救工作的联络、协调、指挥、调度、传达、应召，使医院急救和院前急救工作的环节能得到紧密结合，反应迅速，安排合理，运行无阻，使现场伤员及时地运送到医院，也保证医院能提早做出充分准备，提高抢救效果。当发生重大灾伤事故时，急救通讯系统又可发挥政府的医疗急救指挥联络系统的作用。因此在城市尤其是大城市，建立医疗急救指挥系统，并授予相应的职权和功能，可起到良好的作用。

4. 区域急救体系　实施区域急救的原则，其目的是保证伤病员能就近获得迅速有效的救治，避免长途运送而耽误时机，也避免急诊患者过分集中在少数医院而造成该院急诊患者多而耽误抢救时机，因此，实行区域急救可扩大急救医疗系统的覆盖面，一旦得到急救呼叫可迅速做出反应，迅速奔赴现场。采用区域急救体系的方式可使绝大部分急诊患者在基层医院得到及时救治，对少数必须转院者才转运到专科中心或大医院，从而明显提高院前急救的成功率。

（四）应急救援的基本程序

1. 应急救援呼叫，接受与应答　当自然灾害发生时，伤员在进行呼救的同时，有能力的积极开展自救互救。呼救范围包括呼叫周围人、向政府部门报告、呼叫急救系统。接受呼救的机构应立即做出反应，在进一步信息搜集的基础上，启动相应救援方案，组织救援队伍赶赴现场，开展初步救援行动。

2. 灾情的报告和核查

（1）灾情信息报告

1）灾情信息报告内容：包括灾害发生的时间、地点、背景，灾害造成的损失（包括人员受灾情况、人员伤亡数量、农作物受灾情况、房屋倒塌、损坏情况及造成的直接经济损失），已采取的救灾措施和灾区的需求。

2）灾情信息报告程序：分灾情初报、灾情续报和灾情核报三阶段。

①灾情初报：县级民政部门对于本行政区域内突发的自然灾害，凡造成人员伤亡和较大财产损失的，应在第一时间了解掌握灾情，及时向地（市）级民政部门报告初步情况，最迟不得晚于灾害发生后 2 小时。对造成死亡（含失踪）10 人以上或其他严重损失的重大灾害，应同时上报省级民政部门和民政部。地（市）级民政部门在接到县级报告后，在 2 小时内完成审核、汇总灾情数据的工作，向省级民政部门报告。省级民政部门在接到地（市）级报告后，应在 2 小时内完成审核、汇总灾情数据的工作，向民政部报告。民政部接到重、特大灾情报告后，在 2 小时内向国务院报告。

②灾情续报：在重大自然灾害灾情稳定之前，省、地（市）、县三级民政部门均须执行 24 小时零报告制度。县级民政部门每天 9 时之前将截止到前一天 24 时的灾情

向地(市)级民政部门上报,地(市)级民政部门每天 10 时之前向省级民政部门上报,省级民政部门每天 12 时之前向民政部报告情况。特大灾情根据需要随时报告。

③灾情核报:县级民政部门在灾情稳定后,应在 2 个工作日内核定灾情,向地(市)级民政部门报告。地(市)级民政部门在接到县级报告后,应在 3 个工作日内审核、汇总灾情数据,将全地(市)汇总数据(含分县灾情数据)向省级民政部门报告。省级民政部门在接到地(市)级的报告后,应在 5 个工作日内审核、汇总灾情数据,将全省汇总数据(含分市、分县数据)向民政部报告。

(2)灾情核定:分别由相应的管理部门和专家小组结合灾区实际情况做出预警。①部门会商核定。各级民政部门协调农业、水利、国土资源、地震、气象、统计等部门进行综合分析、会商,核定灾情。②民政、地震等有关部门组织专家评估小组,通过全面调查、抽样调查、典型调查和专项调查等形式对灾情进行专家评估,核实灾情。③根据有关部门提供的灾害预警预报信息,结合预警地区的自然条件、人口和社会经济背景数据库,进行分析评估,及时对可能受到自然灾害威胁的相关地区和人口数量做出灾情预警,并做好应急准备或采取应急措施。

3.应急响应　按照"条块结合,以块为主"的原则,灾害救助工作以地方政府为主。启动相关层级和相关部门应急预案,做好灾民紧急转移安置和生活安排工作,做好抗灾救灾工作,做好灾害监测、灾情调查、评估和报告工作,最大程度地减少人民群众生命和财产损失。

(1)响应等级:根据突发性自然灾害的危害程度等因素,国家设定四个响应等级。Ⅰ级响应对应特别重大自然灾害;Ⅱ级响应对应重大自然灾害;Ⅲ级响应对应较大自然灾害;Ⅳ级响应对应一般自然灾害。

(2)应急响应:Ⅰ级响应由国务院决定;Ⅱ级响应由减灾委副主任决定;Ⅲ级响应由减灾委秘书长决定;Ⅳ级响应为在接到灾情报告后第一时间由减灾委办公室决定。

(3)响应措施:民政部成立救灾应急指挥部,实行联合办公,组成紧急救援(综合)组、灾害信息组、救灾捐赠组、宣传报道组和后勤保障组等。按照不同的响应级别由减灾组织协调灾害救助工作。对于重大的自然灾害,应及早介入心理疏导。

(4)响应的终止:灾情和救灾工作稳定后,Ⅰ级响应的终止由减灾委主任决定;Ⅱ级响应的终止由减灾委副主任决定;Ⅲ级响应的终止由减灾委秘书长决定,报告减灾委副主任;Ⅳ级响应的终止由减灾委办公室、全国抗灾救灾综合协调办公室主任决定。

(5)信息发布:信息发布坚持实事求是、及时准确、灾害信息共享的原则。要在第一时间向社会发布简要信息,并根据灾情发展情况做好后续信息发布工作。信息发布的内容主要包括:受灾的基本情况、抗灾救灾的动态及成效、下一步安排、需要说明的问题等。

4.灾后救助与恢复重建

(1)灾后救助:特别重大自然灾害根据各省、自治区、直辖市人民政府向国务院要求拨款的请示,结合灾情评估情况,会同财政部下拨特大自然灾害救济补助费,专项用于帮助解决灾民吃饭、穿衣等基本生活困难。灾民救助全面实行《灾民救助卡》管理制度。同时通过开展社会捐助、对口支援、紧急采购等方式协助解决灾民的基本问题。并向社会通报救灾款下拨进度。卫生部门做好灾后疾病预防和疫情监测工作。组织医疗卫生人员深入灾区，提供医疗卫生服务，宣传卫生防病知识，指导群众搞好环境卫生，实施饮水和食品卫生监督，实现大灾之后无大疫。

（2）恢复重建：灾情稳定后，由灾区民政部门立即组织灾情核定；根据灾情地区实际情况，制定恢复重建方针、目标、政策、重建进度、资金支持、优惠政策和检查落实等工作方案。灾后恢复重建工作坚持"依靠群众，依靠集体，生产自救，互助互济，辅之以国家必要的救济和扶持"的救灾工作方针。民政部会同财政部下拨自然灾害救济补助费。定期向灾区派出督查组，检查、督导恢复重建工作。并向社会通报各地救灾资金下拨进度和恢复重建进度。

（五）灾害现场的救援

1. 现场救援的基本原则　现场救护原则是先救命后治伤，先重伤后轻伤，先抢后救，抢中有救，尽快脱离事故现场，先分类再运送，医护人员以救为主，其他人员以抢为主，各负其责，相互配合，同时现场救护人员应注意自身防护。

2. 现场救援的基本步骤　事故现场急救应按照紧急呼救、判断伤情并分类和救护三大步骤进行。

（1）紧急呼救：立即启动急救预案并向上级有关单位汇报。

当事故发生，发现了危重伤员，经过现场评估和病情判断后需要立即救护，同时立即向专业急救机构（EMS）或附近担负院外急救任务的医疗部门、社区卫生单位报告，常用的急救电话为120。由急救机构立即派出专业救护人员、救护车至现场抢救。

1）救护启动：称为呼救系统开始。有效的呼救系统，对保障危重伤员获得及时救治至关重要。

2）呼救电话须知：必须用最精炼、准确的语言清楚地说明：①报告人的电话号码与姓名、单位等情况；②伤员所在的确切地点，尽可能指出附近街道的交汇处或其他显著标志；③伤员目前最危重的情况，如昏倒、呼吸困难、大出血等；④灾害事故的伤害性质、严重程度、伤员的人数，现场所采取的救护措施。注意：①呼救人员不要先放下话筒，要等救护医疗服务系统（EMS）调度人员先挂断电话；②如果不清楚身处位置的话，不要惊慌，因为救护医疗服务系统控制室可以通过地球卫星定位系统追踪到正确位置。

3）及早实施基础救护：在专业急救人员尚未到达时，如果有多人在现场，一名救护人员留在伤员身边开展救护，其他人通知医疗急救部门。注意要分配好救护人员各自的工作，分秒必争，有序地实施伤员的寻找、脱险、医疗救护工作。

（2）判断伤情并分类

1）伤情判断：应在现场巡视并对伤员病情及周围环境进行评估。发现伤员后，在确保伤员及施救人员安全的情况下，救护人员需要首先确认并立即处理对生命构成威胁的状况。对伤员进行身体检查，顺序为伤员的意识、呼吸、血压、脉搏、体温、一般情况等。

2）分类：评估后进行分类以决定优先急救的对象。一类为红色，代表严重伤员，如心搏骤停；二类为黄色，代表重伤员，如眼外伤；三类为绿色，代表轻伤员，如关节扭伤；四类为黑色，代表极危重伤员，如处于濒死期的重度颅脑损伤。

（3）实施救护

1）迅速成立指挥小组。遵守现场救护的基本原则，医护人员以救为主，其他人员以抢为主，同时现场救护人员应注意自身防护。

2）由军队或地方医疗队派出的医务人员与战士、民兵、公安与消防人员、红十字会员、职工群众、担架员、挖捞人员等共同组成抢救小组，在灾区现场，对伤病员实行初步急救措施。首先将伤病员从各种灾难困境中抢救出来，然后进行包扎、止血、固定、心肺复苏和其他急救措施，再把经过急救的伤病员设点集中起来，填好伤票，准备将伤员转送到早期治疗机构去。

3）实施分级救治的组织形式。灾害医疗救护一般可分为三级：第一级现场抢救；第二级早期治疗；第三级专科治疗。第二、三级救治需经转运后在医院内实施。

（六）伤员的转运

现场急救的转、运顺序为：红、黄、绿、黑。以重近轻远为原则，在转运途中注意观察生命体征及支持治疗。对危重灾害事故伤员尽快送往医院救治，对某些特殊事故伤害的伤员应送专科医院。

灾害医疗救援体制以分级救治为宜。即把担负灾害伤病员救治的医疗机构，按技术的高低和措施的复杂程度，分成等级，并按从低级到高级的梯次配置，把伤病员的整个治疗过程从时间、距离上分开。伤病员在转送过程中，通过这些救治机构得到逐步完善的治疗。

（七）医院急救

充分发挥各级医院急诊科（室）的作用。强调急诊科设置的标准化，包括人员、建筑、设备的配备标准，同时重视对医院急诊能力的分级，分级主要根据医院的技术水平、装备标准和急诊工作质量；因灾害伤病员多，伤情复杂严重，迫切需要完善的救治，但灾区的医疗机构被破坏，失去了救治能力，而外援医疗队携带的医疗装备和药品器材数量有限，灾区又无条件收容大量伤病员。因此，灾害伤病员必须经过现场抢救后转送至第二级或第三级救治医院。这样就把伤员的治疗过程，从时间上、距离上分开，由三级（或两级）救治机构分工实施。

1. 实施第二、三级救治

（1）第二级早期治疗：由灾区原有的医疗机构或外援的医疗队单独设立，也可由两者合作共同组织实施。其基本任务是：对经过现场抢救小组处理或未经抢救小组而直接来的伤病员进行检伤分类、登记、填写或补填伤票和简要病历；实行紧急治疗，包括开颅减压、气管切开、开放性气胸缝合、胸腔闭式引流、腹部探查、手术止血、抗休克、挤压伤筋膜切开减压、清创、四肢骨折复位及抗感染等；留治传染病员、轻伤病员或暂不宜转送的危重伤员；将需要专科治疗或需较长时间恢复的伤病员转送到灾区附近或较远的指定医院。

（2）第三级专科治疗：由指定的设置在安全地带的地方和军队医院担任。其主要任务是收容灾区医疗站、医院转送来的伤病员，进行确定性治疗，直到痊愈出院。

2. 分级救治的要求　分级救治把医疗与转送相结合，在技术上由低级到高级分三步进行，每个伤病员要经过几个医生诊治。为确保救治质量，必须有大家共同遵守的统一要求。

（1）迅速及时：灾难伤病员的救治最首要的是"快"。为此，首先是做好现场抢救，迅速帮助伤员脱离险境，对危急伤员迅速采取果断措施，保住生命。其次，救治机构要尽可能靠近现场，缩短转送距离。

（2）树立整体观念，前后衔接：认真执行本级救治范围，使救治措施前后紧密衔接，逐步扩大、完善。并按规定填写统一格式的医疗文书，使前后继承性救治有文字依据，便于医生了解前一级救治机构的救治，并以此制订下一步治疗计划。

（3）转送与医疗结合：在转送过程中，进行必要的不间断的伤情观察和医疗护理，确保伤病员迅速安全地到达所接收的医疗机构。

第四节　突发公共卫生事件的救护

一、突发公共卫生事件概述

（一）公共卫生事件的定义

公共卫生事件是指突然发生，造成或者可能造成社会公众健康严重损害的重大传染病疫情、群体性不明原因疾病、重大食物和职业中毒及其他严重影响公众健康的事件。

（二）公共卫生事件的分类

公共卫生事件主要包括五类：传染病疫情，群体性不明原因疾病，食品安全和职业危害，动物疫情，以及其他严重影响公众健康和生命安全的事件。

（三）公共卫生事件的特点

1. 社会性　重大公共卫生事件会破坏社会的正常秩序，甚至导致社会陷入混乱。

2. 破坏性　一旦暴发疫情，极可能发展成大的灾难。

3. 突发性　发生速度极快，城市人口密集，扩散迅速；而乡村经济文化落后，缺乏防病知识和手段，一旦发生不易控制。

4. 未知性　公共卫生事件的发生，起初多表现为现象，发生的原因有待进一步查找，因此一时令人难以预防和应对。尤其是不明原因的疾病和来自多途径的威胁（有害毒物、核放射、生物侵袭等）。

（四）公共卫生事件的分级

根据突发公共卫生事件性质、危害程度、涉及范围，将突发公共卫生事件分为四级：Ⅰ级（特别重大事件）、Ⅱ级（重大事件）、Ⅲ级（较大事件）和Ⅳ级（一般事件）。

如鼠疫的分级：

Ⅰ级（特别重大）：发生在大中城市、有扩大趋势。

Ⅱ级（重大）：发生在 1 个县市内，波及 2 个县；1 个潜伏期 > 5 例。或发生在 1 个市地内，波及 2 个市；1 个潜伏期 > 22 例。

Ⅲ级（较大）：发生在 1 个县市内，< 5 例。或发生在 1 个县市内，波及 2 个县市；1 个潜伏期 > 10 例。

Ⅳ级（一般）：发生在 1 个县市内，1 个潜伏期 < 10 例。

二、突发公共卫生事件的应急对策和指导

公共卫生事件会造成社会公众健康严重损害，为保障公众身体健康与生命安全，维护正常的社会秩序，对突发公共卫生事件进行有效预防、及时控制和消除尤为重要。

（一）公共卫生事件的应对原则

1．预防为主、常备不懈　国务院有关部门和县级以上地方人民政府及其有关部门，应当建立严格的突发事件防范和应急处理责任制，切实履行各自的职责，保证突发事件应急处理工作的正常进行。

2．统一领导、分级负责　突发事件发生后，国务院设立全国突发事件应急处理指挥部，由国务院有关部门和军队有关部门组成，国务院主管领导人担任总指挥，负责对全国突发事件应急处理的统一领导、统一指挥。各级地方政府成立相应的地方突发事件应急处理指挥部，由政府主要领导人担任总指挥，负责领导、指挥本行政区域内突发事件应急处理工作。

3．反应及时、措施果断　国务院卫生行政主管部门按照分类指导、快速反应的要求，制定全国突发事件应急预案，报请国务院批准。省、自治区、直辖市人民政府根据全国突发事件应急预案，结合本地实际情况，制定本行政区域的突发事件应急预案。

4．依靠科学、加强合作　事件发生后，建立突发事件应急流行病学调查、传染源隔离、医疗救护、现场处置、监督检查、监测检验、卫生防护等有关物资、设备、设施、技术与人才资源储备，所需经费列入本级政府财政预算。国家鼓励、支持开展突发事件监测、预警、反应处理有关技术的国际交流与合作。

（二）公共卫生事件的应急程序

1．预防与应急准备

（1）建立突发公共卫生事件应急预案：预案内容包括：突发事件应急处理指挥部的组成和相关部门的职责；突发事件的监测与预警；突发事件信息的收集、分析、报告、通报制度；突发事件应急处理技术和监测机构及其任务；突发事件的分级和应急处理工作方案；突发事件预防、现场控制，应急设施、设备、救治药品和医疗器械，以及其他物资和技术的储备与调度；突发事件应急处理专业队伍的建设和培训。应当对公众开展突发事件应急知识的专门教育，增强全社会对突发事件的防范意识和应对能力。

（2）监测与预警：县级以上各级人民政府卫生行政主管部门，指定机构负责开展突发事件的日常监测，并确保监测与预警系统的正常运行。根据事件的类别，制定监测计划，科学分析、综合评价监测数据。对早期发现的潜在隐患及可能发生的突发事件，应当依照规定的报告程序和时限及时报告。

（3）加强急救医疗服务网络的建设：国务院有关部门和县级以上地方人民政府及其有关部门，应当根据突发事件应急预案的要求，保证应急设施、设备、救治药品和医疗器械等物资储备；配备相应的医疗技术和人员，开展突发事件应急处理相关知识、技能的培训，定期组织应急演练，推广最新知识和先进技术，提高医疗卫生机构应对各类突发事件的救治能力；设置与传染病防治工作需要相适应的传染病专科医院，或者指定具备传染病防治条件和能力的医疗机构承担传染病防治任务。

（4）报告与信息发布：各级医疗卫生机构当发现传染病暴发流行；不明原因的群体性疾病；重大食物和职业中毒事件；传染病菌种、毒种丢失时，应当在 2 小时内向所在地县级人民政府卫生行政主管部门报告；接到报告的卫生行政主管部门应当在 2 小时内向本级人民政府报告；省、自治区、直辖市人民政府应当在接到报告 1 小时内，向国务院卫生行政主管部门报告；国务院卫生行政主管部门对可能造成重大社会影响的突发事件,应当立即向国务院报告。任何单位和个人对突发事件,不得隐瞒、缓报、谎报或者授意他人隐瞒、缓报、谎报。

在报告的同时,应当立即组织力量对报告事项调查核实、确证,采取必要的控制措施,并及时报告调查情况。上级部门也应当根据发生突发事件的情况,及时、准确、全面地向下一级部门及军队有关部门进行信息发布。

2. 应急处理

(1)事件评估:突发事件发生后,卫生行政主管部门应当组织专家对突发事件进行综合评估,初步判断突发事件的类型,提出是否启动突发事件应急预案的建议。

(2)启动应急预案:在全国范围内或者跨省、自治区、直辖市范围内启动全国突发事件应急预案,由国务院卫生行政主管部门报国务院批准后实施。省、自治区、直辖市启动突发事件应急预案,由省、自治区、直辖市人民政府决定,并向国务院报告。

(3)预案的实施:①政府统一指挥:应急预案启动后,各级人民政府有关部门,应当服从突发事件应急处理指挥部的统一指挥,采取有关的控制措施。医疗卫生机构、监测机构和科学研究机构服从突发事件应急处理指挥部的统一指挥,集中力量开展相关的科学研究工作。国务院有关部门和县级以上地方人民政府及其有关部门,应当保证突发事件应急处理所需的医疗救护设备、救治药品、医疗器械等物资的生产、供应;铁路、交通、民用航空行政主管部门应当保证及时运送。②实施隔离制度:参加突发事件应急处理的工作人员,应当采取卫生防护措施,并在专业人员的指导下进行工作。及时对易受感染的人群和其他易受损害的人群采取应急接种、预防性投药、群体防护等措施。③专业技术机构提出处理方案:国务院卫生行政主管部门或者其他有关部门指定的专业技术机构,有权进入突发事件现场进行调查、采样、技术分析和检验,对地方突发事件的应急处理工作进行技术指导,制定相关的技术标准、规范和控制措施。

(三)公共卫生事件应急中的法律责任

1. 对于造成传染病传播、流行或者对社会公众健康造成其他严重危害后果的责任人,依法给予行政处分;构成犯罪的,依法追究刑事责任。

2. 未依规定完成突发事件应急处理所需要的设施、设备、药品和医疗器械等物资的生产、供应、运输和储备的,对责任人依法给予行政处分。

3. 对突发事件调查、控制、医疗救治工作中玩忽职守、失职、渎职、不予配合,或者采取其他方式阻碍、干涉调查的,依法给予行政处分;构成犯罪的,依法追究刑事责任。

4. 医疗卫生机构未履行报告职责,隐瞒、缓报或者谎报的;未及时采取控制措施的;未履行突发事件监测职责的;拒绝接诊患者的;拒不服从突发事件应急处理指挥部调度的,由卫生行政主管部门责令改正、通报批评、给予警告;情节严重的,吊销《医疗机构执业许可证》;对主要负责人、负有责任的主管人员和其他直接责任人员追究法律责任。

5. 在突发事件发生期间,散布谣言、哄抬物价、欺骗消费者,扰乱社会秩序、市场秩序的,由公安机关或者工商行政管理部门依法给予行政处罚;构成犯罪的,依法追究刑事责任。

6. 县级以上各级人民政府及其卫生行政主管部门,应当对参加突发事件应急处理的医疗卫生人员,给予适当补助和保健津贴;对参加突发事件应急处理做出贡献的人员,给予表彰和奖励;对因参与应急处理工作致病、致残、死亡的人员,按照国家有关规定,给予相应的补助和抚恤。

(张良娣)

复习思考题

扫一扫
测一测

  1. 简述社区救护的概念和原则。

  2. 简述自然灾害救援的基本原则。

  3. 简述 EMSS 的运行模式。

主要参考文献

1. 陈锦治. 社区护理 [M]. 北京：人民卫生出版社, 2008.

2. 孙秋华. 中医护理学 [M]. 4 版. 北京：人民卫生出版社, 2017.

3. 黄新宇, 郑荣日. 社区卫生保健 [M]. 北京：人民卫生出版社, 2014.

4. 张国英, 李伟, 王红妹. 社区护理模式分析 [J]. 中国全科医学, 2004, 7 (11)：795-796.

5. 陈敬鸿, 恽建波, 屈霞. 高校 - 社区医院社区护理模式的研究 [J]. 社区医学杂志, 2016, 14 (2)：71.

6. 赵国琴. 社区健康服务 [M]. 北京：人民卫生出版社, 2017.

7. 张先庚. 社区护理 [M]. 2 版. 北京：人民卫生出版社, 2014.

8. 姜新峰. 社区护理学 [M]. 合肥：安徽大学出版社, 2015.

9. 刘晓英, 齐玉梅. 社区护理学 [M]. 武汉：华中科技大学出版社, 2016.

10. 李春玉, 姜丽萍. 社区护理学 [M]. 4 版. 北京：人民卫生出版社, 2017.

11. 沈翠珍, 王爱红. 社区护理学 [M]. 4 版. 北京：中国中医药出版社, 2016.

12. 孙秋华. 中医护理学 [M]. 4 版. 北京：人民卫生出版社, 2017.

13. 徐桂华, 张先庚. 中医临床护理学 [M]. 北京：人民卫生出版社, 2012.

14. 刘哲宁, 杨芳宇. 精神科护理学 [M]. 4 版. 北京：人民卫生出版社, 2017.

15. 朱健华, 耿桂灵. 社区护理学 [M]. 北京：人民卫生出版社, 2014.

16. 尤黎明, 吴瑛. 内科护理学 [M]. 6 版. 北京：人民卫生出版社, 2017.

17. 崔焱. 儿科护理学 [M]. 5 版. 北京：人民卫生出版社, 2012.

18. 陈为富. 全国社区精神卫生服务发展状况及对策研究 [D]. 山东：山东大学, 2011.

19. 国家卫生与计划生育委员会.《全国精神卫生工作规划（2015—2020 年）》[Z]. 2015.

20. 中华人民共和国卫生部.《全国精神卫生工作体系发展指导纲要（2008 年—2015 年）》[Z]. 2008.

复习思考题答案要点与模拟试卷

《社区护理》教学大纲